Kohlhammer

Die Autorinnen

Mia Herzberg (Pseudonym), Diplom-Psychologin, Mutter zweier Kinder, schildert ihre Erfahrungen als Betroffene, nachdem sie als junge Erwachsene ritueller Gewalt ausgesetzt worden war.

Prof. Dr. med. Isabel Böge, seit 2 Jahren Professorin für Kinder- und Jugendpsychiatrie/-psychotherapie an der Medizinischen Universität Graz, zuvor lange als Chefärztin in Süddeutschland tätig. In dieser Zeit begegnete sie Mia. Sie ist ausgebildete Systemische, Trauma- und EMDR-Therapeutin, wobei sie vor allem mit Kindern und Jugendlichen arbeitet, zeitweilig auch mit jungen Erwachsenen, die in der Kindheit oder Adoleszenz traumatisiert wurden.

Mia Herzberg
Isabel Böge

Dem Leben wieder Atem einhauchen

Rituelle Gewalt –
Folgen und Behandlungswege

Verlag W. Kohlhammer

Dieses Werk einschließlich aller seiner Teile ist urheberrechtlich geschützt. Jede Verwendung außerhalb der engen Grenzen des Urheberrechts ist ohne Zustimmung des Verlags unzulässig und strafbar. Das gilt insbesondere für Vervielfältigungen, Übersetzungen und für die Einspeicherung und Verarbeitung in elektronischen Systemen.

Pharmakologische Daten verändern sich ständig. Verlag und Autoren tragen dafür Sorge, dass alle gemachten Angaben dem derzeitigen Wissensstand entsprechen. Eine Haftung hierfür kann jedoch nicht übernommen werden. Es empfiehlt sich, die Angaben anhand des Beipackzettels und der entsprechenden Fachinformationen zu überprüfen. Aufgrund der Auswahl häufig angewendeter Arzneimittel besteht kein Anspruch auf Vollständigkeit.

Die Wiedergabe von Warenbezeichnungen, Handelsnamen und sonstigen Kennzeichen berechtigt nicht zu der Annahme, dass diese frei benutzt werden dürfen. Vielmehr kann es sich auch dann um eingetragene Warenzeichen oder sonstige geschützte Kennzeichen handeln, wenn sie nicht eigens als solche gekennzeichnet sind.

Es konnten nicht alle Rechtsinhaber von Abbildungen ermittelt werden. Sollte dem Verlag gegenüber der Nachweis der Rechtsinhaberschaft geführt werden, wird das branchenübliche Honorar nachträglich gezahlt.

Dieses Werk enthält Hinweise/Links zu externen Websites Dritter, auf deren Inhalt der Verlag keinen Einfluss hat und die der Haftung der jeweiligen Seitenanbieter oder -betreiber unterliegen. Zum Zeitpunkt der Verlinkung wurden die externen Websites auf mögliche Rechtsverstöße überprüft und dabei keine Rechtsverletzung festgestellt. Ohne konkrete Hinweise auf eine solche Rechtsverletzung ist eine permanente inhaltliche Kontrolle der verlinkten Seiten nicht zumutbar. Sollten jedoch Rechtsverletzungen bekannt werden, werden die betroffenen externen Links soweit möglich unverzüglich entfernt.

1. Auflage 2024

Alle Rechte vorbehalten
© W. Kohlhammer GmbH, Stuttgart
Gesamtherstellung: W. Kohlhammer GmbH, Stuttgart

Print:
ISBN 978-3-17-043513-1

E-Book-Formate:
pdf: ISBN 978-3-17-043514-8
epub: ISBN 978-3-17-043515-5

Inhalt

Prolog 7

Vorwort 11

Dem Leben wieder Atem einhauchen –
Mias Geschichte 1988–2020 19

Epilog 193

Zeitverlauf Mia 194

Literatur 195

Hilfreiche Webseiten 199

Stichwortverzeichnis 201

Prolog

I.

- Wer ist das.
- Das ist Mia.
- Ah ja.
- Ja.

II.

- Das ist Mia. Die geht da lang, sie hat es nicht weit, sie wohnt gleich um die Ecke. Du kennst bestimmt ihre Tante, sie arbeitet hier auch.
- Komisch.
- Ja, ich glaube, dort zu jobben, wo die eigenen Verwandten leitende Angestellte sind, das ist schwer.
- Bestimmt denken alle, sie bekommt Vorteile geschenkt.
- Ja, wahrscheinlich.
- Und, bekommt sie?
- Ich weiß es nicht, so gut kenne ich sie nicht. Sie ist ja viel jünger. Wer kennt die schon. Die Jüngeren.

III.

- Was macht sie da?
- Sie hockt an der Wasserkante.
- Muss sie aufpassen.
- Nein, die passt schon auf, die passt immer auf.
- Ja, aber was macht sie denn da?

- Sie legt etwas hin, Steinchen oder so.
- Jetzt steht sie auf. Sie geht.
- Nein, sie holt einen Fotoapparat. Macht Bilder.
- Jetzt geht sie fort. Lass uns mal gucken. Bevor das Wasser kommt.
- Ein Körper. Sie hat ihren Körper aus Muscheln gelegt.
- Und keiner, der es gesehen hat. Zu sehen bekommen hat. Die Flut wird es sehen.
- Vielleicht hat sie deshalb das Foto gemacht. Das Foto kann sie mitnehmen. Erinnern. Das Bild im Sand nicht.
- Vielleicht will sie ihren Körper niemandem zeigen.
- Nur das Bild.
- Sich selbst zitieren. Um nichts sagen zu müssen.
- Manchmal geht es nur so.
- Wenn Worte nicht da sind.

IV.

- Wer war das?
- Eine Freundin.
- Wer?
- Mia.
- Seine oder eine?
- Weiß ich nicht, das ist nicht klar.
- Sie sagt nichts?
- Sie sagt nicht viel.
- Naja, sie könnte guten Tag sagen.
- Ich glaube, sie möchte nicht auffallen. Oder nicht stören oder so.

V.

- Mit wem hast du telefoniert?
- Mit Mia.
- Mit Mia? So lange? Ich dachte, die redet nicht. Nicht so viel.
- Dachtest du.
- Ja.
- War wohl falsch gedacht.

VI.

- Rätsel.
- Viele Rätsel. Oder keine.
- Blödsinn. Genauso viele wie bei allen anderen. Man weiß es nur nie, man sieht es nicht.
- Weiß man es bei ihr?
- Natürlich nicht. Aber sie lässt einen manchmal die Frage sehen.
- Und dann grübelt man?
- Wenn man schlau ist, lässt man es sein.

VII.

- Und?
- Ich sag nichts.
- Stille Wasser?
- Ich sag nichts.

VIII.

- Wer ist das?
- Das ist Mia.
- Das ist Mia? Sie sieht ganz anders aus. Lebendiger.
- Das macht das Kind.
- Süß, der Kleine. Steht ihr, das Kind, sie sieht älter aus. Reifer.
- Ja, das finde ich auch.
- Ich wusste gar nicht, dass sie ein Kind hat.
- Zwei, sie hat zwei, das haben viele nicht gedacht. Erwartet.
- Wie schafft sie denn das alles? Die Fahrerei, den Job. Die Kinder.
- Die schafft das. Die hat das immer geschafft. Bildet sich auch noch etwas darauf ein. Oder tut so. Dicker Kopf.
- Das klingt nach einer eigenen Erfahrung.
- Ja.
- Und?
- Sehr dicker Kopf.
- Aber das allein reicht doch nicht.

- Nein, man muss auch sich reflektieren können. Das kann sie.
- Und auf vieles verzichten.
- Ja, das muss sie wohl. Aber ich glaube, das weiß sie. Also will sie es so.
- Und wem muss sie was beweisen?
- Das weiß ich nicht. Wahrscheinlich ist es bei ihr auch nur, wie bei uns allen.
- Sich selbst, meinst du?
- Genau. Sich selbst.

IX.

- Viele Freunde. In Italien, Amerika, sogar in Afrika.
- Wie macht sie das denn?
- Keine Ahnung. Sie schafft das. Manche können das.
- Das ist eine Gabe.
- Ein Geschenk. Vor allem für die Freunde.

X.

- Von Mia? Was macht sie gerade?
- Sie findet sich. Es geht ihr gut. Viel zu tun.
- Freust du dich?
- Ja. Ein Jahr lang hört man fast gar nichts. Und dann ist es wieder so, als wenn man nur ganz kurz weg war.
- Spürst Du sie?
- Heute. Ja.

XI.

- Wer ist das.
- Das ist Mia.
- Ah ja.
- Ja.

Vorwort

Traumata sind so alt wie die Menschheit und werden uns noch lange überdauern. Wir Menschen schonen uns nicht. Kriege, Naturkatastrophen, (organisierte) Gewalt, emotionale Vernachlässigung, sexueller Missbrauch, rituelle Gewalt – all diese Dinge und mehr begegnen uns als Ursache von Traumatisierungen. Dabei die meisten von Menschenhand.

Und doch sind wir Menschen auch resilient. Nicht jede Person, welche ein Trauma erlebt, trägt eine Posttraumatische Belastungsstörung (PTBS) davon. Allerdings gilt: je früher, je häufiger, je heftiger ein Mensch traumatisiert wird, umso eher ist mit einer Traumafolgestörung zu rechnen. Kinder sind besonders gefährdet. Auch spielt die Beziehung, die wir zum Verursacher des Traumas vorher hatten, der Grad der Beschämung während der Traumatisierung, ob das Trauma von Menschen verursacht wurde oder Folge einer Naturkatastrophe, Folge eines Unfalls ist bzw. wie viele Verursacher involviert waren, eine Rolle.

Kommt es dann zur Posttraumtischen Belastungsstörung ist diese durch drei Kardinalsymptome gekennzeichnet: Intrusionen/Wiedererleben, Posttraumatische Vermeidung und Hyperarousal (ein körperlich-psychischer Übererregungszustand). Dabei tauchen Intrusionen oder auch Flashbacks spontan oder auf Schlüsselreize hin (Trigger) auf. Intrusionen bzw. Flashbacks sind ein unwillkürliches, nicht kontrollierbares Wiedererleben der traumatischen Ereignisse durch sich aufdrängende Bilder, Bildfragmente oder Bildsequenzen, welche meist von ungewollten Emotionen wie Scham, Ekel, Wut oder Körpersymptomen wie z. B. Schmerzen begleitet werden. Sie sind gekennzeichnet durch Plötzlichkeit, Lebendigkeit und große Intensität. Betroffene können in dem Moment nicht mehr unterscheiden zwischen »damals und heute«. Hyperarousal wiederum geht mit vegetativen Körperreaktionen wie Schwitzen, Zittern, Atembeschwerden, Herzklopfen, Übelkeit, Erstarren einher. So führt das Trauma nicht nur in der initialen Situation zu einem Erleben von Ohnmacht, Hilflosigkeit und Entsetzen, sondern diese Emotionen zeigen sich auch im Weiteren, kontinuierlich, ungewollt und in mannigfaltigen Ausgestaltungsvarianten.

Eine Traumafolgestörung bedeutet dabei allerdings nicht automatisch sichtbare Symptomatik im Alltag. Es gibt auch jene Traumata, insbesondere bei komplexen Traumatisierungen, bei denen die posttraumatische Vermeidung so ausgeprägt ist, dass die Intrusionen kaum wahrgenommen werden oder nur noch als körperliche Intrusionen (z. B. isolierte Schmerzen) auftreten. Oder aber das Trauma in die Dissoziation verdrängt ist (ein Zustand, bei dem man die bewusste Erinnerung an die Traumatisierung abspaltet), dann zeigen sich Folgen der Traumatisierung kaum. Sind unverständlich, leise, wie ein Fragezeichen. Im Alltag ist der Mensch unauffällig. Und auch wenn möglicherweise Symptome des Hyperarousal bestehen, wie Konzentrationsstörungen, Anspannung, Unruhe, Ein- und Durchschlafstörungen, Reizbarkeit, aggressive Reaktionen oder auch Schreckhaftigkeit, werden diese in diesen Fällen leicht falsch interpretiert, z. B. auf einen stressreichen Familienalltag zurückgeführt, einem Konflikt im direkten Umfeld oder Arbeitsbelastung zugeschrieben (Gysi, 2020). Ein Trauma liegt vor und ist doch nicht da. Hilfesuche, Integration ist so kaum möglich.

Erschwerend kommt für das Verständnis von sichtbaren oder unsichtbaren PTBS-Symptomen für Personen im Außen sowie für den Traumatisierten selbst dazu, dass in aller Regel wiederholende komplexe Traumata nicht »einfach mal so« erzählbar sind. Fragen können nicht beantwortet werden oder werden abgewehrt. Wird tatsächlich der Versuch einer Erklärung gewagt, ergibt sich in aller Regel für die Zuhörer*innen/ Therapeut*innen/ Freund*innen beim ersten Versuch noch keine kongruente Geschichte mit Anfang, Mitte, Ende, Schluss. Komplex Traumatisierte erzählen, wenn sie überhaupt Worte für das Initialereignis oder das innere Erleben finden, in Bruchstücken. Das Erlebte wird zerlegt in einzelne Emotionen, Bilder, Sequenzen, Körpergefühle. Nicht zu verstehen für die Außenwelt. Betroffene werden in ihren Aussagen hinterfragt und hören dann irgendwann auf zu versuchen, sich zuzumuten. Sie bleiben allein, mit sich, ihrer Erinnerung, ihrem Gefühl. So die Sicht der Betroffenen. Wie jedoch sieht die Sicht der Fachleute aus?

Seit gut 50 Jahren beschäftigt sich die Traumaforschung intensiv mit dem Verstehen von Trauma und Traumamechanismen. Wir kennen inzwischen die bei Traumatisierung involvierten Gehirnstrukturen. Wir können das kognitive vom emotionalen Gedächtnis unterscheiden, wir kennen Faktoren, die Resilienz bedingen und wir kennen Auslöser bzw. Triggermechanismen von Nachhall-Erinnerungen des Traumas.

Es sind verschiedenste Verfahren zur Behandlung von Traumata entwickelt worden, wobei keines alleinig für sich als der »Gold-Standard« zu bezeichnen ist, sondern es vielmehr dem Können und der Erfahrung der jeweiligen Therapeut*innen obliegt, welche Methode gewählt wird, welche Strukturen vorgegeben, welche Grenzen in der Behandlung gesetzt werden. Die Kunst ist, Betroffene mit einer (komplexen) Traumafolgestörung individuell zu betrachten, wenn es um das Zuhören, Halten, Stabilisieren, Konfrontieren, Behandeln, Verbalisieren, letztendlich um den Ausstieg aus dem Traumaerleben und dem traumatisierenden Umfeld, geht. Fragen zu stellen, ohne »in Frage« zu stellen. Ohne zu dramatisieren. Ohne zu polarisieren. Ohne zu suggerieren. Und so zu halten. Das Trauma. Den Menschen. Das, was hinter den Worten liegt.

Ich war schon viele Jahre in der Psychotherapie tätig, als mir eine Kollegin, welche als Körpertherapeutin arbeitet, eine traumatisierte Klientin schickte. Sophie[1] hatte die letzten zehn Jahre mit der Klientin gearbeitet, und war schon weit gekommen. Mia[1] war ungewöhnlich, da sie einen völlig unauffälligen funktionierenden Alltag hatte, selbst Psychologin war, hochfunktionell in einer Klinik arbeitete und ein Trauma in ihrem Alltag in aller Offenheit nicht vorkam. Auch zu Sophie war Mia mit einem ganz anderen Anliegen gekommen. »Körpertherapie würde der Entspannung guttun«, hatte eine Kollegin und Freundin zu Mia gesagt und Mia war neugierig gewesen. Was sie nicht erwartet hatte, war, dass ihr Körper ihr eine Geschichte, ihre Geschichte, erzählen würde, dass sie die Erinnerungen finden würde, von denen sie immer gewusst hatte, dass sie da sind –

---

1 Namen geändert.

inkongruent, fragmentiert. Die ihr Leben geprägt hatten, wie ein leiser dauerhafter Ton im Hintergrund, die sie aber, bevor sie Sophie traf, nie hätte formulieren können, nie hätte formulieren wollen. Bei Sophie fand sie sich im Spüren wieder, fand erste Worte, aber es fehlte eine erzählbare Geschichte, ein Narrativ. Ein Narrativ von Trauma, sexueller Gewalt und Unrecht. Ein Narrativ mit Worten. Ein Narrativ, das nur mit Zeit erzählt werden konnte. Ein Narrativ, das dringend des Wortes bedurfte. Jedes ausgesprochene Wort war Mia wichtig. War ein Stück Verarbeitung. Mia wollte nicht mehr unter der Oberfläche des »blauen Sees (über)leben«, sie wollte leben. Und Worte für sich und andere finden. Sie wollte, dass auch andere Menschen verstehen, dass es so etwas gibt, was es (offiziell) nicht gibt. Deswegen kam sie zur mir.

Wir Therapeuten sehen manchmal Klient*innen, die wir letztendlich nicht sehen. Weil die Klient*innen ihre Geschichte nicht direkt erzählen, weil wir die Zeit nicht haben, wirklich zuzuhören, weil es Stundenbegrenzungen der Krankenkasse gibt, weil wir in therapeutischer Distanz bleiben (sollen), weil wir nicht glauben, was die Klient*innen erzählen, weil einzelne Fragmente nicht zusammenpassen, weil es kein nachvollziehbares Narrativ ergibt. Mia war eine solche Klientin. Auch ich habe Mia zunächst nicht gesehen, ihre durchschimmernde Geschichte immer wieder neu in Frage gestellt. Sophie hatte mir in wenigen Stichworten vorher erzählt, was sie glaube, worum es gehe. Sie hatte dazu gesagt, sie wolle mich nicht beeinflussen, ich sollte mir selbst eine Meinung bilden. Ich zweifelte. Mias Geschichte war zu fragmentarisch, zu inkongruent, zu merkwürdig. Ich habe in ihr die Fachkollegin gesehen, nicht die komplex traumatisierte Frau. Deswegen, weil sie Fachkollegin war, machte ich auch den Fehler, ihr nichts aus den Theorien der Traumatherapie zu erklären, wie ich es bei jeder anderen Klient*in getan hätte, sondern hatte (falsch) vorausgesetzt, dass sie fachlich alles weiß. Aber sie verstand immer wieder nicht. Themen, die sie ihren eigenen Klient*innen erklären konnte, blieben ihr selbst verschlossen. Mia faszinierte mich, sie passte nicht zusammen, und doch war sie ein in Stücken funktionierendes, sehr sympathisches Ganzes. Ich hinterfragte mich und meine Wahrnehmung. War Mia nur eine kluge Frau, die mich manipulierte? Ich begann Fachliteratur zu lesen. Ich besuchte Fortbildungen. Ich hörte zu. Ich beobachtete mich und ich beobachte sie. Ich begann diagnostisch zu denken. Irgendwann ging es nicht mehr um wahr oder unwahr. Es ging um Traumamechanismen, Traumatisierung, Zuordnen von Beobachtungen zu beschriebenen Kriterien, es ging darum, Mias Traumanarrativ kennen und verstehen zu lernen. Es ging wie in jeder Therapie um das Gegenüber. Es ging um Mia.

Mia Herzberg
Mia war 41 Jahre alt, als ich sie kennenlernte. Eigentlich arbeite ich nicht mit Erwachsenen, sondern mit Kindern und Jugendlichen, wenngleich es in der Vergangenheit auch schon mal Ausnahmen gegeben hatte. Sophie hatte mich gebeten, mir »Mia mal anzusehen, sie wirke oft noch so jung, fast wie ein Kind«.

Mia war dabei nicht irgendwer. Sie arbeitete in einer naheliegenden Psychiatrie als psychologische Erwachsenenpsychotherapeutin. Sie hielt Vorträge zu Dissoziation und Posttraumatischer Belastungsstörung, arbeitete mit psychotischen Patienten und behandelte Depressionen. Und doch war Mia auch Klient*in. Mia konnte, als sie zu mir kam, schon mehr über sich erzählen als zu dem Zeitpunkt, als sie Sophie traf, aber Worte zu sich zu finden fiel ihr sichtlich immer noch schwer.

Eineinhalb Jahre erzählte Mia in den Therapiestunden Alltäglichkeiten, berichtete von kleineren Problemen in ihrer Beziehung, Konflikten mit ihren Kindern oder schwierigen Situationen bei der Arbeit. Manchmal fragte ich mich, was sie bei mir wollte. Es war nicht so, dass es uninteressant war, was sie erzählte, im Gegenteil, wir diskutierten über ihre Klient*innen, ich lernte manchen neuen therapeutischen Ansatz von ihr und konnte ihre Haltung zu Beziehungsfragen oft gut nachvollziehen. Mia kam jeden Montagabend. Routinen waren ihr wichtig. Es durfte kein anderer Tag sein. Urlaube von mir waren ein Problem.

Mia zeigte in diesen ersten eineinhalb Jahren sehr versteckt immer wieder Anzeichen einer komplexen Traumafolgestörung. Es irritierte, dass sie ihre eigene Traumatisierung nicht zu sehen schien. Ich fragte mich, ob es sich bei Mia um Ego-States handelte oder ob sie unter struktureller Dissoziation litt. Fachbegriffe, die ich zwar kannte, die auch Mia kannte, die aber fast absurd wirkten, wenn ich versuchte, sie auf Mia anzuwenden. Hatte Mia wirklich kein Bewusstsein für ihr Trauma? War ich dabei, ihr etwas zu suggerieren? Sie schien die Begrifflichkeiten der Traumatherapie und deren Inhalte mentalisiert und so aus der Perspektive der Psychologin »Frau Herzberg« verstanden zu haben, als »Mia« hingegen schienen diese im eigenen Erleben und Handeln nicht vorzukommen. Dabei gab es so viele eindeutige diagnostische Kriterien, die bei Mia zutrafen, die auch Sophie gesehen hatte, dass es sich fast um nichts anderes als eine komplexe Traumafolgestörung handeln konnte.

Es war an einem Montagabend im Sommer 2015, an dem Mia plötzlich begann zu erzählen. Nur einen Satz: »Im *Raum* war es nicht schön«. Mir fiel eine andere Betonung des Wortes *Raum* auf. Mia erklärte nichts. Wechselte das Thema. Aber von da an gab es immer mal wieder kleine Sätze, die aus dem Alltagskontext fielen. Mia berichtete langsam, in Bruchstücken, in Vor- und Rückblenden, mal alltäglich kongruent, dann wieder dissoziativ in einer eigenen Welt versunken.

Mia war zu dem Zeitpunkt der initialen Traumatisierung dabei gewesen, ihr Psychologiestudium abzuschließen. Sie hatte während des Studiums promoviert und fühlte sich in ihrer Freundesgruppe wohl, als sie plötzlich ohne Vorwarnung aus ihrem Leben katapultiert wurde. Es gelang ihr im Nachgang zur Traumatisierung, intuitiv ihre hohe Alltagsfunktionalität aufrechtzuerhalten. Vielleicht weil sie eine hohe Intelligenz aufwies und in der Lage war, ihr »Leben« in die Kognition zu verlagern. Vielleicht weil sie spürte, dass eine Verarbeitung, ein Bewusstmachen des Erlebten sie verändern, überfordern würde. Vielleicht, weil sie rigoros jedes Detail des Erlebnisses in der Dissoziation verstaut hatte. Damit waren ihr aber auch ihre Emotionen genommen worden. Ihre Lebendigkeit. Ihr Ich.

Zum Zeitpunkt des Therapiebeginns bei Sophie arbeitete sie als leitende Psychologin in einer Therapiegruppe für Erwachsene in der Psychiatrie, lebte in einer Partnerschaft und hatte zwei Kinder. Ihre dauerhafte Dissoziation war ihr im Alltag wenig bewusst. Manchmal wunderte sie sich über sich selbst. Wenn sie sich taub fühlte. Wenn sie sich überfordert fühlte. Wenn sie impulsiv reagierte. Wenn sie nicht reagierte wie andere. Lehrsupervision war ihr bekannt, hatte sie gemacht. Fälle vorgestellt. Oberflächlichkeiten. Trigger intuitiv vermieden. Fachliteratur hatte sie gelesen. Traumafachliteratur ausgeklammert. Erst bei der Geburt ihres ersten Kindes, hatte sie begonnen, sich zu reflektieren. Hatte erstmals versucht, sich zu verstehen, arbeitete an den sichtbaren Symptomen. Sie wollte lernen, ihre impulsiven Reaktionen besser kontrollieren zu können. Bisher hatte sie sich ihre Spannungszustände immer mit dem ihr eigenen Temperament erklärt. Sie war eben so. Damit hatte ihr Partner leben müssen. Ihr Kind aber wollte sie vor diesen impulsiven auffahrenden Momenten, die ihr oftmals selbst nicht in der Ausprägung, der Vehemenz erklärlich waren, schützen. Sie hatte in verhaltenstherapeutischen Sitzungen Handlungsstrategien zur besseren Selbstkontrolle kennengelernt. Sie hatte die Struktur ihrer Herkunftsfamilie besser verstanden. Aber sie konnte nicht entspannen. Zehn Jahre später begegnete sie Sophie. Bei ihr wollte sie lernen zu entspannen.

Es war ein schmaler Grat, den Mia da betrat, da Körpertherapie ebenso wie Traumabehandlung nicht nur auf der kognitiven Ebene stattfindet, sondern die emotionale Ebene einbeziehen muss, um die (unterbrochene) Verbindung von Emotion, Körper und Kognition wieder herzustellen. Dies geht in der Regel nicht ohne eine gewisse Destabilisierung. Eine Destabilisierung des Alltags aber, war für Mia gefährlich. Vielleicht spürte Mia das und machte deswegen Sophie und auch mir von Beginn an sehr deutlich, dass man mit ihr nur insoweit arbeiten konnte, als dass sie es zulassen würde. Sie musste vorgeben dürfen, auf welche Themen sie sich in den jeweiligen Therapiestunden bereit war einzulassen. Setzte man sich über diese fast unsichtbar gezogenen Grenzen hinweg, zog sich Mia blitzschnell in sich zurück, und man fing in der nächsten Stunde mindestens zehn Schritte zurück wieder an, mit ihr zu arbeiten. Sie musste den »lead« der Behandlung haben, es musste in ihrem Tempo sein. Dies gab ihr Sicherheit. Ihre Alltagsfunktionalität durfte nicht in Frage gestellt werden. Ich ließ mich darauf ein. So wie Sophie sich darauf eingelassen hatte.

Und so erzählte Mia nach und nach. Oft rang sie um Worte. Bis heute sind einzelne Passagen nicht erzählbar und werden es wahrscheinlich auch nie sein. Diese bleiben Bilder in ihrem Kopf. Worte, Sätze, die sie hingegen ausgesprochen, gefunden hatte, schrieb sie auf. In Vor- und Rückblenden. Verdeutlichte Dissoziation, Depersonalisation, Traumatisierung, Traumaentstehung.

In diesem Buch wird Mia ihre Geschichte erzählen, ihr Narrativ. Es soll jedoch nicht nur ein Narrativ sein, das sich mal leicht, mal schwer liest, sondern auch ein Fachtext, der Mias Erleben um bekannte sowie (kritisch) diskutierte traumatherapeutische Hintergründe ergänzt. Aus der täglich praktischen Arbeit ist ein Buch entstanden, das Therapeut*innen Wege der Behandlung, deren Möglichkeiten und Grenzen bei Vorliegen einer komplexen Traumafolgestörung mit Dissoziationen aufzeigt. Dabei bleibt es den jeweiligen Therapeut*innen überlassen, was er/sie glaubt, ebenso wie welcher primäre Zugangsweg gewählt wird. Sophie war genauso erfolgreich, wenn nicht erfolgreicher, mit ihrem Ansatzpunkt aus der Körpertherapie, wie ich mit klassischen traumatherapeutischen Methoden. Der Text soll dabei nicht nur Wissen vermitteln, sondern auch Mut machen, Aussagen zu hinterfragen, individuelle Wege zu beschreiten, nicht aufzugeben, wenn (therapeutische) Felsbrocken im Weg liegen, sondern weiterzugehen, Schritt um Schritt.

Dieses Buch möchte einerseits erklären, wie diese Art der Traumatisierung entsteht, andererseits die Diskussion darum aufgreifen, warum wir uns so schwertun, eine solche Traumatisierung zu sehen und als für den/die Klient*in real anzuerkennen. Es soll die Fragen stellen, die sich jeder im Verlauf einer solchen Behandlung stellt bzw. stellen sollte. Es soll erklären, warum Menschen wie Mia kaum eine Chance haben, Gerechtigkeit zu erfahren, es von Therapeuten Zeit, Geduld und ein »in eigenen Grenzen über eigene Grenzen gehen« bedarf, damit Menschen wie Mia heilen können. Was war und was wahr ist, bleibt letztendlich immer eine eigene subjektive Realität. Und so soll es auch hier dem Leser überlassen werden, eine eigene Haltung zu dem Thema rituelle Gewalt zu finden.

Letztlich habe nicht ich, sondern hat Mia entschieden, den Weg zur Publikation zu gehen: »Wenn dieses Buch auch nur einer/einem Betroffenen helfen kann, sich zu trauen, seine/ihre Geschichte zu erzählen, Therapeut*innen Anregung sein kann, einen individuellen Weg in der Traumabehandlung zu gehen, es Menschen, die rituelle Gewalt erlebt haben, eine Stimme verleiht, dann hat sich jedes meiner gefundenen Worte in diesem Buch gelohnt.«

Dem Leben wieder Atem einhauchen –
Mias Geschichte 1988–2020

Prolog 2012

In Gedanken versunken trat ich aus dem Gerichtsgebäude, in dem ich die letzten drei Stunden verbracht hatte. Heute war die Gerichtsverhandlung gewesen, welche mich vorab so beschäftigt hatte. Wie erwartet, war ich verurteilt worden. Es hatte keinen anderen Weg gegeben. Richter M., ein Bekannter einer Freundin von mir, dem ich von der anstehenden Verhandlung erzählt hatte, hatte es schon vorab gesagt: »Sie sind unschuldig, aber Sie werden verurteilt werden, solange Sie dem Gericht nicht die Wahrheit sagen.« Er hatte geseufzt. »Sie werden verurteilt werden, weil Sie ein Detail nicht werden erzählen können. Aber wenn Sie dem Gericht dieses Detail erzählen, dann werden Sie verurteilt werden, da Sie die Wahrheit nicht beweisen können. Man wird Ihnen nicht glauben.« Insofern hatte ich gewusst, was auf mich zukam, als ich heute Mittag das Gerichtsgebäude betreten hatte. Und doch fühlte es sich unrecht an. Es war eine Nacht verhandelt worden, die bald ein Jahr her war, die falsche Nacht.

Einen Moment verharrte ich vor dem Gerichtsgebäude, sog die kühle Luft des frühen Abends ein, es hatte geschneit. Es war stickig gewesen in dem Gerichtssaal. Die Richterin hatte mich nicht angesehen, als sie ihr Urteil verkündet hatte, war sie sich nicht sicher gewesen?

»Surreal« murmelte ich leise und wischte die wenigen Schneeflocken von meinem Ärmel, die sich lautlos auf den dunklen Stoff gesetzt hatten, als wollte ich die letzten Stunden aus meinem Leben streichen. Dann setzte ich mich in Bewegung. Es war eiskalt draußen, Raureif lag auf den Bäumen, die Welt schien still zu stehen, der Schnee hatte sich wie eine weiche Decke über die Wiesen, die Fußsteige, den See gelegt. Verloren fielen noch ein paar Flocken. Seit drei Wochen schwankten die Temperaturen draußen zwischen −10 °C und −12 °C. Vorher hatten alle darüber geklagt, dass es wieder mal keinen Winter gäbe. Nun war er da. Der Winter.

Ich ging den leicht gefrorenen Weg entlang. Es gab kein Ziel in mir, außer Distanz zwischen mich und das Gericht zu legen. Ich zog meinen Kopf weiter in den Schal. Feine Eiströpfchen bildeten sich dort, wo mein Atem auf den Schal traf. Gefrorenes Leben. Kalt war mir nicht, nur meine Füße spürte ich nicht mehr. Lederstiefel und kurzer Wollrock, nicht die richtige Kleidung für einen Schneespaziergang. Eigentlich hatte ich gedacht, dass Sophie mich von der Verhandlung abholen könnte. Sophie hatte mir gesagt, dass sie heute um 15 Uhr mit der Arbeit fertig sei. Als ich sie aber um halb fünf, direkt nach der Verhandlung, noch vom Gerichtssaal aus, angerufen hatte, war Sophies Handy aus gewesen.

»Ich sollte mich langsam entscheiden, wo ich hingehen möchte«, dachte ich. Die Kälte war spürbar. Innerlich wie äußerlich. Innerlich ließen mich die Worte im Gerichtssaal frieren, die Worte der Menschen, die nichts verstanden hatten. Äußerlich brachte der Wind die Kälte mit sich. Ich änderte meine Marschrichtung. Es gab nur einen Ort, der sich jetzt passend anfühlte, Sophies Ofen. Nur einmal war ich den Weg zu Sophie zu Fuß gegangen, das war in diesem Jahr im Hochsommer gewesen. Heiß und kaum aushaltbar war es gewesen. Extreme des Wetters. Extreme Punkte in meinem Leben. Damals hatte ich nicht gewusst, ob ich ankommen wollte. Heute wollte ich ankommen.

Dezember 2005

Es war Anna gewesen, die mir Sophie empfohlen hatte. »Du arbeitest viel zu viel«, hatte Anna an einem unserer spätabendlichen Treffen gesagt, »Mia, du musst dich einfach mal wieder spüren, lass dich ein wenig verwöhnen. Sophie ist Körpertherapeutin, es ist ein schönes Gefühl, eine Decke über sich ausgebreitet zu bekommen.« Während ich in meine Jacke schlüpfte, hatte Anna mir eine Internetseite auf einen

Zettel geschrieben. Sie drehte sich mit einem Lächeln zu mir um, drückte mir den Zettel in die Hand und umarmte mich zum Abschied. Anna ist Allgemeinärztin, ich hatte sie vor acht Jahren bei einer Fortbildung kennengelernt und sie sofort gemocht. Anna, mit dem blonden Lockenschopf, die ihren Patienten so sehr zugewandt ist. Die bereit ist, sich für jeden einzusetzen, alles zu diskutieren und dies nicht nur mit Worten, sondern auch mit Taten, meist lebhaft gestikulierend mit blitzenden Augen. Ich habe selten jemanden erlebt, der sich so intensiv mit sich und seinem Umfeld auseinandersetzt – und so wenig schläft. Wenn ich nachts um 1:05 Uhr an Anna eine E-Mail schreibe, ertönt nicht selten noch um 1:25 das leise »pling« des Posteingangs mit einer Antwort von ihr. Auch ich liebe die Nacht, es ist die ruhigste Zeit des Tages. Nicht selten treffe ich mich erst kurz vor Mitternacht mit Anna. Andere Leute sind zu der Zeit schon lange im Bett, aber Anna sagt immer: »Für einen Mitternachtstee ist es nie zu spät«. Nicht selten übernachte ich bei Anna, wenn es wieder einmal spät geworden ist. Dann legt Anna mir noch schnell eine Wärmflasche ins Bett und ich fühle mich zu Hause. Anna ist mir nah und ich vertraue ihrer Einschätzung, vielleicht weil Anna viel von mir weiß, nicht alles, aber mehr als viele andere. Dennoch runzelte ich die Stirn, als Anna Sophie vorschlug. »Körpertherapie, was soll das denn sein?« »Probier's einfach aus Mia, wirklich, ich könnte mir vorstellen, dass es dir gefällt.« Anna drückte mir den Zettel in die Hand. »Mal sehen,« antwortete ich, schob den Zettel in die hintere rechte Hosentasche und wickelte mir den Schal fester um den Hals. Es war wirklich schon herbstlich draußen »Sehen wir uns nächste Woche?« »Ja, klar, komm einfach vorbei.« Ich umarmte Anna, »Dann bis bald!« Den Zettel in meiner Hosentasche hatte ich schon wieder vergessen, bevor sich die Tür hinter mir geschlossen hatte.

Erst Tage später fiel dieser meinem Mann Paul in die Hände, als er die Hose in die Wäsche tun wollte. Er kam aus dem Bad, hielt eben diesen Zettel hoch und sah mich fragend an. »Körpertherapie? Wollt ihr in der Klinik eine neue Stelle ausschreiben?« »Wie?« ich blickte vom PC auf, an dem ich gerade dabei war, einen Entlassbericht für eine meiner Patientinnen zu erstellen. Völlig verständnislos sah ich auf den Zettel in Pauls Händen und brauchte eine Weile, um diesen zu erkennen: »Ach so, das. Anna hat gesagt, ich solle mir die Frau mal anschauen, würde guttun.«

Ich wandte mich wieder meinem PC zu. Aber Paul ließ nicht locker: »Und was macht eine Körpertherapeutin dann mit dir?« Ich sah auf: »Paul, ich arbeite, du kannst dir die Internetseite der Körpertherapeutin ja mal an deinem Laptop ansehen und mir sagen, was du denkst. Bin noch nicht dazu gekommen.« Ich zögerte einen Moment, dann aber zeigte ich auf meinen PC: »Aber vorher, sag mir bitte, ob ich das so formulieren kann. Lisa ist langjährig traumatisiert und sehr empfindlich mit Aussagen zu ihr, nimmt mich ständig unter Schweigepflicht, dennoch möchte ich der weiterbehandelnden Psychotherapeutin Hinweise auf ihre Persönlichkeit geben. Darf ich dir den einen Absatz einmal vorlesen?«

Paul stellte sich hinter mich. Ich spürte seine Körperwärme und Nähe, die ich so liebte. Ich mochte seinen Geruch nach Tabak und Seife, auch wenn ich sein Rauchen eigentlich nicht billigte und auch einforderte, dass er für jede Zigarette nach draußen ging. Er respektierte dieses – fast immer. Nur manchmal fand ich einen Zigarettenstummel auf dem Balkon. Auch wenn ich dann formal darüber schimpfte, ärgerte es mich meist nicht wirklich, im Gegenteil, innerlich musste ich eher lächeln. Ich konnte mir in solchen Momenten gut vorstellen, wie er dort stand, selbstvergessen in seinen Gedanken, die Zigarette hektisch löschend, wenn er mich nach Hause kommen hörte. Da es selten vorkam, war das heimliche Rauchen auf dem Balkon an kalten Wintertagen eines dieser offenen Geheimnisse, die jeder kannte, aber keiner ansprach. Es war okay, solange es nicht zur Regel wurde.

Fünfundzwanzig Jahre kannte und liebte ich diesen Geruch nun schon und seit einundzwanzig Jahren war Paul an meiner Seite. Auch wenn wir aufgrund unserer jeweiligen Berufstätigkeit in zwei verschiedenen Städten lebten und uns deswegen nicht täglich sahen, so war Paul über die Jahre zu dem Boden geworden, auf dem ich stand. Paul war der Ruhepol in meinem hektischen Leben. Er verstand mich ohne Worte, akzeptierte mich so wie ich war und konnte sogar meine Launen ertragen, die immer mal wieder durchbrachen. Plötzlich, explosiv und vernichtend. Wegen Kleinigkeiten, die meist nicht der Rede wert waren. Er ließ mir den Raum, den ich zum Leben brauchte.

Unsere beiden Kinder, Felicie und Felix, 9 und 6 Jahre alt, lebten bei mir. Oft hatte ich unter der Woche mit dem Status der Alleinerziehenden zu kämpfen. So brachte ich morgens den einen in die Schule, den anderen in den Kindergarten. Nachmittags fuhr ich Felicie zum Klarinettenunterricht, Felix zum Fußball; ich buk Waffeln, klebte Pflaster auf aufgeschlagene Knie, begleitete Hausaufgaben, las beiden abends im Bett lange vor. Ich liebte all diese kleinen Dinge sehr und doch verwünschte ich Paul nicht selten dafür, dass er 600 km entfernt arbeitete. Meist dann, wenn ich mich abends müde noch an den PC setzen musste, um noch dringende Patientenberichte zu schreiben oder Vorträge vorzubereiten, für die ich nachmittags keine Zeit gehabt hatte. Aber irgendwie funktionierte es immer und Paul kam verlässlich am Wochenende, an dem wir Familienalltag lebten. Es gab eben gemeinsame Qualitätszeit und den Alltag. Wie jede Woche war Paul nun gestern fürs Wochenende gekommen und tat mir gut.

An jenem Sonntag, einem kalten sonnigen Dezembertag, war es drinnen gemütlich warm, Paul hatte Feuer gemacht. Es war kurz nach Weihnachten. Felix lag bäuchlings auf einer Decke vor dem Kamin, in sich versunken mit seiner neuen Polizeistation beschäftigt, Felicie war bei einer Freundin aus Grundschultagen. Ich musste ein zweites Mal lächeln, als ich kurz hochsah, und Felix' in der Luft baumelnde Beine sah, das hatte er schon als 2-Jähriger so gemacht.

Wenn man Mia das erste Mal kennenlernte, so traf man eine im Außen gut funktionierende Psychologin, Partnerin und Mutter. Auffällig lediglich der geringe Schlaf, ständige Aktivität, zeitweilige überschießende Impulsivität und dass sie ihren Partner im Alltag lieber ein wenig in der Distanz wusste als in der Nähe. Mia war sympathisch, attraktiv, wortgewandt, interessant und hatte eine schnelle Auffassungsgabe. Mia erzählte lebendig von allem, was ihr so passierte, berichtete von Klient*innen, ihren Kindern, Paul. Es waren leichte, fröhliche Termine bei mir. Und doch fielen mir Risse in der Fassade auf. Mia war immer mal kurz abwesend, suchte ein hohes Ausmaß an Struktur, um möglichst viel Kontrolle über die jeweiligen Gesprächssituationen zu behalten, zeigte kaum Emotionalität, wirkte manchmal leer, schwieg dann lange.

Sophie hatte mir gesagt, dass bei Mia eine schwere Traumatisierung vorlag. Mia hatte das Wort Trauma angedeutet. Die Diskrepanz zur »Alltagsperson Mia« war frappierend. Mia schrieb alles, was wir besprachen, direkt nach dem Gespräch auf. Sie beschrieb immer wieder psychoemotionale Erschöpfungszustände, ohne dass in ihren Erzählungen Traumata als eine mögliche logische Erklärung auftauchten. Sie zeigte ein hohes Kontrollbedürfnis. Zuckte bei jedem noch so kleinen Geräusch in meinen Therapieräumen zusammen. Intuitiv machte ich innere Fragezeichen an Mias Bericht ihres funktionierenden ganz normalen Alltags. Es dauerte dennoch sehr lange, bis ich mir fast sicher war, dass bei Mia eine primäre strukturelle Dissoziation mit Depersonalisationserleben vorlag.

Was bedeutet dies? Unsere Erfahrungen/Erinnerungen setzen sich zusammen aus Bildern, Emotionen, körperlichen Empfindungen, eigenem Verhalten und dem Wissen um situative Zusammenhänge. Die jeweiligen Elemente werden in unterschiedlichen Teilen des Gehirns gespeichert, behalten jedoch ihren situativen Zusammenhang. Kommt es nun zur Traumatisierung schaltet der Körper auf Überleben um, und aktiviert sein Notfallsystem. Überfordernde Gedächtnisinhalte, oftmals Emotionen, werden abgespalten und eine Fokussierung auf die zum Überleben unabdingbaren momentan möglichen Handlungsmöglichkeiten erfolgt. Die Erinnerung fragmentiert, Anteile des Erlebnisses werden dissoziativ abgespalten, andere bruchstückhaft erinnert. Es kommt so nicht zu einer ganzheitlichen Integration (Emotion und Kognition) des Erlebnisses in die einheitliche Lebensgeschichte, sondern zu Erinnerungsfragmenten.

Dissoziation bedeutet dabei zunächst einmal »Spaltung«, »Trennung« und beschreibt einen Zustand eines Menschen, bei dem Wahrnehmung, Bewusstsein, Gedächtnis, Identität, Motorik sowie Körperempfindungen wie Schmerz oder Hunger nicht mehr im Zusammenhang mit der Außenrealität stehen.

Fast alle Menschen kennen kleine Momente der Alltagsdissoziationen, in denen wir unwillkürliche Eindrücke, die wir als unwichtig, störend oder überfordernd empfinden, ignorieren und später auch nicht erinnern. Unter existenziell bedrohlichen Situationen, die oftmals mit Angst, Hilflosigkeit, Schmerz, Irritation oder Orientierungslosigkeit einhergehen, in denen wir zum Überleben unbedingt selbstwirksam handeln müssen, kann Dissoziation zur vorrangigen seelischen Reaktionsmöglichkeit werden. Unerträgliche Aspekte der Situation werden so aus dem Bewusstsein ferngehalten, damit wir die Funktionen erhalten, die wir brauchen, um überleben zu können (Krause-Utz, 2022).

Der Begriff der Dissoziation ist in der Psychotherapie nicht jung. Pierre Janet (1859–1947) beschäftigte sich als erstes systematisch mit dissoziativer Desintegration und Fragmentierung des Bewusstseins bei erlebtem Trauma. Nach Janet bildet sich das »Unterbewusste« dann aus, wenn es in der Folge von Traumata zu Dissoziationen kommt, in denen versucht wird, das Unerträgliche des Erlebten auszublenden. Im Unterschied zur »Dissoziation als Abwehr« stellt Dissoziation in diesem Verständnis eine psychische Möglichkeit bereit, Unerträgliches autoregulativ zu verarbeiten, eine innere Distanz zu Traumageschehen herzustellen (Fiedler, 2019; van der Kolk et al., 1989b). Dissoziation aufgrund von Traumatisierung ist demnach zunächst einmal nichts Krankes, sondern eine biologisch angelegte (gesunde) Schutzreaktion auf gravierende Störungen von außen. Problematisch wird es erst, wenn die aus der Dissoziation resultierenden Verhaltens- und Empfindungsmuster den nicht-traumatischen Alltag schwierig machen. Laut Gysi (2020) lassen sich unterschiedliche Formen der Dissoziation unterscheiden: Depersonalisation (sich von außen zuschauen), Derealisation (die Umgebung, und damit auch die Täter, aus großer Distanz wahrnehmen), Desomatisation (den Körper nicht mehr spüren), Deaffektualisation (keine Gefühle mehr verspüren), Detemporalisation (das Gefühl für die Zeit verlieren), dissoziativer Stupor (umgangssprachlich auch »Erstarren« oder »Freeze«, mit der Unfähigkeit, sich bei vollem Bewusstsein zu bewegen, sich zur Wehr zu setzen oder zu schreien), dissoziative Amnesie (Erinnerungslücken während einer traumatischen Situation), teildissoziiertes Handeln (automatisiertes Handeln direkt nach einem Trauma, ohne schon eine strukturelle Dissoziation zu entwickeln).

Dissoziation und ritueller Missbrauch sind eng miteinander verbunden. So zeigten Nobakht et al. (2018) eine starke Korrelation zwischen rituellem Missbrauch und Dissoziation auf und postulierten, dass der wichtigste prädiktiver Faktor für die Entwicklung einer dissoziativen Störung ritueller Missbrauch ist.

> *Dissoziation* ist ein Zustand, in dem während einer traumatischen Situation bestimmte Aspekte der Situation, insbesondere Emotionen und Körperempfindungen aus dem Bewusstsein ferngehalten werden, damit in dem Moment die Funktionen erhalten werden können, die benötigt werden, um die traumatische Situation zu überleben. Die entstehende Spaltung der Wahrnehmung kann verschiedene Bereiche der Motorik, Sensorik, Wahrnehmung bzw. Kognition betreffen.

Im Gegensatz zu dem Grundbegriff der normalen Dissoziation ist der Begriff der primären, sekundären bzw. tertiären *strukturellen Dissoziation* deutlich jünger. Er wurde in den letzten 10–20 Jahren von Ellert Nijenhuis, Onno van der Hart und Kathy Steele durch jahrelange Beobachtungen und Erforschung dissoziativer Störungsbilder entwickelt. Sie gehen davon aus, dass durch anhaltende Traumatisierung – meist in der frühen Kindheit, bei entsprechendem Ausmaß auch in späteren Lebensjahren – eine strukturelle Aufteilung der Persönlichkeit entstehen kann. Die Persönlichkeit teilt sich in einen oder mehrere »Anscheinend Normale Persönlichkeitsanteile (ANPs)«, die auf den Erhalt des Alltags spezialisiert sind, als »normal« gelten und wenig Ahnung vom Trauma haben und einen oder mehrere »Emotionale Persönlichkeitsanteile (EPs)«, als die Bereiche, die vom Trauma erzählen können und immer wieder traumanah sind. Diese sind im Alltag dysfunktional und dürfen hier nicht erscheinen, da sie die Klient*innen mit Emotionen überfluten und handlungsunfähig werden lassen. Deswegen müssen diese in der Dissoziation verbleiben (van der Hart et al., 2008). Das Ziel einer strukturellen Dissoziation ist, analog dem der normalen Dissoziation, das Überleben zu sichern und die Funktionsfähigkeit der Psyche (im Alltag) zu erhalten. Das Ausmaß der entstehenden Spaltung ist absoluter, unverbundener, und kann je nach Schweregrad zu ganz unterschiedlichen Symptomen führen. Dabei haben die ANPs in der Regel wenig bis keinen Kontakt zu den EPs.

Man unterscheidet nach Ellert Nijenhuis zwischen drei Formen der Dissoziation. Bei der *primären strukturellen Dissoziation* liegt ein ANP und ein EP vor. Der ANP ist v. a. dadurch gekennzeichnet ist, dass er keine Erinnerung an Traumatisierungen hat und nur in sehr beschränktem Ausmaß über ausdifferenzierte Empfindungen für sensorische, soziale und zwischenmenschliche Modalitäten verfügt. Der EP hat die Empfindungen, Wahrnehmungen, Einschätzungen und Reaktionsweisen des Traumas gespeichert und aktiviert diese im späteren Leben bei entsprechenden Triggern, als ob die traumatische Realität Gegenwart wäre. Bei der *sekundären strukturellen Dissoziation* besteht ein ANP, aber mehrere EPs, welche unterschiedliche Empfindungs- und Verhaltensmuster abbilden. In späteren Situationen kann mal der eine, mal der andere EP dominant werden. Es entstehen verschiedene emotionale Ego-States/Anteile. Bei der *tertiären strukturellen Dissoziation* hingegen entstehen nicht nur mehrere EPs, sondern auch mehrere ANPs. Der ANP fragmentiert (van der Hart et al., 2008).

Strukturelle Dissoziation, welche vor allem bei wiederholenden Kindheitstraumatisierungen auftritt, bedeutet laut Nijenhuis, dass sich die Persönlichkeit der Betroffenen in einen oder mehrere Anscheinend Normale Persönlichkeitsanteile (ANPs), welche Alltagsdinge regeln, und in einen oder mehrere Emotionale Persönlichkeitsanteile (EPs), welche Traumaerinnerungen beinhalten, aufteilt. Unterschieden wird nach Nijenhuis:

- Primäre strukturelle Dissoziation: Ein ANP und ein EP
- Sekundäre strukturelle Dissoziation: Ein ANP und mehrere EPs
- Tertiäre Strukturelle Dissoziation: Mehrere ANPs und mehrere EPs

Die Stärke und der Schweregrad der Persönlichkeitsspaltung bewegen sich dabei auf einem Kontinuum der Dissoziation und sind vom Alter bei der Traumatisierung sowie der Schwere und der Dauer der Traumatisierung abhängig. Dabei wird beschrieben: Je organisierter und ritualisierter die traumatisierende Gewalt, umso fragmentierter sind die Betroffenen und ihr Erleben. Eine hohe Fragmentierung bedeutet, dass die Möglichkeiten der Betroffenen auf eine gute Kontextualisierung des Erlebten und damit eine gute Einordnung von eigenen Handlungen oder Reaktionen im heute nicht vorhanden ist (Breitenbach, 2011).

Wendete man die Definitionen von Traumaerleben und struktureller Dissoziation auf Mia an, zeigte diese im Alltag eine sehr gut funktionierende Alltagsnormalpersönlichkeit (ANP), welche aus der Kindheit viele gesunde Anteile mitbrachte. Mias ANP bewältigte den Berufs- und Familienalltag, brachte die Kinder zur Schule und war eine humorvolle, geistvolle, lebendige Partnerin für Paul. Mia konnte sexuelle Nähe zu Paul zulassen, sogar genießen, was mich zuerst den Verdacht auf eine schwere sexuelle Traumatisierung hatte verwerfen lassen. Auch Mia selbst lehnte zu Beginn der Behandlung bei Sophie, trotz ihrer eigenen Fachlichkeit und eines vagen Bewusstseins für »andere Zustände«, eine mögliche komplexe Traumatisierung vehement ab.

Dennoch erlebte ich Mia in den einzelnen Therapiestunden wechselnd und zum Teil unverständlich. Ich konnte aufgrund von z.T. zusammenhanglosen Reaktionen bei Mia nachvollziehen, warum Sophie an eine komplexe Traumatisierung dachte und fokussierte deswegen auf die mögliche Hypothese des Vorliegens einer strukturellen Dissoziation. Mia wirkte dabei nicht in viele Anteile zersplittert, sondern es schien nur eine weitere EP zu geben. In dieser schien ihre Emotionalität komplett abgespalten.

Begriffe wie »multipel«, »Anteile« oder »Innenpersonen« – wie sie von Michaela Huber und Alison Miller bei der Arbeit mit Anscheinend Normalen Persönlichkeitsanteilen und Emotionalen Persönlichkeitsanteilen verwandt werden – nutzte ich gegenüber Mia nicht. Ich hatte gelesen, dass ein zu frühes Benennen von EPs gegenüber einer ANP den ANPs Angst machen könne, so dass eine Therapie nicht selten sofort wieder von der handlungsleitenden ANP abgebrochen werde. Meist wisse der ANP in den frühen Stadien einer Therapie ganz wenig über die inneren Anteile. Zu früh mit der ANP der Klient*innen zu offen über deren Alltagsrolle und fehlenden EP-Teile zu sprechen, berge deswegen eher Gefahren. Der ANP könne in dem Moment gar nicht sinnvoll reagieren. Die ANP als die sichtbare Person, die meist nur sehr wenig Erinnerungen an das hat, was geschehen ist und nur begrenzte Energie und Gefühle hat, halte wenig aus. Die ANPs werden deswegen von Alison Miller in ihrem Buch »Jenseits des Vorstellbaren« (2015), auch als »erschöpfter Gastgeber« benannt: diese seien die Anteile, die nur wenig Energie oder Kraft haben und chronisch depressiv sind. Ich war mir nicht schlüssig, ob ich diese Begrifflichkeiten auf Mia so zutreffend fand.

Mia hatte immer wieder mit depressiven Phasen zu kämpfen, in denen sie sich selbst nicht verstand. In diesen Phasen kostete sie ihr Alltag deutlich mehr Kraft, sie zog sich von sozialen Interaktionen zurück, versuchte Klient*innen zu vermeiden. Dennoch gab es letztlich keinen einzigen Moment in ihrem Alltag, in dem sie wirklich einbrach. Dies sprach – entlang dieser Hypothese gedacht – dafür, dass Mia eine sehr starke ANP hatte.

Es wird beschrieben, dass Klient*innen, die eine starke ANP besitzen, solche sind, die entweder nur über einen kurzen Zeitraum misshandelt oder traumatisiert wurden und das normalerweise außerhalb des Elternhauses oder die eine lange Phase der Sicherheit in der Kindheit erlebt haben, die es ihnen ermöglicht hat, eine stabile Außenwelt-Persönlichkeit aufzubauen.

Die EPs hingegen seien meist per se stark und könnten vieles aushalten. Sie hätten das Trauma ausgehalten. Dennoch würden sich EPs selten im Alltag zeigen, denn auch wenn sie viel aushalten können, stehen sie für die verletzbaren emotionalen Anteile der Betroffenen. EPs würden deswegen im Hintergrund bleiben. Auch wenn sie das Verhalten und die Gefühle des jeweiligen Menschen – bewusst wie unbewusst – beeinflussen würden.

Ich fragte mich, ob der in der Literatur so umstrittene Sprachgebrauch von struktureller Spaltung der Persönlichkeit bei ritueller Gewalt, und subsequent von ANP und EP, nicht v. a. ein Denkkonstrukt war, das Betroffenen, welche das Trauma in unerträglichen Spannungszuständen wiedererlebten, ermöglichte, durch eine Art von Distanzierung von den emotionalen Anteilen, ihren Alltag zu erhalten.

Mia tat sich schwer, ihre Emotionen zuzulassen, sie wahrzunehmen und in ihr Leben einzubinden. Sie wollte nicht spüren, was sie spürte. Nur sehr langsam näherte sie sich – in der Berührung und durch den verlässlichen Halt von Sophie – ihren emotionalen Persönlichkeitsanteilen auf der Körperebene an. Es brauchte die Verlässlichkeit, Zeit und die Berührung von Sophie, damit Mia den emotionalen Schmerz ertragen konnte.

Dies ist nicht ungewöhnlich. Den Schmerz des Traumas muss ein(e) Klient*in ertragen können, bevor es darum geht, Erlebnisse auszusprechen. Es ist ein Fehler, Klient*innen (und deren ANP) zu früh zu ermutigen,

»alles auszusprechen«. Auch wenn es für Klient*innen mehr Kontrolle und weniger Schmerz bedeutet, wenn sie in der ANP bleiben, die Emotionen in der AP nur benennen und nicht in der EP spüren. Arbeiten die Klient*innen sodann vor allem in der sicheren Kognition, wird den emotionalen Persönlichkeitsanteilen die Chance genommen, ihre Erinnerungen preiszugeben, ihren Schmerz zu spüren und zu heilen und so ihre Sicht, die aus der Zeit der Traumatisierung stammt, zu korrigieren (Miller, 2015; Huber, 2009, van der Kolk, 2017).

Es hängt somit von der Geduld und dem Feingefühl der Therapeut*innen ab, Betroffene langsam an sich selbst heranzuführen. Es geht in der Therapie ums Zuhören, nicht ums aktive suggestive Einbringen eigener Hypothesen, ums Begleiten, nicht ums detektivische Aufdecken, ums »da sein«.

Dezember 2005

Paul kam gerade aus dem Waschkeller zurück und setzte sich zu Felix vor den Kamin, klappte seinen Laptop auf. »Das ist, glaube ich, nichts für mich«, hörte ich ihn wenig später murmeln. »Wovon sprichst du, Paul?« »Von dieser Körpertherapeutin aus deiner Hosentasche. Die Seite sieht ganz professionell aus, aber du weißt ja, dass ich mit dem Psychokram nicht so viel anfangen kann. Dennoch, wenn Anna sie gut findet, dann probiere es doch einfach mal aus.«

Es dauerte dennoch noch drei Wochen, bis ich wirklich einen ersten Termin bei Sophie ausgemacht hatte. Es war ein Freitagmorgen, ich hatte den Tag frei. Sophies Therapieräume befanden sich in einem kleinen Haus, in einem kleinen Dorf, am Rande einer Pferdewiese. Schnee bedeckte die Wiese, welche in der Morgensonne leuchtete. Ein friedlicher Ort. Ich war neugierig gewesen, was Paul, der mir eigentlich immer von allen »Psychodingen« abriet, dazu bewogen hatte zu sagen, ich solle mal hingehen. Was ich nicht suchte, war das, was ich fand. Sophie. Sophie Tati.

An diesem ersten Freitagmorgen, drei Wochen nach Weihnachten, öffnete Sophie die Tür auf eine Art, die ich nur von Sophie kennenlernen sollte. Ihr Körper blieb hinter der Tür, während sie die Tür, eine Hand auf der Türklinke, eine an der Kante der Tür, öffnete und den

Eingang freigab. Es war eine fließende Bewegung, eine Einheit. So wie alles an Sophie eine Einheit war. Sophie steckte nur ihren Kopf, mit rotbraunen kinnlangen Locken, hinter dem Türrahmen hervor: »Frau Herzberg?« Ich nickte. Eine Katze lief mir entgegen. Ich spürte plötzlich den Impuls wegzulaufen. Nicht vor der Katze, nicht vor dem Lächeln, sondern vor der Gewissheit, Wärme in diesem Haus mit der türkisfarbenen Gartentür zu finden, Wärme, die mich gefährden würde, Wärme, nach der ich mich schon so lange sehnte. Ich bückte mich, um die Katze zu streicheln, in mir fiel eine Entscheidung, ich trat ein.

Sophie war für mich vom ersten Moment an besonders, wenngleich ich zunächst einmal Distanz hielt. Anders als in der Welt der Psychotherapeuten üblich blieb ich lange Zeit beim »Sie«. Ich war »Frau Herzberg« und Sophie war »Frau Tati«. Als ob der Nachname mir ein wenig Sicherheit gab, einen klaren Rahmen definierte, der zu viel Nähe verunmöglichte und so »nicht Aussprechbares« aussprechbar machte. Nur für mich alleine, nannte ich Frau Tati von diesem ersten Tag an »Sophie«.

Warum hatte Mia, die auch zuvor in ihrem Beruf viel Kontakt mit Psychotherapeut*innen, eigener vorgeschriebener Lehrsupervision, traumatisierten Klient*innen und Gesprächspsychotherapie gehabt hatte, sich nie traumatherapiebasierte Psychotherapie gesucht? Und war jetzt auch nicht zu einer klassischen Traumatherapeut*in, sondern zu einer (traumatherapeutisch vorgebildeten) Körpertherapeutin gegangen? Das war vermutlich Zufall, die Empfehlung einer guten Freundin. Oder Intuition. Vielleicht hatte irgendetwas in Mia gewusst, dass Körpertherapie ihre einzige Chance gewesen war, sich zu spüren und so nach und nach Worte zu finden. Diese hatte sie ergriffen. Mia war sich ihres eigenen Traumas zu dem Zeitpunkt, als sie mit Sophie begann zu arbeiten, nicht sicher bewusst. Es war aus ihrem Alltag verschwunden, sie hatte gelernt, mit Merkwürdigkeiten zu leben. Hatte ihre zwanghaften Strukturen im Alltag, ihr Sicherheitsbedürfnis, ihre Reizbarkeit bei Kleinigkeiten akzeptiert. Sie hatte keinen Bedarf an »Psychotherapie«. Einer Empfehlung, auf körperlicher Ebene zu arbeiten, »mal zu entspannen«, konnte sie folgen, Massagen erhielt jeder mal. Womit sie jedoch nicht gerechnet hatte, war, dass ihr Körper nur darauf gewartet hatte, ihr zu erzählen, was sie nicht vergessen hatte.

Bessel van der Kolk, ein niederländischer Psychiater und ehemals in Boston (USA) lehrender Traumaforscher, beschreibt 2014 in seinem Buch »The body keeps the score« (deutschsprachige Ausgabe »Verkörperter Schrecken«, 2017) die neurobiologisch nachgewiesenen Körperprozesse bei Traumatisierung, die erklären, warum erlebte Traumatisierungen oftmals nicht erinnerlich scheinen und keine Worte haben.

Welche Gehirnstrukturen haben wir?
Unser Gehirn besteht aus drei Schichten. Dabei ist die wichtigste Aufgabe des Gehirns, selbst unter schwierigsten Bedingungen, unser Überleben zu sichern. Alles andere ist zweitrangig.

Der primitivste, zum Zeitpunkt der Geburt schon voll funktionsfähige, Teil des Gehirns ist das *Reptiliengehirn*, das im Hirnstamm liegt. Dieses reguliert Essen, Schlafen, Weinen, Atmen, Temperaturempfinden, Urinieren und Defäkieren. Hirnstamm und Hypothalamus regulieren gemeinsam das Energieniveau des Körpers.

Unmittelbar über dem Reptiliengehirn liegt das *limbische System*. Dies ist der Sitz der Emotionen. Hier werden Gefahren registriert. Es wird beurteilt, was angenehm und was beängstigend ist, und es wird entschieden, was im Interesse des Überlebens wichtig und unwichtig ist.

Zusammen bilden Reptilienhirn und limbisches System das, was Bessel van der Kolk als emotionales Gehirn bezeichnet. Es hat die Aufgabe, für unser Wohl zu sorgen. Wenn es eine Gefahr oder etwas besonders Schönes registriert, macht es uns durch die Ausschüttung von bestimmten Hormonen darauf aufmerksam. Es beurteilt die eintreffenden Informationen rasant schnell, allerdings nicht so differenziert wie das darüber liegende rationale Gehirn. Deswegen kann es so aufgrund von groben Ähnlichkeiten von zwei Strukturen auch mal zu falschen Schlussfolgerungen kommen. So kann es z. B. sein, dass ein Mensch ein aufgerolltes Seil für eine Schlange hält, bevor das rationale Gehirn dieses korrigiert.

Die dritte beteiligte Struktur bei der Erfassung und Evaluierung von Situationen ist der *Präfrontalkortex* im *Frontalhirn*. Dieses macht den größten Teil des rationalen Gehirns aus. Das Frontalhirn ermöglicht uns, Sprache zu benutzen und abstrakt zu denken. Es verleiht uns die Fähigkeit, riesige Mengen von Informationen aufzunehmen, zu integrieren und ihnen einen Sinn zu geben. Es ermöglicht uns zu planen und zu reflektieren, uns zukünftige Dinge vorzustellen. Es bestimmt die Grenze zwischen impulsivem und akzeptablem Verhalten. Letztlich ist das rationale Gehirn dem emotionalen Gehirn jedoch nachgeordnet. Das bedeutet: je intensiver der viszerale, sensorische Input des emotionalen Gehirns ist, umso weniger vermag das rationale Gehirn Impulse zu dämpfen.

> Die Informationsverarbeitung unseres Gehirns bei einem Reiz von außen findet in zwei Strukturen des Gehirns statt:
> Dem *emotionalen Gehirn*: Dieses besteht aus dem *Reptiliengehirn*, das im Hirnstamm liegt und für die Regulation von Essen, Schlafen, Weinen, Atmen, Temperaturempfinden, Urinieren und Defäkieren verantwortlich ist. Und dem *limbischen System*, dem Sitz der Emotionen. Hier werden Gefahren registriert. Es wird beurteilt, was angenehm, beängstigend und überlebensnotwendig ist. Das emotionale Gehirn beurteilt eintreffende Informationen rasant schnell.
> Dem *rationalen Gehirn*: Dieses liegt im Präfrontalkortex des *Frontalhirns*. Es kann Informationen aufnehmen, integrieren, ihnen Sinn verleihen, diesen Sprache geben und abstrakt denken. Es ermöglicht uns zu planen und zu reflektieren, uns zukünftige Dinge vorzustellen. Das rationale Gehirn verarbeitet Informationen langsamer und ist so dem emotionalen Gehirn nachgeordnet.

Was passiert bei einem eingehenden Traumareiz?
Gefahr ist zunächst einmal ein normaler Bestandteil unseres Lebens. Kommen Signale von außen – gute wie schlechte – im Gehirn an, bedarf es einer Einschätzung des ankommenden Signals. Dieses geschieht im *Thalamus*, einer Struktur im Zwischenhirn. Hier werden ein- und ausgehende Informationen registriert und dann in zwei verschiedene Richtungen weitergeleitet:
Einerseits zur *Amygdala*, unserem Notfallsystem, deren zentrale Aufgabe es ist, schnell herauszufinden, ob der eintreffende Reiz für das Überleben notwendig ist. Die Amygdala besteht dabei aus zwei mandelförmigen Strukturen im limbischen System, dem unbewussten Teil des Gehirns. Von dort aus holt sie sich, bei Eintreffen eines Reizes, vom Hippocampus (einer neben der Amygdala liegenden Hirnstruktur, dessen Aufgabe es ist, neu

eintreffende Signale mit früheren Erlebnissen abzugleichen) ein Feedback, um so den eintreffenden Reiz zeitlich und geografisch zuordnen und bewerten zu können. Wird eine Bedrohung entdeckt, sendet die Amygdala ein Signal dem Hypothalamus und dem Hirnstamm, wodurch Stresshormone, u. a. Kortisol und Adrenalin, ausgeschüttet und das autonome Nervensystem aktiviert werden. Dies löst sodann die Notfallreaktion aus. Der Herzschlag wird beschleunigt, der Blutdruck erhöht, die Atemfrequenz steigt und der Körper bereitet sich auf Verteidigung vor.

Der zweite Weg führt den neuronalen Reiz vom Thalamus zum Präfrontalkortex. Dieser geht über die Amygdala, den *Hippocampus* und das *Cingulum anterior* und wird von dort zum *Präfrontalkortex*, dem Frontalhirn weitergeleitet, wo eine finale bewusste und detailliertere Deutung stattfindet. Entscheidend ist dabei, dass die Notfallreaktion der Amygdala schneller ist als die Reizweiterleitung zum Präfrontalkortex.

Bei einer Traumatisierung kommt es so durch die Übererregung der Amygdala mit Aktivierung der Hypothalamus-Stressachse zu einem Abschalten des Wegs zum Präfrontalkortex. Betroffene sind rational handlungsunfähig.

Eine chronologische, rationale Einordnung des Erlebten kann nicht erfolgen. Körperlich befinden sich Betroffene im Zustand höchster Erregung. Später kann das Erlebte nicht als logische Geschichte erzählt werden.

Bricht die Reizverarbeitung hingegen im Thalamus ein, zerfällt die normale Verarbeitung von Erinnerung schon hier. Anblicke, Geräusche, Gerüche und Berührungen werden als isolierte, dissoziierte Fragmente enkodiert. Die Zeit erstarrt und die gegenwärtige Gefahr fühlt sich an, als würde sie für immer bleiben. Auch hier ist die Folge, dass eine kognitive Einsortierung der Situation im Präfrontalkortex nicht stattfinden kann.

> Informationswege im Gehirn:
> Kommt ein Reiz im *Thalamus* an, schickt der Thalamus den Reiz zur *Amygdala*. Die Amygdala stuft diesen Reiz nach Abgleich im *Hippocampus* als gefährlich oder ungefährlich ein.
> Bei einem gefährlichen Reiz löst die Amygdala über den *Hypothalamus* eine *Stressantwort* des Körpers aus (Ausschüttung von Kortisol und Adrenalin, Aktivierung des autonomen Nervensystems) und blockiert

> den Weg zur kognitiven Verarbeitung im *Präfrontalkortex*. Die Erinnerung zerfällt.
> Ein ungefährlicher Reiz wird über den *Hippocampus* und das *Cingulum anterior* kognitiv eingeordnet und im *Präfrontalkortex* abgelegt.
> Entscheidend ist, dass der Weg der Amygdala zur Stressantwort wesentlich schneller ist als der Weg zum Frontalkortex. Traumata können deswegen rational nicht eingeordnet werden. Anblicke, Geräusche, Gerüche und Berührungen bilden kein erzählbares Narrativ auf einem zeitlichen Kontinuum, sondern werden als isolierte Fragmente in der Erinnernung abgespeichert.

Wird die erlebte traumatische Situation im weiteren Verlauf nicht aufgearbeitet, können Triggermomente, die an das Initialtrauma erinnern, immer wieder diese Notfallreaktion unerwartet aktivieren. Der Körper erlebt in solchen Momenten das Trauma wieder, ohne dass die bewusste Kognition diesem Vorgang Einhalt gebieten kann, geschweige denn versteht, was passiert. Geist und Körper sind dabei hoch erregt, als befänden sie sich in der Gefahr.

Es entsteht so eine Dauererregung, die bei den Betroffenen

- einerseits neuroanatomische Veränderungen hervorruft. So fand man bei Menschen mit komplexen dissoziativen Störungen spezifische Atrophien, insbesondere im Bereich des bilateralen Hippocampus, des Gyrus parahippocampalis und der Amygdala (Ehling et al., 2008).
- andererseits durch die bestehende Übererregung der Amygdala dauerhafte Schreckhaftigkeit und starke emotionale Reaktionen bei kleinsten Reizen bedingt. Zudem kommt es nicht selten zusätzlich zu psychovegetativen Reaktionen wie Schlafstörungen, erhöhten Pulsfrequenzen oder Schwierigkeiten mit der Nahrungsaufnahme.

Die einzig gangbare Lösung im Unterbewusstsein der Betroffenen ist dann ein neuerliches Erstarren, Dissoziation. Dieser Kreislauf ist schwer zu durchbrechen. Beginnt man, mit solchen Klient*innen zu arbeiten, löst die Arbeit mit den ANP bei diesen dann nicht selten, wenn sie erstmals ihrer EP und den Empfindungen der EP begegnen, ungewollt basale Körperreaktionen des Reptiliengehirns aus, was schnell als unangenehm empfunden wird und die Gefahr des Abbruchs der Behandlung bedingen kann. Deswegen muss an dieser Schwelle therapeutisch sehr vorsichtig vorgegangen werden.

Auch Mia hörte regelmäßig nach intensiven Sitzungen bei Sophie auf zu essen, zu schlafen. Sie zeigte während der Sitzungen Atemunregelmäßigkeiten, ihr Körper signalisierte ihr ein falsches Temperaturempfinden, oft benannte Mia sehr kalt zu sein, dabei glühte sie. Sie erlebte die Unberechenbarkeit des Traumas in den Reaktionen ihres Körpers wieder. Mehrmals stand sie kurz vor dem Abbruch der Therapie, da sie ihre EP nicht spüren *wollte*. Sie glaubte sich selbst nicht und fühlte sich von ihrem Körper verraten.

Bessel van der Kolk stellte in Bildgebenden Verfahren (Magnetresonanztomografie, MRT) eindrücklich den Zusammenhang der Reaktionskreisläufe dar. So zeigte er in MRT-Untersuchungen traumatisierter Menschen, dass die für das Selbstempfinden wichtigen Gehirnbereiche im medialen Präfrontalkortex fast keine Aktivierung aufzeigten. Demnach schalten traumatisierte Menschen, um mit dem Erlebten fertig zu werden, die Gehirnbereiche, welche Empfindungen und Emotionen übermitteln, einfach ab. Dieses ist als Schutz zu verstehen: Betroffene nehmen die unaushaltbaren Emotionen einer Traumatisierung in sich nicht wahr. Allerdings spüren sie so nicht nur das Trauma nicht, sondern auch andere Strapazen wie lange Arbeitszeiten, Marathon, extreme Belastungen und Gefühle an sich werden nicht (mehr) wahrgenommen. Das verringerte Empfinden für Stress mag ein Manager oder Extremsportler ggf. noch als »Gewinn« erleben. Eine »Taubheit« gegenüber dem eigenen Inneren bedeutet jedoch auch, Gefühle wie Freude, Geborgenheit und Glück nicht empfinden zu können.

Mia war komplett hinter der Fassade der funktionierenden empathischen Psychologin verschwunden, spürte sich selbst kaum und wollte sich (meist) auch gar nicht spüren. Sie hatte Angst vor ihren Gefühlen. Ist es Mia durch die Dissoziation ihrer Emotionen gelungen, im Alltag handlungsfähig zu bleiben? Auf den ersten Blick schon. Auf den zweiten Blick zahlte sie dafür jedoch einen hohen Preis. Wir alle benötigen das Gewahrsein, also das sich Vergegenwärtigen-Können unserer subtilen sensorischen, körperbasierten Gefühle. Je umfassender dieses Gewahrsein ist, umso mehr Einfluss haben wir auf unser Leben und bewegen uns nicht nur in einem rationalen »Funktionsmodus«. Zu wissen, was wir fühlen, ist notwendig, wenn wir herausfinden wollen, wer wir sind und warum wir uns so und nicht anders fühlen. Mia konnte sich nicht fühlen, sie lebte in einem Vakuum, konnte ihre Reaktionen nicht einschätzen, kannte sich nicht.

November 2012

So langsam wurde es wirklich dunkel. Die Verhandlung hatte doch länger gedauert als gedacht. Ich beschleunigte unwillkürlich meinen Schritt. Es gab auf diesem Abschnitt der Straße keine Fußgängerwege und im Dunkeln war ich mit meiner dunkelblauen Jacke und dem hellgrünen Schal von den entgegenkommenden Autos am Straßenrand nicht so gut zu sehen. Aber es war eigentlich nun auch nicht mehr weit.

Meine Gedanken eilten der Strecke voraus. Ich hoffte wirklich, dass Sophie zu Hause sein würde. Sollte sie nicht da sein, dann müsste ich noch ein ganzes Stück weiterlaufen, um nach Hause zu kommen. Mir war kalt. Außerdem sehnte ich mich danach, mich einen Moment lang in Sophies Behandlungsraum setzen zu dürfen, um meine Gedanken zu sortieren. In den Raum, wo Verständnis ohne Worte da war.

Ein merkwürdiger Aufprall an meiner Seite riss mich aus meinen Gedanken. »Was zum ...?« Autoteile flogen um mich herum. Schmerz stach durch meine Hüfte und in meinen Arm. Ein lautes Geräusch drang verzögert zu mir durch. Fast mechanisch ging ich weiter, während die Kappe eines Autospiegels sich auf dem Rücken drehend auf der Straße langsam zu Stillstand kam. Mein Gehirn setzte etwas verlangsamt zusammen, dass ich scheinbar von dem mir eben noch entgegenkommenden Mercedes gestreift worden war. Dieser war inzwischen in 300 Meter Entfernung zum Stehen gekommen. Ein junger Mann stieg aus. Ich blieb kurz verwundert stehen und sah in seine Richtung, drehte mich dann aber um und ging weiter.

»Sein Problem, dass er jetzt einen Autospiegel weniger hat«, schoss es mir durch den Kopf, »ich habe ihn nicht gebeten, mich anzufahren.«

»He, hallo«, rief der Mann und lief mir hinterher.

Ich stöhnte innerlich auf, es war heute schon genug Ärgerliches passiert, das konnte ich nun wirklich nicht auch noch gebrauchen.

»Warten Sie!«, außer Atem holte er mich ein. »Sind Sie verletzt? Oh Gott, ich habe noch nie einen Menschen angefahren. Sie stehen ja unter Schock, ich habe Sie nicht gesehen, Sie sind so dunkel angezogen. Ich habe nach hinten zu meinen Kindern gesehen, die sind drei und fünf Jahre alt. Sie sitzen noch im Auto.« Er zeigte auf seinen Wagen. »Ich fahre Sie ins Krankenhaus, oder soll ich Sie nach Hause mitnehmen? Meine Frau ist Arzthelferin, sie kann Ihnen bestimmt helfen.«

»Da ist nichts. Ich spüre nichts«, dachte ich, »ich will lieber zu Sophie«. Laut sagte ich: »Ist schon okay, ich gehe jetzt zu meiner Freundin weiter, ich kann das Haus ja schon sehen.« Ich hatte keine Lust auf Diskussionen, mir war kalt und meine Hüfte tat weh. Warum hatte ich Freundin gesagt? Sophie war meine Therapeutin.

»Ich fahre Sie, kommen Sie mit.« Ich rollte mit den Augen. Darauf hatte ich nun wirklich keine Lust. Aber der junge Mann war so aufgeregt und wirkte fast verzweifelt, dass ich einwilligte. Gemeinsam mussten wir genauso viele Schritte zurückgehen, wie ich hätte gehen müssen, um bei Sophies Haus zu sein. Ich seufzte leise. Menschen sind manchmal so kompliziert.

Zwei kleine Jungen saßen mit großen Augen in Kindersitzen hinten im Auto, wirkten irritiert ob der Hektik ihres Vaters, der eilig einen Korb und verschiedene Einkäufe vom Beifahrersitz räumte. Ich stieg ein, lächelte den Jungen zu. Einer der beiden Jungen lächelte zurück und zeigte mir sein Legoauto. Kindliche Unbekümmertheit. Der junge Mann redete ohne Pause, während er den Wagen wendete. »Sie waren wirklich dunkel angezogen. Wo möchten Sie denn hin? Das Haus neben der Bäckerei? Frau Tati? Die Masseurin? Haben Sie einen Termin bei ihr? Ich war auch mal bei ihr, sie ist wirklich gut. Ich komme noch mit Ihnen zu Frau Tatis Tür. Ich möchte nur sicher gehen, dass es Ihnen gut geht. Sind Sie sicher, dass nichts passiert ist?« Das Auto hielt bei der Bäckerei und wir stiegen aus. Schweigend ging ich neben ihm her, ließ ihn reden. Er war nett. Aber eigentlich wollte ich nur meine Ruhe.

Als Sophie die Tür öffnete, stand Verwunderung und Irritation in ihrem Blick. Wieder begann der junge Mann zu reden: »Ich habe die

Frau nicht gesehen, sie war so dunkel angezogen, ich war bei meiner Schwiegermutter und habe meine Kinder abgeholt. Sie sind noch im Auto, und da kam diese Frau.« Seine Augen baten um Verzeihung. Ich fühlte mich merkwürdig unbeteiligt am Gespräch. Da niemand mit mir sprach, ging ich an Sophie und dem jungen Mann vorbei in den Hausflur und setzte mich auf die kleine Holzbank, die dort stand. Meine Gedanken flogen zurück zur Verhandlung. Das hier war nicht wichtig.

Nach einer Weile schloss Sophie die Tür und drehte sich zu mir um, immer noch diese leichte Irritation im Blick. »Alles okay?«

»Mmh, darf ich in dein Bad gehen? Und schauen, ob was passiert ist?«

»Natürlich«, Sophie nickte. Sie ging zusammen mit mir hoch ins Bad, gab mir warme Socken und ließ mich dann alleine. Ich sah nach. Meine Hüfte würde blau werden und die Prellung würde ich spüren, aber mehr war anscheinend nicht passiert. Ich spürte immer noch nichts. Ein langer Kratzer zog sich über den Arm. Der wird morgen weh tun, dachte ich. Alles okay.

Als ich aus dem Bad kam, zögerte ich, wo sollte ich hingehen? Runter in die Küche zu Sophie? Oder in den Therapieraum? Dieser lag direkt neben dem Bad, ein kleiner länglicher, vielleicht 12 qm großer Raum. In der Mitte ein Massagetisch, rechts neben der Tür, an der einen Kopfseite, befand sich mittig ein rot gelackter älterer Schrank, wahrscheinlich war es mal ein Bauernschrank gewesen. Rechts daneben stand ein kleines Tischchen mit Massageutensilien, auf der anderen Seite des Schrankes bildete der Schrank mit der Zimmerecke eine kleine Nische, meine Schrankecke. Mein Rückzugsort. Ich passte perfekt hinein, wenn ich mich seitlich hineinsetzte, meine Beine anzog, meinen Rücken gegen die Schrankwand lehnte und die Fußspitzen an der Gegenseite an die Wand stellte. Schon manches Mal war ich dort in der Stille meiner Gedanken verschwunden. An der anderen Kopfseite des Zimmers standen zwei Sessel sich gegenüber, breite dunkle Holzgestelle mit weißen Kissenauflagen, Efeu rankte vom Fenstersims. Auf einem die ganze Fensterseite einnehmenden tiefen Sideboard lagen kleine Kieselsteine und Karten mit Worten wie Freude, Glück, Leichtigkeit, Angst, Wut, Stille. Im Sommer stand immer eine Vase auf dem Sideboard – mit unterschiedlichen Blumen. Ich hatte mich in den letzten Jahren jedes Mal auf die Zeit der Blumen gefreut, manche dufteten. Vor dem Fenster turnten meist Spatzen, manchmal auch Rotkehlchen, Dompfaffen. Es herrschte eine gute Ruhe in dem Raum.

Dennoch entschied ich mich, zunächst runter in die Küche zu gehen. Ich wollte Sophie gerne von der Verhandlung erzählen. Deswegen war ich gekommen. Als ich fast am Ende der Treppe angelangt war, blieb ich stehen. Ich hörte Stimmen in der Küche. Sophie war nicht allein, ihr Mann, Mark, schien da zu sein, was an einem Freitagnachmittag um 18 Uhr nicht ungewöhnlich war. Instinktiv zuckte ich zurück, trat den Rückzug an. Einen anderen Menschen als Sophie konnte ich gerade nicht gebrauchen. Ich änderte leise meine Richtung und schlich zurück nach oben in Sophies Therapieraum. Dort schlüpfte ich in die Schrankecke. Wahrscheinlich saß dort nie jemand anders. Für mich aber war es der sicherste Ort der Welt. Und das konnte ich jetzt gut gebrauchen: Sicherheit. Sophie würde mich bestimmt gleich suchen kommen. »Ich kann genauso gut hier warten«, dachte ich. Ich lehnte meinen Kopf an die kühle Wand. Nun kämpfte ich doch mit den Tränen. Ich fühlte mich plötzlich unendlich müde.

Wo hatte dies alles angefangen und viel wichtiger, wann würde es aufhören? Hatte es mit der 21-jährigen Studentin angefangen, die im Statistikkurs in Tränen ausgebrochen war, als sie die t2-Tests nicht richtig erklären konnte? Oder erst vor einem Jahr? War der Anfang damals gewesen, nach der Zeit im *Raum*? Zu Felicies Geburt? In der Nacht, als alles geschah? Wahrscheinlich konnte man jeden dieser Zeitpunkte passend finden. Ich hatte keine Worte.

Ein *psychisches Trauma* ist definiert als eine seelische Verletzung, bei dem eine Person (kurz oder lang anhaltend) einem belastenden Ereignis von außergewöhnlicher Bedrohung oder mit katastrophalem Ausmaß ausgesetzt war, das bei fast jedem Menschen Stress, Hilflosigkeit sowie eine tiefe Verzweiflung hervorrufen würde. In dem Moment der Traumatisierung werden, wie schon weiter oben beschrieben, die körpereigene Stresshormonproduktion (Kortisol und Adrenalin) sowie das ganze autonome Nervensystem aktiviert. Diese Körperreaktion, sichert einerseits das Überleben, geht andererseits aber auch mit Folgen einher.

Effekt 1: Sprachlosigkeit
Noch Jahre nach einem traumatischen Erlebnis fällt es Traumatisierten oft sehr schwer, anderen Menschen über ihre Erlebnisse zu berichten. Dieses liegt nicht nur darin begründet, dass Traumata nicht regulär im Frontalhirn abgespeichert werden, sondern auch darin, dass v. a. die linke Frontalhirnseite während einer Traumatisierung keine Reizverarbeitung aufweist. In der linken Frontalhirnseite des Kortex liegt aber (bei Rechtshändern in der Regel, bei Linkshändern rechts- oder linkshemisphärisch) eine unserer zwei Hauptsprachregionen, das Broca-Areal. Das Broca-Areal ist für die expressive Sprache zuständig. Bei Traumatisierungen wird die neuronale Aktivität in diesem Teil des Gehirns verringert. Funktioniert das Broca-Areal nicht richtig, können wir unsere Gedanken und Gefühle nicht in Worte fassen. Der Körper spürt zwar die Erlebnisse des Traumas, die Worte zu den Gefühlen sind auch im Kopf, aber kein einziges ist aussprechbar. Bei Mia führte das dazu, dass sie sich nicht selten vornahm, bevor sie zu Sophie ging, bestimmte Themen aufzugreifen, dann aber, sobald sie das Thema streifte, regelrecht verstummte, schwieg, reglos wurde, Worte nur noch in ihrem Kopf hörte, erstarrte und erst am nächsten Morgen wieder erreichbar war.

Hinzu kommt, dass Sprache auf gemeinsamem Erleben beruht, auf Nachvollziehbarkeit des Kontextes, auf Vorstellbarem. Das, was Mia erlebt hatte, war für ihre Umgebung nicht vorstellbar. Die Worte in ihrem Kopf konnte niemand nachvollziehen. Auch Sophie nicht. Davon war Mia überzeugt.

Ein weiterer Grund, ggf. gar nicht erst zu versuchen, das Traumaerleben in Worte zu fassen, besteht darin, dass bei dem Versuch, die erlebte Traumatisierung auszusprechen, oftmals ungewollt und unkontrollierbar quälende Flashbacks auftauchen. Bei einer Deaktivierung des Broca-Areals wird gleichzeitig das Brodmann-Areal 19, aktiviert. Bei diesem Areal handelt es sich um eine Region im visuellen Kortex, die die eintreffenden visuellen Bilder registriert, so auch bildliche Traumaerinnerungen. Während also die Sprache fehlt, werden bei entsprechenden Reizen Traumabilder hingegen vor dem inneren Auge der Traumatisierten wieder lebendig. Ebenso können andere unverarbeitete Fragmente sensorischer Informationen – Gerüche, Geräusche, physische Empfindungen –, welche separat von den Bildern des Traumaerlebnisses registriert worden sind, durch Trigger und Flashbacks aktiviert werden.

Mia, welche zu Beginn ihrer Arbeit mit Sophie das zugrundeliegende, psychische Trauma noch nicht im Bewusstsein verortet hatte, überraschte sich und Sophie deswegen zu Beginn der Zusammenarbeit immer wieder, indem sie bei der Arbeit mit der EP, bei jedem noch so kleinen Trigger, in die Reglosigkeit verschwand. Sie hörte mitten im Satz auf zu sprechen und erstarrte. Ihr Alarmsystem reagierte sofort, überschwemmte ihren Körper mit Stresshormonen. Zeitgleich entstanden vor ihrem inneren Auge Bilder, die sie nicht sehen wollte. Zwar funktionierte ihre ANP in solchen Situationen reibungslos, kommunizierte mit dem Außen, regelte den Alltag, handelte logisch, aber ihre EP fand keine Sicherheit – weder im Außen noch im Innen. Und auch keine Worte.

Effekt 2: Fehlende Zusammenarbeit von rechter und linker Gehirnhälfte
Beide Gehirnhälften übernehmen unterschiedliche Aufgaben. Die rechte Seite des Gehirns ist intuitiv, emotional, visuell, räumlich und taktil orientiert. Die linke Gehirnhälfte ist sprachlich, sequentiell und analytisch ausgelegt. Während die rechte Hälfte des Gehirns die Sinneseindrücke des Erlebten enthält, übernimmt die linke alles, was mit dem Reden zusammenhängt. Wird die linke Hemisphäre während einer Traumatisierung deaktiviert, wirkt sich dies unmittelbar auf die Fähigkeit aus, Erlebtes in logische Sequenzen zu organisieren bzw. Gefühle und Wahrnehmungen in Worte zu fassen. Wenn wir Erlebtes nicht sequentiell einordnen können, sind wir nicht in der Lage, Ursache und Wirkung voneinander zu unterscheiden. Eigene Schuld am traumatischen Geschehen wird, wenn sie vom Täter suggeriert wird, schnell angenommen. Sätze wie: »Wenn du nicht 10 Minuten zu spät gekommen wärst, dann hätte ich dich nicht vergewaltigen müssen.« werden als wahre logische Folge angenommen (van der Kolk, 2017).

Es fiel Mia lange Zeit schwer, in Bezug auf das Erlebte Recht von Unrecht zu unterscheiden. Viele Male hat Mia Sophie fragen müssen, ob die erfahrende Gewalt nicht Recht gewesen wäre. Es dauerte Jahre, bis sie an den allermeisten Tagen ganz langsam anerkennen konnte, dass es Unrecht war, was ihr passiert war.

Im Zusammenspiel mit der Übererregung der Amygdala führt das Abschalten der linken Gehirnhälfte dazu, dass die Eindrücke während der Traumatisierung nicht als kohärente logische Erzählung organisiert werden können. Das bedeutet aber nicht, dass Menschen nie über traumatische Erlebnisse sprechen können. Auch bei Trauma entwickeln Menschen früher oder später eine »erzählbare Geschichte«, meist in Oberbegriffen, ohne Details, ohne eine Erklärung für merkwürdige Verhaltensweisen, Reaktionen. Diese Erzählungen erfassen jedoch letztlich fast nie die innere Wahrheit des Erlebten. Insbesondere bei sequentiellen Traumatisierungen gibt es in aller Regel keine kohärente erzählbare Geschichte, was Mias hier vorliegenden eigenen Text, Ergebnis von langem intensivem Ringen um Ausdruck, Wort und Gefühl, besonders macht.

Effekt 3: Dauererregung der Stresshormone
Wenn Traumata sequentiell wiederholend erfolgen, registriert die Amygdala die Gefahr zwar noch, aber das Frontalhirn (Bewusstsein) tut so, als sei nichts geschehen. Der Geist kann so zwar lernen, die Gefahr zu verleugnen und die Botschaften des emotionalen Gehirns nicht wahrzunehmen, die Alarmsignale der Amygdala sind aber dennoch vorhanden, so dass die Stresshormone weiterhin Signale an die Muskeln übermitteln, die den Körper dazu bringen sollen, sich fluchtbereit zu halten. Die Betroffenen befinden sich somit in einem ständigen Alarmzustand mit daraus resultierenden Symptomen wie Hypervigilanz, Schlafstörungen, Gedächtnis- und Aufmerksamkeitsproblemen, Reizbarkeit und Schreckhaftigkeit, ohne dass es im bewussten Frontalhirn eine (verfügbare) Erklärung für die bestehende Symptomatik gibt Dies kann den Erhalt der Alltagsfunktionalität schnell fast verunmöglichen. (van der Kolk, 2017).

All dies kannte Mia zur Genüge. Sie schlief kaum, hatte nach Therapiesitzungen Schwierigkeiten, sich am nächsten Tag bei der Arbeit zu konzentrieren, schrieb sich wichtige Inhalte der therapeutischen Sitzungen direkt im Nachgang auf oder bat Sophie, ihr diese zu schreiben, da sie das Besprochene sonst zwei Tage später vergessen hatte. Sie verstand ihre Vergesslichkeit, ihre Körperreaktionen nicht. Sie hinterfragte deren Existenz aber auch nicht mehr. Die Symptomatik war schon lange ein Teil ihrer integrierten Alltagsrealität geworden.

Folgen der körperlichen Stressreaktion bei Traumatisierung sind:
Sprachlosigkeit: Durch die Deaktivierung des linken Frontalhirns wird auch das Broca-Areal, zuständig für die expressive Sprache, deaktiviert. Das Trauma ist nicht mehr erzählbar.

Aktivierung des Brodman-Areal 19, einer Region im visuellen Kortex. Traumabilder werden vor dem inneren Auge der Traumatisierten als Flashbacks wieder lebendig.

Durch die Deaktivierung der linken Gehirnhälfte kann *Erlebtes nicht mehr in logische Sequenzen eingeordnet* werden, Ursache und Wirkung können nicht unterschieden werden. Die Frage nach eigener Schuld taucht in der Wahrnehmung der Betroffenen auf.

Der Körper befindet sich auch nach dem Trauma in einem *ständigen Alarmzustand*, was Hypervigilanz, Schlaflosigkeit, Aufmerksamkeitsstörungen, Reizbarkeit und Schreckhaftigkeit bedingt.

Mai 1988

Alexander. Alexander Möhring. Felicies Vater. Professor der Universität. Statistiker. Mitglied in einer Organisation für ritualisierte Gewalt. Geehrt für ehrenamtliche Arbeit mit traumatisierten Flüchtlingen. Ehrbarer Bürger Deutschlands. Geschieden, ein Kind. Marga. Ich war 21 Jahre jung, als ich ihm das erste Mal begegnete. Im Statistikpraktikum. Er nahm mir die erste Prüfung von drei zu absolvierenden Kursen zur Statistik ab. Es war ein blöder Tag gewesen. Professor Möhring ging von Kleingruppe zu Kleingruppe und stellte Fragen. Ich war nervös. Statistik war noch nie ein Fach gewesen, das ich gemocht hatte, auch in der Schule hatte ich Mathematik nur punktuell verstanden. Als ich an der Reihe war, war mein Kopf leer. Innerlich schimpfte ich mit mir, war stinkwütend, dass die Antwort nicht zum Abruf bereit war, obwohl ich spürte, dass sie eigentlich zum Greifen nah lag. »Sie werden diese Prüfung wiederholen müssen«, hörte ich Professor Möhring sagen. Ich spürte meine impulsive Wut auf mich, auf diesen Mann, auf dieses mit schmalen Lippen maskenhaft zum Lächeln verzogene Gesicht, fast surreal im fahlen Schein des Seminarraumes. Ich spürte mehr, als dass ich es dachte: »Ich muss hier weg, einfach nur raus.« Wortlos ging ich an dem Professor vorbei, raus auf den Flur, ich brauchte Tageslicht. Am Ende des Flures war eine Glastür zu einem Balkon. Zielstrebig steuerte ich darauf zu, während ich mir mit einer kurzen Handbewegung Tränen der Wut wegwischte. Dieser blöde Prof. »Sein Lächeln kann er sich sonst wohin stecken. Der hat ja gar keine Ahnung von dem, was wirklich wichtig ist«, murmelte ich. »Statistik. Das ist nun wirklich nicht wichtig im Leben.« Inzwischen wusste ich auch die Antwort wieder, aber hatte so gar keine Lust, wieder reinzugehen. Ich öffnete die Balkontür. Die frische Luft tat mir gut.

»Hallo?« Erschrocken drehte ich mich um.

Professor Möhring sah mich aus klaren blauen Augen an. »Alles okay mit Ihnen? Brauchen Sie Hilfe?«

Warum sollte ich Hilfe brauchen? Höchstens dabei ihn loszuwerden. Wieder spürte ich meine Wut aufflammen. Ruhig antwortete ich: »Nein, alles okay, ich brauche nur ein wenig frische Luft. Es ist stickig in Ihrem Seminarraum.«

Professor Möhring ging nicht darauf ein, betrachtete mich immer noch aufmerksam. Die Art des Blickes irritierte mich. »Sind Sie sicher, dass alles okay ist? Haben Sie Probleme im Studium? Sie können sich gerne an mich wenden. Ich könnte ihnen auch eine Psychologin, die ich kenne, empfehlen. Sie würde sicherlich mit Ihnen eine Lösung finden.« Er lächelte schmal.

Ich erinnere noch genau, dass ich dachte: »So ein Psycho-Quatsch, wie werde ich den bloß los?« Dieses Lächeln war furchtbar. Dennoch zwang ich mich ebenfalls zu einem Lächeln: »Nein, wirklich alles okay, danke für das Angebot, es ist jetzt schon wieder besser, ich komme mit Ihnen zurück ins Praktikum, und das Testat kann ich ja nächste Woche bei Ihrem Kollegen wiederholen.« Ohne auf eine Antwort von ihm zu warten, drehte ich um und ging zurück in den Seminarraum. Der Professor löste ein ungutes Gefühl in mir aus. Ich wollte so schnell ich konnte Distanz zwischen Professor Möhring und mich legen.

Annabell, meine Kommilitonin, erwartete mich schon ungeduldig. »Wo warst du denn so lange?« »Draußen auf dem Flur, ich brauchte einfach frische Luft«, erwiderte ich und wandte meine Aufmerksamkeit nun ganz Annabell zu: »Wollen wir einen Kaffee trinken gehen? Ich denke, für heute ist der Kurs rum.«

War es ein Jahr, waren es zwei Jahre später, dass Professor Möhring mir das Taschenbuch schickte, mit dem alles begann? Wir waren uns noch ein paar Mal auf dem Gelände begegnet, jedes Mal hatte er mich freundlich angelächelt und ein paar Worte mit mir gewechselt. Es waren Formeln der Höflichkeit gewesen, die wir ausgetauscht hatten. Nicht mehr und nicht weniger. Als ich einmal eine Frage zum Studium gehabt hatte, hatte ich mich tatsächlich an ihn per Brief gewandt, denn er war Studiendekan. Er antwortete. Ich bedankte mich. Sechs Wochen später kam der braune Umschlag mit dem Buch: »Die Kunst des Liebens« von Erich Fromm. Aus heutiger Sicht hätte ich es damals schon merkwürdig finden müssen. Frage mich immer wieder: Warum hat es mich nicht irritiert, dass mir ein Professor für Statistik ein Buch zum Thema Liebe schickt? Jemand, der gut 30 Jahre älter war als ich? Warum habe ich es gelesen und nicht beiseitegelegt? Ihm geantwortet, wie eine brave Schülerin? Wäre all das, was danach kam, nicht passiert, wenn ich nur ein wenig nachlässiger, ein wenig ignoranter, ein wenig weniger fasziniert von dieser sehr merkwürdigen und nicht ganz nachvollziehbaren Art der Kommunikation gewesen wäre? Es sind rhetorische Fragen, denn ich war interessiert, ich war neugierig, ich war nicht misstrauisch genug.

Der Kontakt zu Professor Möhring existierte in der offiziellen realen Studentenwelt nicht. Ich war eine Studentin wie jede andere, hatte die drei Statistikseminare bestanden und den Bereich von Herrn Professor Möhrings Lehre verlassen. Es gab keinen Grund, einen Kontakt zu ihm aufrechtzuerhalten. Ich mochte ihn noch nicht einmal besonders. Schon bei den wenigen Treffen war mit aufgefallen, dass Professor Möhring keine Meinung neben seiner zuließ, sein Gegenüber gerne ins Unrecht setzte. Er hatte merkwürdige Ansichten. Eigentlich ärgerte ich mich bei der Hälfte der kurzen Zusammentreffen immer wieder über ihn. Außerdem war ich so viel jünger, wir lebten in verschiedenen Welten. Ich verstand mich selbst nicht: Was interessierte mich an diesem Mann?

»Die Kunst des Liebens«. Es lag auf der Hand, warum er mir dieses Buch geschickt hatte, aber Liebe? Er und ich? Ich und er? Wie kam er auf die Idee? Ich erinnere noch bis heute, wie perplex ich auf das Buch in meiner Hand geschaut hatte. Das Buch war erstmals 1956 erschienen, gut zehn Jahre bevor ich überhaupt geboren worden war. Ich hatte mit gerunzelter Stirn begonnen zu lesen. Fromm beschrieb, dass Liebe nur mit Wissen und aktivem Bemühen entstehen könne. Liebe sei nicht nur ein schönes Gefühl, dem man sich hingebe, sondern der Liebe müsse der höchste Stellenwert im Leben eingeräumt werden, noch vor Erfolg, Prestige, Geld und Macht. (…) Um zu dem Ziel der Vereinigung mit einem Menschen zu kommen, müsse die Liebe die Elemente der Fürsorge, des Verantwortungsgefühls, der Achtung vor dem anderen und vor der Erkenntnis enthalten. Man müsse jemanden so gut kennen, dass man wisse, wie er sich fühle, auch wenn er etwas anderes sage, und schließlich sogar das Wissen um den Grund seines Gefühls erspüren (Fromm, 1956, S. 16, S. 36 ff, S. 43 ff.)

Entnervt hatte ich damals das Buch aus der Hand gelegt. Nun ja, etwas sehr theoretisch. Aber Deutsch, insbesondere Interpretationen schreiben, hatte ich schon in der Schule gemocht, und so schrieb ich Professor Möhring einen Brief zurück, in dem ich mich für das Buch bedankte, ein paar Sätze des Textes oberflächlich diskutierte und anbot, dass wir uns gerne mal über das Buch austauschen könnten. Die Antwort kam sofort: Eine Einladung zu Professor Möhring nach Hause.

November 2012

»Mia? Was haben sie denn heute in der Verhandlung entschieden?« Ich schrak zusammen. Mühsam tauchte ich aus den Erinnerungen an die Zeit, die schon so lange vorbei war, auf. Seit wann war Sophie da? Sie musste leise hereingekommen sein. Sophie nahm meine Hand in ihre und wärmte sie. Ich war immer noch ganz durchgefroren von dem langen Weg vom Gericht zu Sophie. »Komm, lass uns runter an den Ofen gehen, deine Hand ist ja ganz kalt«. Ich zögerte. Ich wollte nicht weg aus »meiner sicheren Schrankecke«. Wahrscheinlich ist es nicht nachvollziehbar, dass es für mich keinen schöneren, keinen sichereren Ort als diese Ecke gab. Drei geschützte Seiten, und wenn ich mich ganz klein machte, war ich von der Tür aus nicht zu sehen. Hier konnte mir niemand etwas tun.

»Komm, Mia, lass uns runter gehen«, wiederholte Sophie und fasste mich mit ein wenig mehr Nachdruck an der Hand. Unten aber war Sophies Mann und ich wollte gerade niemandem begegnen. Als ob Sophie meine Gedanken lesen konnte, fügte sie an: »Mark wird nach oben gehen, dann sind wir alleine.« Ich sah Sophie an, nickte kaum merklich. Spürte, dass, wie manches Mal bei Sophie, es keine Worte in mir gab. Sophie hatte mich in den Sitzungen bei ihr von jeher lesen müssen. In solchen Momenten war es, als ob die Weiterleitung von meinen Gedanken in Worte, in hörbare Worte, einfach nicht funktionierte. Gedanken waren da, Antworten auf Fragen waren da, aber Worte gingen nicht. Stille umgab mich in solchen Momenten, schloss mich ein, nahm mich mit, dorthin, wo es nichts gab. Keinen Laut. Keinen Schmerz. Kein Gefühl. Nichts. Damals im *Raum*, bei Alexander, hatte ich gelernt, dorthin zu fliehen. Still werden, reglos sein, sich verwandeln, fest werden wie Eis und so glänzend und wunderschön und klar wie frisches Wasser. Unberührbar. Funkelnd und sauber. Vollkommen wie Kristall. Leise ohne Ton. Dort in der eisigen Ferne war ich sicher. Nichts war zwischen mir und dem Himmel. Alles, was ungut war, lag darunter. Alles starb dort unten. Es war eine Art zu überleben, es gab noch andere. »Mia?« Sophies Stimme katapultierte mich ein zweites Mal zurück ins Jetzt. Was hatte Sophie in den letzten Minuten gesagt? Aufstehen sollte ich, runtergehen, Worte finden und dann nach Hause gehen. Ich wollte nicht nach Hause gehen. Und doch würde ich nach Hause gehen.

Sophie stand als erste auf und ging vorweg, aus ihrem Behandlungszimmer, den Flur entlang, die Treppe runter. Ihre Schritte waren leicht und fast lautlos. Nur bei einzelnen Stufen hörte ich den Boden leise knarzen. Es war ein alter Dielenboden und eine Holztreppe, die kaum geräuschlos betreten werden konnten.

Vor einigen Jahren hatte ich angefangen, bei Sophie nach Sitzungen zu schlafen, dann wenn es spät geworden war. An dem nächsten Tag ging ich im Morgengrauen. Die ersten Male knarrte fast jeder meiner Schritte, aber inzwischen kannte ich die einzelnen Dielen und konnte die Treppe fast ebenso lautlos gehen wie Sophie. Eigentlich war das gerade gar nicht nötig, dennoch suchten meine Füße, als ich runterging, wie automatisch die leisen Stufen, sie entsprachen mir mehr. Einen Moment blieb ich unten im Flur stehen, hörte zu, wie Sophie Mark in der Küche, welche in den Wohnraum überging, bat, durch die hintere Tür nach oben zu gehen. Ich verstand nicht jedes Wort, das war auch nicht nötig. Die hintere Tür schloss sich wieder, als Sophie mich durch die vordere hineinbat. Ich spürte die Anspannung in meinem Körper.

»Setz dich an den Ofen, der ist warm. Möchtest du etwas essen? Ich habe noch eine Kürbissuppe auf dem Herd.« Ich musste lächeln. Sophie bot einem bei jedem Problem erst einmal etwas zu essen an. Dann konnte man weitersehen.

»Nein, danke.« Hörte ich mich sagen, während ich mich auf die warme Ofenbank beim Kachelofen setzte. »Tee reicht, das ist gut.«

»Sicher?«

»Sicher!« Da sind sie wieder, die Worte, dachte ich. Sophie stellte mir eine Tasse Tee hin, zündete eine Kerze an und holte sich selbst auch einen Tee. Dann setzte sie sich auf einen Sessel der Ofenbank gegenüber. Ihre klugen Augen schauten mich aufmerksam an. »Erzähl«, bat sie. Am liebsten hätte ich gefragt: »Was denn? Was gibt es zu erzählen?« Aber das wäre nicht fair. Sophie hatte mich so liebevoll und nah und über alle Grenzen hinweg die letzten Monate, ja Jahre begleitet, ich hatte mich schon so oft zu ihr flüchten dürfen, dass sie ein Recht hatte, das Ergebnis der Verhandlung zu erfahren. Ich wusste nur nicht, wo ich anfangen, wo ich aufhören sollte. Vielleicht mit der kürzest möglichen Variante: »Ich werde 4.000 € Strafe plus die Verhandlungskosten zahlen müssen und sechs Monate wird der Führerschein noch entzogen bleiben.« Das waren die Fakten. Ich ergänzte »Das bedeutet, der initiale Strafbefehl vom 28. Oktober letzten Jahres ist um 4.000 € gekürzt worden, was eigentlich ganz gut ist, es wird aber nur ein Monat weniger Führerscheinentzug sein. Neun statt zehn Monate.« Letzteres tat weh, denn es hieß, dass die Richterin nicht verstanden hatte, was zwischen den Zeilen gesagt worden war. Sophie schwieg. Sie wusste auch ohne weitere Worte, wie unrecht dies war. Ich verschwand in mir.

Die immer wieder einsetzende Abwesenheit in Gesprächen, in Therapiesitzungen, sobald Mia in Berührung mit Elementen des Traumas kam, war typisch für Mia. Sie blieb in den Therapiestunden mit Sophie selten länger als 30 min anwesend. Bei Sophie ließ sie Dissoziation zu. Sie wusste, dass Sophie damit umgehen konnte.

Mia zeigte sich aber nicht nur bei Sophie, in der direkten Konfrontation mit dem Trauma, dissoziativ, sie dissoziierte x-Mal am Tag, wurde immer wieder von Erinnerungen, Flashbacks überschwemmt und reagierte dann wie damals mit innerem Rückzug. Manchmal bekam sie es gar nicht mit, es war so kurz, dass die Zeitspanne nur wenige Sekunden betrug, dann wieder waren es längere Dissoziationen. Sie mochte diese Lücken im Tag nicht, konnte diese aber nur bedingt steuern. Ihr Wahrnehmungsfilter funktionierte seit der Traumatisierung nicht mehr, weswegen sie sich in einem ständigen Zustand der Übererregung befand, den sie verzweifelt versuchte, in einem fragilen Gleichgewicht zu halten. Manchmal stand sie bei Sophie pünktlich vor der Tür, aber scheute es, die Klingel zu drücken, blieb einfach stehen. Ihre verlässliche ANP wollte den Termin wahrnehmen, ihre EP kam nicht über die Schwelle.

Bessel van der Kolk schreibt in seinem Buch »Verkörperter Schrecken« (2017), dass die PTBS sich in gewisser Weise als schlimmer erweisen kann als das Trauma selbst. Das Trauma hat einen Anfang und ein Ende, ist folglich irgendwann vorüber. Menschen mit einer PTBS hingegen geraten immer wieder in Erinnerungen, unwillkürliche Flashbacks, die sie nicht steuern können, ganz gleich, ob sie wach sind oder schlafen. So wird nach und nach das Trauma, das im Außen begann, zu einem Kampf im eigenen Körper. Dissoziation, zunächst ein funktioneller, nötiger Schutzmechanismus, wird zum Feind im Inneren und verunmöglicht – bei einer hohen Ausprägung – einen stabilen Alltag, da immer wieder Lücken entstehen, die nicht immer von der ANP aufgefangen werden können. In solchen Situationen kann es auch dazu kommen, dass Betroffenen unterstellt wird, dass sie »agieren« und Dissoziationen gezielt zum eigenen Vorteil einsetzen (was sie zeitweilig auch tun), da die Diskrepanz zwischen der funktionalen ANP und den dysfunktionalen EPs zu hoch ist.

Januar 1990

Alexander öffnete mir die Tür, es war ein Wintertag und meine Wangen waren gerötet von der Kälte. »Schön, dass Sie da sind.« Er bat mich herein, nahm mir die Jacke ab. Ich sah mich um. Ich war seiner Einladung aus purer Neugierde gefolgt. Das Haus eines Professors wollte ich mal sehen. Sein Haus lag auf einem schönen Grundstück in der Nähe eines Sees. Es war ein wenig verwinkelt gebaut, Fenster und Licht schienen eine Rolle zu spielen. Im Untergeschoss waren alle Räume miteinander verbunden, von der Küche kam man in ein großes langgezogenes Wohnzimmer mit einem hellen Teppich, das in ein Arbeitszimmer überging. Der Raum war hoch und öffnete sich zu einer Galerie. »Schön«, dachte ich. Aber auch merkwürdig unzusammenpassend, die Weite der Räume, mit alten engen, dunklen Möbeln, der Teppich ohne Fußleisten, das Arbeitszimmer ohne Schreibtisch, der Fernseher auf einer Getränkekiste. Als ob vieles begonnen, aber nichts zu Ende geführt worden war. Ich erinnere meine Verwunderung. Man musste sich auf den Fußboden setzen, um fernsehen zu können. Dabei war er Professor an einer Uni, mit sicherlich einem sehr guten Gehalt. Es wirkte spartanisch. Vom Wohnzimmer aus ging eine doppelflügelige Verandatür in den Garten auf eine Terrasse, wohl der schönste Ort des Hauses, denn unterhalb der Terrasse erstreckte sich ein großer Garten mit alten Obstbäumen und Beeten, etwas verwildert und ungepflegt, aber in sich stimmig.

»Setzen Sie sich«, lud Professor Möhring mich ein und deutete auf den Tisch, auf dem ein Kaffeeservice und zwei gekaufte Stück Kuchen standen. Es sah unbeholfen und linkisch aus, wie die Teller und Tassen bzw. Gebäckstücke hingestellt worden waren. Er lächelte. Plötzlich war ich mir nicht mehr so sicher, ob es eine so gute Idee gewesen war, hierher zu kommen. Was, wenn wir uns nichts zu sagen haben würden? Was, wenn er mehr als ein Gespräch wollte? Plötzlich war da die Frage, ob ich mir dies hier wirklich gut überlegt hatte. Aber jetzt war ich da. Ich nahm ihm gegenüber Platz und versuchte die kritischen Stimmen in mir zu beruhigen. Und tatsächlich, es gelang mir, mich zu entspannen und ein eher leichtes Gespräch entstehen zu lassen, fast natürlich. Manchmal flirtete er ein wenig mit mir und nach und nach antworte ich zaghaft. Es war wie ein Spiel. Ein Spiel mit dem Feuer. Aber so heiß würde ich mich schon nicht verbrennen können, was sollte denn schon passieren?

Nach zwei Stunden begann ich mich langsam zu verabschieden. »Ich denke, ich muss wieder los, ich muss noch ein wenig psychologische Testdiagnostik lernen, wie haben übermorgen ein Testat.« Professor Möhring stand auf, umrundete den Tisch und kam auf mich zu. Auch ich war aufgestanden, ich spürte mein initiales Unbehagen mit voller Wucht zurückkommen.

»Darf ich dich duzen?«, hörte ich ihn wie aus weiter Ferne fragen. Während er mich an beiden Armen anfasste, sich vorbeugte und mich vorsichtig, sacht küsste. Ich war zu verdutzt, um sofort zu reagieren. »Ich muss jetzt gehen.« antwortete ich stattdessen.

»Meldest du dich?« Ich nickte, immer noch zu verwirrt, um wirklich zu antworten. Wollte ich dies? Was war das?

»Wir müssen achtsam miteinander umgehen«, fuhr er fort. »Du darfst mich nicht verletzen. Du bist jung. Du wirst Gefahr laufen, mich zu verletzen. Denn auch wenn du jetzt da bist, wirst du mich wieder verlassen wollen.«

»Ich werde Sie, nein, dich nicht verletzen«, hörte ich mich antworten. Ich hatte scheinbar meine Stimme wiedergefunden. Ich verletzte keine Menschen. »Aber ich muss jetzt gehen. Ich werde mich bei dir melden.« Damit ging ich in den Flur, nahm meine Jacke und verabschiedete mich.

Es war immer noch kalt draußen, dennoch glühte mein Gesicht. Scham? Schuld? Verwirrung? Schnee lag auf den Wegen. Es hatte zwischendrin geschneit. Weißer Schnee. Die Welt war still.

Alexander war witzig und wortgewandt. Hatte eigene Ansichten und zeigte sich zuvorkommend mir gegenüber. Er blieb am Ball. Schrieb mir Karten, lud mich in Restaurants, ins Theater ein. Kochte für mich, kaufte das ein, was ich mochte. Es dauerte eine Weile, bis ich sein Beziehungsangebot aufgriff, nicht mehr wechselte zwischen Ablehnung und Faszination, ich mich langsam verliebte in seinen klugen Kopf. Ich mochte die abendlichen literarischen oder kunsthistorischen Diskussionen bei einem Glas Wein. Ich mochte seine leichte Trotteligkeit. Er konnte keine Geschenke einpacken, wenigstens nicht mit Geschenkband. Er war immer etwas umständlich in Alltagsdingen. Vorausplanen von Ereignissen, die mehr als drei Tage entfernt lagen, war schier unmöglich. Sein Garten war wunderschön. Im ersten Frühjahr unserer Beziehung versenkte ich 1.000 Blumenzwiebeln, Krokusse, Narzissen, Tulpen in dem Rasen, die im nächsten Jahr blühten. In seiner Küche tauschte ich die Lampe aus. Ich begann sein Haus zu gestalten. Ich lernte seine Tochter kennen und ging eine freundschaftliche Beziehung mit ihr ein, die mehr war als nur der höfliche Umgang der neuen Partnerin des Vaters zu der Tochter der früheren Ehefrau. Ich zog nicht bei ihm ein, wollte meine Unabhängigkeit behalten, aber ich war die meisten Tage der Woche bei ihm. Es fiel mir nicht auf, dass er fast nie bei mir war.

Im ersten Jahr unserer Beziehung wirkten die Zusammentreffen ganz leicht. Der Altersunterschied störte mich nicht. Im Gegenteil. Er gab mir Sicherheit. Heute frage ich mich, ob ich Alexander als Person wirklich geliebt oder nicht nur einzelne Aspekte seiner wissenschaftlichen, sozialkritischen Gedanken gemocht habe. Das Gefühl mit Alexander war immer ein wenig zurückhaltend, als ob ich mit angezogener Handbremse fuhr, Paul hatte sich später ganz anders angefühlt. Bei Paul erinnere ich die Aufregung des ersten Mals, wie mein Körper unter Pauls Händen zu beben begann. Als ob Paul meinen Körper vorsichtig zum Leben erweckte. Ich sehe ihn bis heute gerne an, wenn er auf dem Sofa liegt und liest, genieße seine Anwesenheit. Bei Sexualität mit Alexander spürte ich nichts. Es war nicht so, dass wir deswegen nicht miteinander schliefen. Wenn Alexanders Hände begannen, heiß über mich zu gleiten, ließ ich es zu. Aber jede Form von Sexualität blieb schnell, flüchtig, als ob es nicht um uns ging. Ich war froh, wenn Alexanders Orgasmus schnell kam, denn dann konnte ich wieder auf körperliche Distanz gehen. Sexualität interessierte mich mit Alexander nicht. Körperlich löste er in mir immer noch das gleiche Unbehagen aus wie am allerersten Tag. Er wiederum nahm mich meist, ohne mich zu erspüren, ein rascher Akt der einseitigen Befriedigung mit ein paar gemurmelten Worten, fünf Minuten zwischen Tag und Nacht, zwischen Wachen und Schlafen. Es machte mir nichts aus, damals schien mir diese Art der Sexualität normal. Praktisch, ungefährlich. Zudem mochte ich meinen Körper nicht besonders. Er war eben da. Dass ich körperlich in nichts auf Alexander reagierte, erstaunte mich insofern nicht. Es waren andere Dinge, die mich erstaunten. Es verwunderte mich, wie starr Alexander seine Kontakte zu seiner Tochter gestaltete. Sie kam alle zwei Wochenenden und genau die Hälfte der Ferien, es gab keine einzige Ausnahme. Marga traf an den Wochenenden, an denen sie bei Alexander war, nie Freundinnen oder ging anderen altersentsprechenden Aktivitäten nach, sie waren einfach nur da. Unter der Woche kam sie nie. Sie meldete sich nicht. Es war, als ob sie nicht existierte. Einmal alle zwei Wochen, an dem Wochenende, an dem Marga bei ihrer Mutter war, schrieb Alexander ihr eine Karte. Sonntags um 20 Uhr.

Auch sonst gab es bestimmte Routinen. Merkwürdigkeiten. Zwänge. Der Tag lief nach einem bestimmten Schema ab. Während ich mich zuerst in die Tagesgestaltung von Alexander gerne einfügte, wurden die Abläufe nach und nach zur konkreten Vorgabe. Ich sollte am Besten immer da sein, Alexander wollte nicht mehr, dass ich auch noch in meiner Wohnung Zeit verbrachte. Gleichzeitig bot Alexander mir im ganzen Haus keinen einzigen eigenen Raum an, in dem ich ein paar Bücher hätte ablegen oder mich selbst hätte zurückziehen können. Auch nach anderthalb Jahren gab es mich nicht in seinem Haus. Nur wenige Dinge hatte ich in ein kleines Zimmer im Keller seines Hauses räumen dürfen. Mehr Raum hatte Alexander mir in dem großzügigen dreigeschossigen Haus nicht zugestanden. Wenn er da war, wünschte er nicht, dass ich mich in diesen Raum zurückzog, sondern verlangte, dass ich mich in seiner Nähe aufhielt, oben in den weiten offenen Räumen, jederzeit im Blickfeld. »Als ob er mich kontrollieren wollte«, war es mir damals schon durch den Kopf gegangen. Freunde durfte ich nicht zu ihm einladen, gemeinsam im Außen unternahmen wir inzwischen kaum noch etwas. Lange fiel mir nicht auf, dass Alexander ganz unmerklich die Steuerung meines Lebens übernommen hatte. Er begann mir vorzugeben, wer ich zu sein hatte, was ich zu tun hatte, was ich anzuziehen hatte, schuf unmerklich in mir eine Kunstfigur, die ich nicht war. Er schrieb mir vor, wann ich zu Hause zu sein hatte, mit wem ich Kontakt haben durfte. Meine Meinung galt nicht. Und wenn ich dennoch versuchte diese zu vertreten, dann tat Alexander meine Argumentation ab mit den Worten »Du bist zu jung, um zu verstehen, wovon du sprichst«. Meinen Wunsch, irgendwann eigene Kinder zu haben, ignorierte Alexander. Er würde keine weiteren Kinder wollen, es gäbe da nichts zu besprechen. Gleichzeitig schien er regelrecht zerfressen von der Vorstellung, dass ich ihn verlassen könnte. Immer wieder benannte er »Ich wisse nur noch nicht, dass ich ihn verlassen würde, aber ich würde es tun.«

Januar 1991

Ich stand kurz vor dem Abschluss des Studiums, als ich einem Teil von Alexander begegnete, von dessen Existenz ich bisher nichts gewusst hatte. Ich war an dem Abend mit Juliette unterwegs gewesen, einer befreundeten Psychologin. Ich mochte Juliette. Juliette war anders als andere Psychologinnen, sie nahm sich Zeit für ihre Patienten. Das war die Art Psychologin, die ich einmal werden wollte, die ich im Kopf hatte, wenn ich an mich als spätere Psychologin dachte. Eine Psychologin, die den Menschen zugewandt war, die fachlich genau arbeitete und dennoch Zeit mitbrachte, egal, ob die Zeit abrechenbar war oder nicht. Gerne hatte ich deswegen immer mal wieder Juliette mit Testungen oder Administrativem ausgeholfen. Juliette hatte mich dafür hin und wieder eingeladen, mit ihr essen zu gehen, oder mich gefragt, ob ich Lust hätte, sie auf die eine oder andere Fortbildung zu begleiten. Ich hatte immer Lust. Manchmal hatte ich Juliette von Alexander erzählt.

An dem Abend, Mitte Januar, war es spät geworden. Zuerst hatten wir einen Fachvortrag zum Thema Selbstverletzendes Verhalten gehört und dann hatte Juliette mich noch in ein neues Restaurant eingeladen. Es war wohl viertel vor elf, als ich leise die Haustür bei Alexander aufschloss. Das Haus war schon dunkel, Alexander war also wie immer um halb elf ins Bett gegangen. Ich schlüpfte ins Haus, hängte meine Jacke auf, ging noch kurz in die Küche. Ein Zettel lag auf dem Küchentisch: »Du warst nicht pünktlich zu Hause. Ich bin im Bett.« Daneben stand das übliche Glas mit Wasser, das er mir jeden Abend hinstellte. Auch eine seiner merkwürdigen Routinen, die ich nicht verstand. Ich schüttete das Wasser deswegen meist einfach unbeobachtet weg, wenn ich es nicht trinken wollte. Heute Abend aber hatte ich Durst, da ich zuvor Wein mit Juliette getrunken hatte und leerte es in einem Zug. Irgendwas schmeckte leicht bitter an dem Wasser, fast seifig, vermutlich hatte Alexander das Glas nicht richtig ausgespült, bevor er das Wasser eingefüllt hatte. Den Zettel zerknüllte ich und warf ihn in den Mülleimer. Ich würde mir doch nicht von Alexander vorschreiben lassen, wann ich nach Hause kommen sollte. Leise schlich ich mich ins Bad, zog mich um und kroch dann fast lautlos auf meine Matratze neben Alexander. Alexander hatte kein Bett im Schlafzimmer, sondern schlief auf dem Boden. Das hatte mich auch von jeher immer ein wenig gewundert. Es gab kein wirkliches Schlafzimmer, nur ein spartanisch eingerichtetes Zimmer, mit zwei Matratzen auf dem Boden, einer Kommode und einer Nachttischlampe. Ich spürte, dass er sich neben mir bewegte, im Schlaf was murmelte. Ich drehte mich auf den Rücken, konnte noch nicht schlafen. Es war ein anregender Abend mit Juliette gewesen, ein paar Fragen zu Suizidalität und Selbstverletzung hatte ich noch, aber die konnte ich ja Juliette dann demnächst noch einmal stellen. Juliette hatte mir eh angeboten, in sechs Wochen mit ihr die Auswertung von Fragebögen für eine Studie zu beginnen. Ich hatte Juliette zwar nicht gleich zugesagt, denn eigentlich würde ich die nächsten Monate auf die Abschlussprüfung lernen müssen, aber eigentlich war ich mir sicher, dass ich ihr, wenn ich die Zeit irgendwie würde erübrigen können, trotz Lernzeit bei der Studie helfen wollen würde. Insofern würde sich da dann schon eine Gelegenheit für meine offenen Fragen ergeben. Zufrieden kuschelte ich mich in die Decke. So war das Leben in Ordnung.

Als ich am folgenden Morgen aufwachte, war Alexander schon aufgestanden. Es war Freitagmorgen, wahrscheinlich war Alexander bereits zur Arbeit gegangen. Für heute hatte ich den Beginn der intensiven Lernphase geplant, das Treffen mit Juliette war der letzte Termin gewesen, den ich noch ausgemacht hatte. Ich hatte mich bei all meinen Freunden für die nächsten drei Monate abgemeldet, die Uni war seit letzter Woche vorbei, die nötigen Bücher hatte ich vor ein paar Tagen ins Kellerzimmer zu Alexander gebracht. Heute wollte ich mich strukturieren und einen Lernplan erstellen. Eigentlich freute ich mich auf diese intensive Zeit des Lernens. Ich hatte es schon immer gemocht, mich in meiner Wohnung einzuigeln und mich stundenlang mit einem Thema zu beschäftigen, bis das Wissen abrufbar war. Am liebsten lernte ich zu

Hause, in meinem Rhythmus, aber diesmal wollte ich versuchen, bei Alexander über Tag zu lernen und abends noch Zeit für ihn zu haben. Alexander hatte mich sehr darum gebeten, bei ihm zu lernen und da es mir im Prinzip gleich war, hatte ich eingewilligt, den Hauptteil der Lernzeit bei ihm zu verbringen. Wenn es nicht gehen sollte, könnte ich ja immer noch zeitweilig in meine Wohnung wechseln.

Meine Gedanken schweiften zurück zum Vorabend. Die Fortbildung hatte mich fasziniert und das Gespräch hinterher war anregend gewesen – genau richtig, um nun motiviert mit dem Lernen anzufangen. Ich räkelte mich, nur um kurz darauf verärgert den Mund zu verziehen, als mir der Zettel wieder einfiel, der in der Küche gelegen hatte. Was hatte Alexander nur gemeint mit »Du warst nicht pünktlich zu Hause ...« Erstens hatte ich ihm gesagt, dass ich nicht genau wüsste, wann ich nach Hause kommen würde, ihm sogar angeboten, deswegen lieber zu mir nach Hause zu fahren, um ihn nicht zu stören, wenn es spät werden würde. Zweitens hatte Alexander mir nicht vorzuschreiben, wie lange ich abends weg war. Er hatte das Angebot, dass ich zu mir nach Hause fahren könne, rigoros abgelehnt und stattdessen von mir wissen wollen, wann ich wieder da sein würde. Vehement hatte er von mir eine genaue Angabe verlangt: »Mia, du wirst ja wohl wissen, wann du nach Hause kommst. Sag mir wann!« Daraufhin hatte ich schließlich gesagt: »Also gut, ich komme circa gegen 23 Uhr nach Hause.« Auch das hatte ihm aber nicht gepasst und er hatte geantwortet: »Punkt halb elf und nicht später.« Ich hatte keine Lust auf Streit gehabt, nichts erwidert und war gegangen.

Es war wohl viertel vor elf gewesen, als ich seine Haustür gestern Abend aufgeschlossen hatte, da konnte man ja wohl nicht von »zu spät« reden. Ich spürte den Ärger vom Vorabend in mir. Was bildete Alexander sich eigentlich ein, mir sagen zu wollen, wann ich nach Hause zu kommen hätte. »Das werden wir noch besprechen müssen«, murmelte ich halblaut vor mich hin und wollte mich aufsetzen. Aber bei der Bewegung setzten dröhnende Kopfschmerzen ein. Dabei hatte ich doch gar nicht so viel Alkohol und auch extra gestern noch das Glas Wasser getrunken, das Alexander mir hingestellt hatte. »Aua«, hörte ich mich leise aufstöhnen. Auch wenn ich wusste, dass ich Alkohol nicht sonderlich gut vertrug, trank ich gerne hin und wieder ein Glas Wein.

Allerdings hatte ich noch nie solche Kopfschmerzen hinterher gehabt. Vielleicht sollte ich es doch ganz lassen, dachte ich. Mir war schwindelig und übel. Ich ließ mich wieder ins Bett sinken.
Leise öffnete sich die Tür. »Bist du wach, Mi? Wie geht es dir? Du hattest vorhin gesagt, dass du Kopfschmerzen hast, deswegen habe ich dich schlafen gelassen.« Das konnte man wohl sagen, mein Kopf schrie vor Schmerz. »Schau, ich habe dir eine Schmerztablette mitgebracht.« Normalerweise nahm ich keine Kopfschmerztabletten, denn meist gaben sich Kopfschmerzen bei mir genauso schnell, wie sie gekommen waren von selbst, aber was immer in dem Wein gewesen sein mochte, heute tat mir der Kopf bei jeder Bewegung höllisch weh. Insofern war ich um die Tablette dankbar, die mir Alexander zusammen mit ein wenig Wasser reichte. Wieder schmeckte es bitter. Mir war schlecht und alles schwankte. Ich schloss die Augen und schlief wenig später ein.

Was Mia nun erleben sollte, war für sie in dem Moment noch vollkommen undenkbar. Wie es wohl für jeden gewesen wäre. Rituelle Gewalt kannte sie nicht und hätte dessen Existenz wohl auch geleugnet. Das Vorkommen ritueller Gewalt zunächst zu bezweifeln, ist wohl bei uns allen ein natürlicher Abwehrmechanismus, weil wir uns derartige Taten nicht vorstellen können und wollen.

Die heute bekannteste Definition von ritueller Gewalt stammt von den Sozialpädagogen Thomas Becker und Ulla Fröhling: »Sie definierten rituelle Gewalt als eine schwere Form der Misshandlung von Erwachsenen, Jugendlichen und Kindern. Intention ist die Traumatisierung der Opfer. Diese Form der Gewalt umfasst physische, sexuelle und psychische Formen von Gewalt, die planmäßig und zielgerichtet im Rahmen von Zeremonien ausgeübt werden. Diese Zeremonien können einen ideologischen Hintergrund haben, oder auch zum Zwecke der Täuschung und Einschüchterung inszeniert sein. Dabei werden Symbole, Tätigkeiten oder Rituale eingesetzt, die den Anschein von Religiosität, Magie oder übernatürlichen Bedeutungen haben. Ziel ist es, die Opfer zu verwirren, in Angst zu versetzen, gewaltsam einzuschüchtern und mit religiösen, spirituellen oder weltanschaulichen Glaubensvorstellungen zu indoktrinieren.«

Becker schlägt dabei eine Differenzierung nach drei Kategorien vor. Er unterscheidet »kultischen rituellen Missbrauch«, bei dem die Misshandlung wesentliches Element eines organisierten Glaubenssystems ist und der sexuelle Missbrauch als Mittel zum Zweck instrumentalisiert ist; »pseudorituellen Missbrauch«, bei dem der Missbrauch innerhalb eines organisierten kriminellen Systems bzw. von Einzeltätern erfolgt, dem kein ideologisches Glaubenssystem zugrunde liegt; und »psychopathologischer ritueller Missbrauch« bei dem der Missbrauch Bestandteil eines Wahn- und Zwangssystems ist, das mit starken Perversionen verknüpft ist (Becker, 1996)

Eine andere Definition wurde vom Fachkreis Sexualisierte Gewalt in organisierten und rituellen Gewaltstrukturen (Igney und Kreyerhoff, 2014) vorgelegt: »In organisierten und rituellen Gewaltstrukturen wird die systematische Anwendung schwerer sexualisierter Gewalt (in Verbindung mit körperlicher und psychischer Gewalt) an Kindern, Jugendlichen und Erwachsenen durch die Zusammenarbeit mehrerer Täter*innen bzw. Täter*innennetzwerke ermöglicht und ist häufig verbunden mit kommerzieller sexueller Ausbeutung (Zwangsprostitution, Handel mit Kindern, Kinder-/Gewaltpornografie). Dient eine Ideologie zur Begründung oder Rechtfertigung der Gewalt, wird dies als rituelle Gewaltstruktur bezeichnet. In manchen Strukturen sind Familien generationenübergreifend eingebunden. Es erfolgt eine frühkindliche Bindung an Täter*innen, Gruppe und Ideologie. Hinzu kommt ein Schweigegebot. Aussteigende werden unter Druck gesetzt, erpresst und verfolgt.«

Die beiden deutschen Traumatherapeutinnen Claudia Igney und Claudia Fliß beschreiben in dem von ihnen 2010 herausgegebenen Buch »Handbuch Rituelle Gewalt«, dass rituelle Gewalt nicht von Einzeltäter*innen verübt wird, sondern in der Regel in Gruppierungen mit hierarchischen und männlich dominierten Strukturen, oft generationenübergreifend und mit langer Tradition. Auch sie benennen, dass charakteristisch für rituelle Handlungen vor allem wiederkehrende Symboliken und gleichförmige Handlungen sind, wie sie etwa während kultisch-ritueller, satanistisch-magischer Rituale vollzogen werden.

Ritueller Missbrauch wird oft synonym verwandt. Dieser bezeichnet letztlich eine brutale Form der Gewalt v. a. an Kindern und Jugendlichen, sowie an (jungen) Erwachsenen, bei der eine zugrundeliegende Ideologie der Begründung oder Rechtfertigung der Ausübung der Gewalt dient. Dabei wird vor allem Satanismus als ideologische Grundlage angegeben, es finden sich jedoch inzwischen auch andere Ideologien, auf deren Basis ritueller Missbrauch ausgeübt wird (Salter, 2012). Manche Gruppierungen täuschen ein Glaubenssystem auch nur vor (Igney und Fliß, 2010). Die Funktion der Ideologie besteht letztlich darin, eine Rechtfertigung dieser extremen Form der Gewaltausübung zu haben (Schröder et al., 2020).

Benannt werden im Zusammenhang mit rituellem Missbrauch verschiedene Mechanismen der Einschüchterung/Angst: so wird z.B. von vorliegenden eintrainierten Schweigegeboten, welche ein Hinzuziehen von Hilfestrukturen in der Regel verunmöglichen, gesprochen. Es wird benannt, dass Opfer zum Teil gezwungen werden, an der eigenen Viktimisierung Anteil zu haben, was ein Eröffnen der Taten verunmöglicht, ohne sich selbst zu belasten. Es wird berichtet, dass Betroffene, die versuchen, eine Gruppierung zu verlassen, unter Druck gesetzt, erpresst und verfolgt werden.

Ritueller Missbrauch besteht dabei in der Regel nicht aus nur einem einzigen Erlebnis. Betroffene berichten, dass diese Form des Missbrauchs normalerweise über einen längeren Zeitraum hinweg stattfinde. Die sexuelle Gewalt sei dabei gewöhnlich schmerzhaft, sadistisch und erniedrigend; sie diene als Mittel um Macht, über das Opfer auszuüben. Die körperliche Gewalt sei brutal und bediene sich zuweilen Elementen der Folter bis hin zu Tötungen. Die seelische Gewalt sei zerstörerisch und mache von Indoktrination und bewusstseinsverändernden Drogen Gebrauch, die dem Opfer eine tiefe Angst vor den Tätern einimpfe.

Ritueller Missbrauch ist so eine Konditionierung über die Elemente Angst und Schmerz, die auf eine geplante, strukturierte Weise zum Zweck der Ausübung von Kontrolle über das Denken und Verhalten des Opfers ausgeführt wird. Während und nach den Gewaltanwendungen befinden sich die meisten Opfer in einem Zustand des Entsetzens und der Dissoziation. In diesem Zustand ist es extrem schwer, sich zu offenbaren und die Erfahrungen mitzuteilen. So dass es fast nie zu einer sofortigen Anzeige oder auch nur einem Aussprechen des Erlebten kommt. Dadurch kommt es aber auch zu einer hohen Diskrepanz von Aussagen von Betroffenen zu fehlenden Ermittlungsergebnissen der Strafbehörden.

Welche Symbolik bei rituellem Missbrauch eingesetzt wird, wurde im Rahmen eines Projektes am Universitätsklinikum Eppendorf (UKE),

Hamburg, das von der Unabhängigen Kommission zur Aufarbeitung sexuellen Kindesmissbrauchs gefördert wurde, untersucht. In dieser Studie wurde anhand von Betroffenenberichten systematisch untersucht, was sexualisierte Gewalt in organisierten und rituellen Strukturen ist, um einer Definition organisierter ritueller Gewalt näherzukommen. In dem Ergebnisbericht wurden die Struktur (z. b. vernetzte Täter*innen mit Einfluss auf Machtstrukturen) und Strategien (z. B. gezielte Aufspaltung von Kognition und Emotion, Konditionierung, oder Bedrohung) der Täter*innen-Gruppen als organisierte Merkmale identifiziert. Weiterhin wurde die Verwendung von Ideologien (z. B. religiös, rechtsextrem, satanisch), Symbolik (z. B. Sprache, Objekte, Kleidung) und Praktiken (z. B. Zeremonien, Opferungen, Kannibalismus) als rituelle Merkmale gedeutet. Dabei schienen die einzelnen Elemente eng miteinander verknüpft (Behrend et al., 2020).

Unter ritueller Gewalt bzw. rituellem Missbrauch verstehen wir also eine vielschichtige Folter und Traumatisierung im Rahmen eines Glaubenssystems. Die angewandte Gewalt verursacht extreme Schmerzen und löst Todesangst aus. Mit einem Glaubenssystem wird die Gewaltausübung gerechtfertigt. Meist wird sie über viele Jahre hindurch ausgeübt – innerfamiliär, in destruktiven Sekten, Kulten oder in organisierter Kriminalität. Sie führt bei ihren Opfern in aller Regel – je nach Alter zum Zeitpunkt der Traumatisierung – zur strukturellen Dissoziation und vielfältigen psychischen Störungen. Es gibt kaum Überlebende ritueller Gewalt, die nur wenig Symptome im Alltag zeigen, und noch wenigeren gelingt der Ausstieg aus einer Organisation für rituelle Gewalt mit einem Erhalt einer Funktionsfähigkeit.

Betroffene haben kaum eine Möglichkeit, sich zur Wehr zu setzen. Einerseits verhindern die beschriebenen physiologischen Gehirnprozesse nach Traumatisierung, dass Betroffene gegenüber der Polizei kongruente Aussagen treffen können, so dass ihnen geglaubt wird, dass sie eine Sprache finden, sich selbst soweit verstehen können, dass sie in der Lage sind, eine logische Geschichte zu erzählen. Andererseits setzen Täter*innen laut den Beschreibungen von Betroffenen während der rituellen Handlungen gezielt Schweigegebote, Drohungen, Gewalt und die daraus resultierende

Angst ein, um jegliche kongruente Wahrnehmung von Erlebtem und Gefühl zu verunmöglichen, so dass eine Aussagefähigkeit ihrer Opfer nicht anzunehmen ist. Letztere bleiben in sich gefangen (Schröder et al., 2020). Zum Dritten gehört laut dem Bericht der Aufarbeitungskommission für sexuellen Missbrauch (2019) das Phänomen des rituellen Missbrauchs zu den Tabus, über die man nicht spricht. Unglaube und das vermeintliche Wissen darüber, dass diese Form sexualisierter Gewalt nicht existiert, sind Gründe dafür, sich des Themas nicht anzunehmen. Diese Einstellung wird der Sachlage aber nicht gerecht. Die Aufarbeitungskommission für sexuellen Missbrauch schlussfolgert vielmehr in ihrem Bericht: Der Hilfebedarf und die Erfahrungen von Betroffenen sowie der Therapeut*innen lassen sich nicht leugnen. Sie empfehlen einen offenen Diskurs, eine fundierte Forschung, besseren Schutz und Hilfen sowie eine Sensibilisierung der Akteure (Bilanzbericht der unabhängigen Beauftragten für Sexuellen Kindesmissbrauch, 2019).

Hier bedarf es sicherlich noch weiterer fundierter Untersuchungen, um zu einer besser fassbaren wissenschaftlicheren Haltung zu kommen. Die Betroffenenberichte sind eindrücklich. In der wissenschaftlichen Fachliteratur konnte das Konzept der während rituellen Missbrauchshandlungen absichtlich hervorgerufenen Persönlichkeitsspaltungen im Sinne von Mind-Control allerdings bisher nicht nachhaltig belegt werden. So wird darauf hingewiesen, dass der bestehende Kenntnisstand vor allem auf Betroffenenberichten basiere, die lange Jahre mit Therapeut*innen gearbeitet haben, bevor sie ihre Erinnerung(en) aussprachen. Die Gefahr von Suggestion wird als möglich angenommen und müsse wenigstens bedacht werden. Letztlich bedarf es weder Glauben noch Unglauben, weder Polarisierung noch Polemisierung, sondern einer differenzierten Betrachtung jedes einzelnen Falles, um zu einer therapeutischen passenden Haltung gegenüber diesen Klient*innen im Einzelnen zu gelangen.

*Der Begriff rituelller Missbrauch, synonym verwandt mit dem Begriff rituelle Gewalt, beschreibt eine Sonderform sexueller Traumatisierung, die unter Einsatz von Gewalt stattfindet, eingebettet in ein Glaubenssystem, das Täter*innen gegenüber den Opfern allmächtig erscheinen lässt. Es sind in aller Regel keine Einzeltäter*innen, eine kommerzielle sexuelle*

> Ausbeutung der Opfer ist möglich. Mit einem Glaubenssystem wird die Gewaltanwendung gerechtfertigt. Meist werden die Taten über viele Jahre hinweg ausgeübt – entweder innerfamiliär oder in destruktiven Sekten/Kulten oder im Rahmen organisierter Kriminalität. Ritueller Missbrauch führt bei ihren Opfern in aller Regel – je nach Alter zum Zeitpunkt der Traumatisierung – zu vielfältigen psychischen Störungen. Sich eine Funktionsfähigkeit im Alltag zu bewahren, ist für Betroffene möglich, aber eher selten.

Betroffene rituellen Missbrauchs beschreiben häufig, dass sie mit ihrem Leid alleine bleiben. Zumeist gibt es niemanden, zu dem sie auch nur ansatzweise Vertrauen haben. Wenn Betroffene versuchen, sich jemandem anzuvertrauen, machen nicht wenige die Erfahrung, dass sie durch das Extreme in ihrer berichteten Erfahrung in Frage gestellt werden.

Tatsächlich wurde und wird das Konzept der Rekonstruktion verdrängter Erinnerungen in Teilen wissenschaftlicher Fachkreise kontrovers diskutiert und es gibt Forschungsgruppen, die dessen Validität bezweifelten. Elisabeth Loftus, Gedächtnisforscherin, zeigte beispielsweise in verschiedenen Studien und Experimenten auf, dass Erinnerungen durch Suggestionen und Suggestivfragen verzerrt und durch Fehlinformationen im Gedächtnis implantiert werden können (Loftus, 1996, Loftus & Pickrell, 1995, Loftus & Lancey, 2005). So führte sie im Jahr 1995 eine Studie (das »Lost-in-the-Mall«-Experiment) durch, in der sie nachwies, dass sich Menschen auch an falsche (suggerierte) Erinnerungen erinnern können. Teilnehmer*innen des Experiments wurden vier Geschichten aus der eigenen Kindheit vorgelegt, die mit Angehörigen der Teilnehmer erarbeitet worden waren. Eine dieser Geschichten – nämlich jene, dass Proband*innen in einem Einkaufszentrum verloren gegangen seien – war schlichtweg erfunden und mit Angaben der Angehörigen detailreich ausgeschmückt worden, damit sie glaubwürdig wirkte. Zwei Wochen nach dem erstmaligen Vorlesen der vier Geschichten aus der Kindheit wurden die Studienteilnehmer*innen gefragt, wie gut sie sich noch an die Geschichten erinnern können. 25 Prozent der Teilnehmer*innen gaben an, sich noch gut an die Einkaufszentrum-Geschichte erinnern zu können (Loftus, 1999). Loftus leitete daraus die Aussage ab, dass Erinnerungen nicht nur verzerrt, sondern auch völlig falsch sein können. Dies nannte sie »False-Memory-Syndrom«.

Es entstand in Folge die sog. False Memory Syndrome Foundation (FMSF), USA, die das Vorkommen dissoziierter und später reaktualisierter Erinnerungen an zuvor erlebte traumatische Erfahrungen grundsätzlich in Frage stellte. Hingegen wurde der Begriff »False-Memory-Syndrom« von keiner größeren oder bedeutenderen wissenschaftlichen Fachgesellschaft im engeren Sinne anerkannt oder übernommen und fand keinen Eingang in die gängigen psychiatrischen bzw. psychologischen Diagnosesysteme (Dallam, 2001). Die False Memory Syndrome Foundation behauptete, dass das Phänomen des »plötzlichen Wiedererinnerns traumatischer Erlebnisse« letztlich durch Psychotherapie verursacht werde. Eine systematische Beschreibung oder empirische Überprüfung dieser These fand allerdings nicht statt. Zum 31.12.2019 wurde die False Memory Syndrome Foundation in den USA aufgelöst.

In Deutschland gründete sich 2012 »False Memory Deutschland e.V. (FMD) – Arbeitsgemeinschaft Falsche Missbrauchserinnerung«, die zu ihren Zielen einerseits die »Information der Öffentlichkeit über falsche Erinnerungen an sexuellen Missbrauch«, andererseits die »Hilfe und Unterstützung für alle, die von falschen Erinnerungen an sexuellen Missbrauch betroffen sind« zählt. »False Memory Deutschland« betont dabei, dass sie explizit alle Maßnahmen gegen sexuellen Missbrauch unterstützen und in keinem Falle mit ihren Aussagen Straftäter schützen wolle.

Therapeut*innen, die mit Betroffenen rituellen Missbrauchs arbeiten, setzen sich aber bis heute schnell der Kritik aus, den Klient*innen fälschlicher Weise zu glauben oder bei diesen durch ihre Nachfragen nicht wahrheitsgemäße Erinnerungen zu induzieren bzw. zu suggerieren.

Seit den frühen 1990er Jahren wurden deswegen in verschiedenen Ländern der Welt Studien durchgeführt, die untersuchten, was Therapeut*innen über dissoziierte Erinnerungen denken. Es zeigte sich, dass, je nach Studie, 60–70 % der klinisch arbeitenden Therapeut*innen, die alltäglich mit Klient*innen ritueller Gewalt arbeiten, überzeugt sind, dass es dissoziative Störungsbilder mit verdrängten, wiederauftauchenden Erinnerungen gibt, während sich v.a. in der Wissenschaft verortete Forscher skeptischer dazu äußern, ob es tatsächlich aus dem Bewusstsein verdrängte

Erinnerungen gibt (Dammeyer et al., 1997; Magnussen et al., 2012; Patihis et al., 2014; Ost et al., 2017).

Die Frage nach der Existenz ritueller Gewalt selbst ist und bleibt umstritten. Nachhaltige Beweise für vorliegende Straftaten grausamer Gewalt an Kindern, Jugendlichen und Frauen konnten trotz intensiver polizeilicher und staatsanwaltlicher Ermittlungen in zahlreichen Ländern bis heute von Polizei und Justiz nicht erbracht werden. Wenn eine fehlende Objektivierbarkeit dadurch entsteht, dass Betroffene berichten, dass in ihnen dissoziative Persönlichkeitsanteile »installiert« worden seien, die dazu beitragen, dass Beweise für das Vorliegen ritueller Gewalt nicht ans Licht kommen, lässt dies die Theorie ritueller Gewalt durchaus grundsätzlich in Zweifel ziehen. Die Tatsache, dass man nichts beweisen kann, wird zum Beleg für die Unglaubwürdigkeit rituellen Missbrauchs. Wenn Therapeut*innen, Angehörige oder anderweitige Vertrauenspersonen von etwas überzeugt sind, wofür sie keinen Beleg liefern können, entziehen sie ihre Behauptungen einer Realitätskontrolle, so dass diese Aussagen zu nicht belastbaren Unterstellungen werden und sie selbst sich als Personen viel Kritik aussetzen. Nicht zuletzt, da »plötzliches« Erinnern früherer Erlebnisse ritueller Gewalt nach langen Jahren des »normalen Alltagslebens« den Schluss nahezulegen scheint, dass es fremd- und autosuggestive Prozesse sind, die zu verfälschten Erinnerungen führen. Es lässt sich so bis heute schwer objektiv nachweisen, welche der Aussagen stimmt.

Letztlich aber sollte in psychologischen und psychiatrischen Fachkreisen darüber Einigkeit bestehen dass, auch wenn im konkreten Einzelfall nicht gerichtsfest nachgewiesen werden kann, ob sich berichteter ritueller Missbrauch genau so, ähnlich oder gar nicht zugetragen hat, jede Betroffene ein Recht darauf hat, ihre subjektiv persönliche Geschichte zu erzählen und in ihren Aussagen ernst zu nehmen ist. Dies deshalb, da selbst verfälschte Erinnerungen von Betroffenen als nicht weniger wahr erlebt werden wie reale Erinnerungen, wie selbst Elizabeth Loftus einräumt. Das Leid, das Betroffene im Kontext ihrer Erinnerungen erleben, und das Therapeut*innen, die mit diesen Klient*innen arbeiten, nachempfinden können, ist real und behandlungsbedürftig, unabhängig davon, ob sich die diesem Leid zugrundeliegenden Ursachen im Detail eindeutig nachweisen lassen oder nicht.

> *False Memory Syndrome:* Das »Wiedererinnern dissoziierter und später reaktualisierter Erinnerungen« wurde in den vergangenen knapp 30 Jahren von Gedächtnisforschern wie Elisabeth Loftus und Organisationen wie die der »False Memory Syndrome Foundation« und »False Memory Deutschland e. V.« in Frage gestellt. Deren Hauptthese lautete, dass Therapeut*innen den Klient*innen »falsche«, also nicht wirklich sich ereignet habende, Erinnerungen suggerieren können. Die aussagenpsychologischen Experimente und Forschungen, auf die Elisabeth Loftus ihre Thesen fußt, können für sich durchaus Berechtigung reklamieren. Allerdings beziehen ihre wissenschaftlichen Experimente sich in ihrer Grundhypothese nicht auf rituellen Missbrauch, sondern auf singuläre Traumata wie z. B. Verkehrsunfälle. Inwiefern hier eine 1:1-Übertragbarkeit auf wiederholende Traumatisierungen wie rituellen Missbrauch besteht, ist bisher nicht eindeutig bewiesen.
> Festzuhalten bleibt, dass das sog. »False memory syndrome« bisher keinen Eingang in die gängigen psychiatrischen Diagnosesysteme von ICD oder DSM gefunden hat, was deutlich macht, dass dessen Konzept in wissenschaftlichen Fachkreisen bis heute umstritten ist.

Ritueller Missbrauch bleibt ein schwer zu beweisendes Phänomen. Selbst wenn Betroffene zu einer Sprache finden, die es ihnen ermöglicht, ihre Erlebnisse zu berichten und ihren Schilderungen von Psycholog*innen, Ärzt*innen und Jurist*innen Glauben geschenkt wird, bleibt eine strafrechtliche Verfolgung ihrer Täter*innen selten. Schon allein eine diagnostizierte psychische Störung oder eine therapeutische Behandlung einer Betroffenen beeinträchtigt vor Gericht den rechtlichen Wert ihrer Aussagefähigkeit und Glaubwürdigkeit. Zudem bedingen die traumatischen Erlebnisse häufig psychische Folgestörungen, was ebenso dazu führen kann, dass Betroffene vor Gericht als nicht (mehr) glaubhafte Belastungszeug*innen eingestuft werden. Vertreter*innen der beschuldigten Seite (also der vermeintlichen o. tatsächlichen Täter*innen) bringen in solchen Konstellationen die Theorie des False Memory-Syndroms vor, um die Aussagen der klagenden Seite zu diskreditieren. Wenn dann noch von den Betroffenen von »Glaubenssystemen« und »Zeremonien« im Kontext ritueller Gewalt die Rede ist, wird diese zu einem Phänomen, dem sich nicht mit den üblichen Werkzeugen der Kriminologie gerecht werden lässt (Dessecker, 2020). Dies führt nicht selten dazu, dass Ermittlungen häufig bereits eingestellt werden, bevor es auch nur zu einer Anklage kommt, weil die Staatsanwaltschaft Sorge hat, dass die Hauptbelastungszeug*in in einem Prozess den bohrenden Fragen von Verteidiger*innen nicht standhalten würde. Für die Täter*innen bedeutet das einen fatalen Umkehrschluss: »Ich muss mein Opfer nur schwer genug schädigen, dann werde ich vor Gericht nicht mehr belangt.«

Januar bis Februar 1990

Raum. Vier Wochen. Vielleicht auch mehr, vielleicht weniger. Zeitlose Zeit. Schmerz. Angst. Scham. Schuld. Ekel. Übelkeit. Bewusstlosigkeit. Brechen. Zerbrechen. Keine Wut. Schweigen.

Als ich wieder zu mir kam, war mir sehr kalt. Instinktiv wollte ich die Decke hochziehen, aber meine Hände griffen ins Leere, wahrscheinlich war die Decke nach unten gerutscht. Mein Kopf tat immer noch bei jeder Bewegung weh. Vorsichtig setzte ich mich auf. Die Übelkeit kam sofort zurück, so dass ich in der Bewegung innehielt. Es war stockfinster im Raum. Merkwürdig, eigentlich konnte man nachts immer ein wenig dämmeriges Licht sehen, selbst wenn die Jalousie heruntergelassen war. Es musste eine sehr dunkle Nacht sein. Hatte ich wirklich nochmals so lange geschlafen? Ich streckte meine Hand nach Alexander aus, aber er lag nicht neben mir. Um genau zu sein, lag da gar nichts neben mir. Seine Matratze war weg.

Und noch etwas irritierte mich, ich konnte spüren, dass ich nackt war. Vielleicht hatte ich mich erbrochen und Alexander hatte mich ausgezogen? Einen Moment blieb ich sitzen und atmete tief durch, dann stand ich langsam, vorsichtig auf. Alles drehte sich, aber ich fand ein fragiles Gleichgewicht. Ich tastete mich an der Wand entlang Richtung Tür. Da, wo die Kommode hätte stehen sollen, war Nichts. »Ich muss ja tief und fest geschlafen haben«, dachte ich irritiert. Schob den Gedanken aber zur Seite, da ich die Tür erreicht hatte. Die Tür war zu. Verschlossen. Von außen. Langsam spürte ich Angst in mir aufsteigen. Zaghaft klopfte ich an die Tür. Stille. Ich versuchte am Türgriff zu ziehen. Nichts bewegte sich. Ich brauchte erst mal Licht. Das Klicken des Lichtschalters blieb ohne Reaktion. Kein Licht. Mit wenigen nun schnelleren Schritten, begleitet von Schwindel und Übelkeit, war ich beim Fenster. In meinem Kopf schwappte der Schmerz von rechts nach links. Ich ignorierte diesen so gut es ging. Ich brauchte Licht, Luft, etwas schnürte mir den Atem ab. Der Griff am Fenster fehlte. Der Gurt, um die runtergelassene Jalousie zu bewegen, existierte nicht mehr.

Inzwischen war ich hellwach, versuchte das Gefühl von aufkommender Panik zu unterdrücken. Etwas stimmte hier ganz und gar nicht. Wut mischte sich in meine Angst. Was dachte sich der Mistkerl eigentlich? Na, der würde was erleben. Ich tastete mich zurück zur Tür, trommelte gegen die Tür. Schrie. Nichts. Das Haus wirkte verlassen. Es war nichts zu hören auf der anderen Seite der Tür. Wie spät es wohl war? War Alexander bei der Arbeit? Warum hatte er mich eingeschlossen? Ich begann wieder gegen die Tür zu schlagen, wieder und wieder und wieder, bis ich meine Fäuste nicht mehr spürte. Ich suchte den Raum ab. Tastete mich mit meinen Fingern an jeder einzelnen Wand entlang, suchte den Boden ab, nach irgendeinem Gegenstand, der mir helfen könnte. Nichts. Ich versuchte mit meiner Schulter gegen die Tür zu laufen. Es tat weh. Nichts. Ich verlor das Zeitgefühl. Es dauerte, bis das Wissen einsank, dass ich gefangen war. Und es dauerte noch länger, bis meine Wut verrauchte und einer bodenlosen Angst Platz machte. Erschöpft kauerte ich mich in eine Ecke des Raums auf die Matratze, den Rücken gegen die Wand gelehnt. Meine Arme umschlangen meine Beine, die ich vor meinen Oberkörper gezogen hatte. Es war eiskalt in dem Raum. Raureif war am Fenster. Innen. Ich hatte Durst.

Als sich die Türklinke endlich bewegte, war ich zu kalt, zu starr, zu schwindelig, um, wie ich es mir vorher ausgemalt hatte, aufzuspringen, Alexander anzuschreien, rauszurennen. Der quälende Durst und die Kälte hatten mir jede Energie geraubt, ich fühlte mich elend, erfroren, müde. Ich hatte viele Runden durch den Raum gedreht, auf der Suche nach einer Möglichkeit den Raum zu verlassen. Ohne Ergebnis. Metallstreben an den Fenstern. Glatte Wände. Die Tür ohne Ansatzpunkt. Der Raum wirkte schalldicht isoliert. Absolute Stille.

Fast lautlos senkte sich die Türklinke, als Alexander den Raum betrat. Sorgfältig schloss er die Tür hinter sich. »Mi, was machst du nur für Sachen. Du bist zu spät gekommen.« Ungläubig starrte ich ihn an. Weil ich – aus seiner Sicht – 15 Minuten zu spät zuhause gewesen war, war ich in dieser Situation? Das konnte doch nicht sein Ernst sein. War er völlig verrückt?

»Was soll das?« erwiderte ich scharf, »Du hast sie wohl nicht mehr alle.«

»Mi, es gibt Regeln.«

»Sag mal, bist du völlig gaga? Das darf doch nicht wahr sein.«

»Du wirst die Regeln lernen.«

»Nix werde ich tun«, ich begann aufzustehen »ich werde jetzt nach Hause gehen«. Sein Schlag ins Gesicht traf mich völlig unerwartet aus dem Nichts mit voller Wucht, so dass ich zurück auf den Boden stürzte. Er hatte mich noch nie geschlagen.

»Du wirst gehorchen.«

»Ich denke nicht dran.« Mein Gesicht schmerzte höllisch.

»Du wirst gehorchen.« Ich schwieg, versuchte mich zu sammeln.

Alexander kniete neben mir nieder. »Du bist so schön Mi. Ich habe dich vom ersten Moment an erwählt. Du bist besonders. Mache es uns nicht schwer. Ich liebe dich. Du wirst mein sein.« Sanft strich er über meine glühende Wange. Völlig unerwartet dann ein zweiter Schlag. Schmerz explodierte in meinem Gesicht. »Aber du wirst lernen zu gehorchen. Gib mir deinen Arm.« Reflektorisch verschränkte ich meine Arme vor mir. »Mi, gib mir deinen Arm.« Seine Stimme war sanft, beängstigend ruhig. Ich spürte die kaum noch zu unterdrückende Angst in mir aufsteigen. »Mi. Ich möchte dir nicht weh tun. Ich werde dir helfen. Du bist noch nicht im Licht.«

Ich verstand keines seiner Worte, hielt immer noch meine Arme vor mir verschränkt, schob mich langsam rückwärts von ihm weg, zog mich in die hinterste Ecke des Raums zurück, mein Kopf dröhnte. Jetzt lagen zwei Meter zwischen ihm und mir. Ich starte ihn schweigend an. Versuchte mich zu sortieren. »Wie du meinst«, hörte ich ihn sagen. Er stand auf, klopfte einmal seine Kleider ab, als ob diese dreckig geworden wären, drehte sich um und ging. Die Tür schloss sich mit einem leisen Klacken. Es war ein sattes Geräusch. Anders als das Geräusch einer normalen Holztür. »Das Schloss scheint gut geölt« schoss es mir durch den Kopf. Irgendwo in mir das leise Gefühl, einen riesigen Fehler gemacht zu haben. Dennoch war ich erst einmal erleichtert, dass Alexander den Raum verlassen hatte. Ich hatte das Gefühl, Zeit gewonnen zu haben, auch wenn sich meine Situation um keinen Deut verbessert hatte.

Das, was dann kam, lag hinter dem, was mein Verstand begreifen konnte. Lag hinter dem, was ich schon mal gehört hatte, lag hinter meinem Vorstellungsvermögen von Dingen, die möglich sind. In Krimis, ja, da war ich hin und wieder Szenen begegnet, die Ähnlichkeit mit dem hatten, was ich nun erleben sollte. Ich hatte meist den Kopf geschüttelt über die Fantasie der Autoren. Ich habe keine ganz kongruenten Erinnerungen an die folgenden Wochen. Wieder verstrich Zeit. Sie dehnte sich. Breitete sich aus. Umhüllte mich. Wie lange ich schon ohne Wasser war, konnte ich nicht sagen. Meine Gedanken drehten sich nur noch um den Durst. Er nagte an mir, bohrte sich in meinen Verstand. Verhöhnte mich. Ich fühlte mich in einem deliranten Zustand zwischen Wachen und Schlafen, als sich die Tür ein zweites Mal öffnete. Alexander kam rein, schweigend sah er auf mich herab. »Kann ich deinen Arm haben, Mi?« Wieder zog ich reflektorisch meine Arme unter meinen Körper. Mein Blick traf sich kurz mit Alexanders Blick, bevor er sich umdrehte und ich hörte, wie sich die Tür wieder schloss. Ich drehte mich auf der Matratze um, dem einzigen Gegenstand im Raum, der mir geblieben war, rollte mich, den Rücken zur Wand, zusammen und weinte. Stille Tränen. Sie hatten kein Wasser, mein Körper konnte auf keinen Tropfen Flüssigkeit verzichten. Alexander musste ein drittes und ein viertes Mal wiederkommen, bevor ich meinen Arm nicht mehr wegzog, sondern ihn willenlos liegen ließ. Seine Stimme war jedes Mal ruhig und fast tonlos, wenn er mich bat, ihm meinen Arm zu geben. Das Einzige, was ich sehr klar aus diesen ersten Tagen erinnere, war sein Lächeln, als er letztlich meinen Arm nahm und eine Nadel einführte. »Braves Mädchen.« Bevor ich das Bewusstsein verlor, schoss ein letzter Gedanke durch meinen Kopf: »Woher kann er das?«

Als ich wieder zu mir kam, befanden sich Schließen an meinen Armen und Fußgelenken, Spanngurte führten von diesen zu Verankerungen im Boden, die vorher von den Matratzen verdeckt gewesen waren. Wie aufgespannt lag ich da, Arme zur Seite, Beine auseinander, ein Tropf hing an einem Haken an der Wand neben mir. Flüssigkeit, die langsam in meinen Arm tropfte. Die Tür stand ein Spalt weit offen, Licht fiel in den Raum. Ich hörte Alexander unten summen. Als er hochkam, trug er einen Teller mit heißer Brühe in den Raum. »Du musst wieder zu Kräften kommen, Mi.« Er kniete sich neben mich, ich drehte den Kopf weg. »Mi! Du musst noch viel lernen.« Leicht strich er über meinen Kopf, wanderte mit seiner Hand meinen Körper entlang. »Erinnerst du die Bilder von Gauguin. Wir haben uns oft abends in der Küche darüber unterhalten. Frauen, am Strand in Haiti. Gauguin hat sie gezeichnet.« Er streichelte meinen Bauch. »Du bist so wie diese Frauen dort am Strand. Sinnlich. Wunderschön. Ich bin dir nicht böse, Mi, du hast es nicht anders gelernt. Aber ich werde dich jetzt lehren dürfen. Gehorsam sein ist wichtig, das verstehst du doch, oder?« Es war eine rhetorische Frage, er erwartete keine Antwort. »Dir gebührt Strafe für deine Unpünktlichkeit. Was, denkst du, ist angemessen?« Meine Seele flog davon, suchte Schutz in einer eigenen Welt. Ein kühler blauer See tauchte vor meinem inneren Auge auf, schon als Kind hatte ich das Schwimmen geliebt. Im See, unter die Wasseroberfläche in die Stille zu tauchen.

Alexander fuhr fort: »Mi, du bist eine von uns. Ich habe dich in dir gleich erkannt.« Ich spürte die Verwirrung in mir. Wovon redete er? »Deine Augen waren am ersten Tag schon dunkel, dunkel vor Angst, als ich dir Fragen stellte. Ich habe nur dich in der Gruppe von Studenten gesehen, du warst anders, weicher, schöner, klüger. Ich habe dich auserwählt und du hast mich angesehen. Die Angst machte dich wunderschön. Ich konnte warten.« Ich verstand kein Wort von dem, was Alexander sagte, sein Tonfall aber löste Angst in mir aus. Irgendetwas an diesem mir plötzlich unbekannt scheinenden Mann machte mir panische Angst. Ich schloss die Augen, er sollte meine Augen nicht sehen.

Ich dachte an den dunkelblauen See, die ruhige Kühle des Schwebens, wenn ich tauchte. Ich spürte, wie Alexanders Finger begannen, über mich zu laufen, sie umkreisten meinen Bauchnabel, wanderten weiter, strichen kurz über die Scham. Ich zögerte nur kurz, bevor ich in mir absprang und durch das kühle Blau der Wasseroberfläche eintauchte. Ich spürte nicht mehr, wie Alexander eindrang. Ich würde erst wiederkommen, wenn er gegangen war.

Ich erinnere nicht, wie oft ich in den kommenden Wochen Gewalt erlebte. Auch nicht immer von wem. Manchmal waren es fremde Männer, unbekannte Körper ohne Gesicht, bekleidet mit Masken – sie kamen meist dann, wenn ich »ungehorsam« gewesen war. In aller Regel aber kam er selbst. Er setzte mich unter Drogen, Medikamente. Mal wurden diese injiziert, oft waren sie im Trinken, in der Nahrung. Nachdem ich das verstanden hatte, aß und trank ich fast nichts. Es gab Kerzen, die entzündet und wieder gelöscht wurden. Es gab Zahlen, die wichtig waren. Manchmal wurden mir Brandwunden zugefügt. Schnitte im Genitalbereich, dort, wo niemand sie sehen würde. Dort, wo zu viel Scham mich verstummen lassen würde.

Nach einer Weile band Alexander mich punktuell los, während er im Raum war. Er wies mich an, vor ihm niederzuknien und ihm Gehorsam zu versprechen. Tat ich es, strich er mir über den Kopf, lobte mich. War fast sanft, zärtlich, liebkoste mich. Benannte, wie sehr er meine Klugheit lieben würde. Dass ich schnell lernen würde. Brachte abends sein Glas Wein mit nach oben und verlegte die abendlichen Gespräche, die früher in der Küche stattgefunden hatten, in den Raum. Tat ich es nicht, strafte er mich. Angst, Schmerz, Allein sein und Verzweiflung wurden meine täglichen Begleiter. Ich wusste nicht, ob ich das Öffnen der Tür fürchtete oder herbeisehnte.

Ich verlor jedes Zeitgefühl, meine Gedanken dachten nicht mehr. Ich überlebte. Wenn ich wach war, war ich wach, wenn ich schlief, schlief ich unruhig, wenig. Es war immer dunkel in dem Raum, außer wenn Alexander kam. Schmerz, den er mir zufügte, erregte ihn. Ich dissoziierte inzwischen so schnell, dass ich kaum eine kongruente Erinnerung behielt. Meine Erinnerungen zerfledderten wie Papierschnipsel im Wind. Meist war ich in meiner Welt der Dissoziation, in meinem inneren See, verschwunden, bevor Alexander den Raum ganz betreten hatte. Es reichte ein Wort von ihm, sein Geruch, eine Bewegung, sein Lächeln und ich hörte auf zu fühlen, wurde hart, kalt, leer, willenlos. Mein Körper blieb da. Hielt aus. Ich bedauerte es jedes Mal, dass ich ihn nicht mitnehmen konnte. Viele Erinnerungen sind bis heute bruchstückhaft. Nicht glaubhaft. Nicht vor Gericht. Nicht vor der Polizei. Vor Sophie? Vielleicht. Sie konnte die Anspannung meines Körpers spüren, sehen, wenn ich versuchte, einzelne Worte zu finden, während unendlich viele Bilder vor meinem inneren Auge abliefen. Dort, tief in mir drinnen, gab es Worte, Laute, Schmerz. Im Außen gab es nur Stille.

Eine sich wiederholende, schwere Traumatisierung kann unterschiedliche Formen von dissoziativen Störungen hervorrufen. Die häufigsten sind:

- Die *dissoziative Identitätsstörung (DIS):* Diese wird als eine von den Täter*innen beabsichtigte anhand von ritueller Gewalt hervorgerufene, strukturelle Spaltung der Persönlichkeit in mehrere ANPs und mehrere EPs definiert. Laut Millner (2015) haben Betroffene in der Regel sehr gut funktionierende Alltagspersönlichkeiten, so dass sie im Außen nicht auffallen. Darunter liegen multiple EPs, die – laut Betroffenenberichten – zum Teil von den Täter*innen antriggerbar sind. Sie beinhalten Persönlichkeitsanteile der Primärpersönlichkeit, die sich im Rahmen der Traumatisierung abgespalten haben. Jeder Persönlichkeitszustand hat ein eigenes Ich-Bewusstsein mit eigenem Muster von Erleben, Wahrnehmen, Erfassen und Interagieren mit sich selbst, dem eigenen Körper und der Umwelt. Bei den antriggerbaren EPs werden dabei wiederholende Misshandlungen mit ausgeprägten Schmerzen dazu genutzt, reflexartige Verhaltensweisen einzutrainieren (Konditionierung), welche dann den Täter*innen jederzeit Zugriff aufs Opfer ermöglichen. Das Opfer dissoziiert sofort, wenn Täter*innen anwesend sind. Deswegen seien Betroffene in der von Täter*innen angetriggerten Persönlichkeitsstruktur den Befehlen der Täter*innen weitgehend wehrlos ausgeliefert. Miller beschreibt, dass Opfern von Täter*innen Schuld an erzwungenen Handlungen suggeriert wird, so dass ein Initiieren rechtmäßiger Strafverfolgung durch die Betroffenen mit derartiger Angst verbunden ist, dass Betroffene auf Hilfsangebote nicht reagieren. Bestehen mehrere EPs, haben diese oftmals keinen Zugang untereinander zu dem Gedächtnis, den Gedanken und Handlungen der anderen EPs. Gefühle der EPs können aber zur ANP gelangen, was diese dann gegebenenfalls in Therapie bringt.

- Davon abzugrenzen ist die *partielle dissoziative Identitätsstörung (pDIS)*. Diese unterscheidet sich von der DIS darin, dass die Spaltung zwischen den Persönlichkeitszuständen weniger ausgeprägt ist. In der Regel treten keine Amnesien, jedoch regelmäßiges teildissoziiertes Handeln auf. Dabei ist ein Persönlichkeitsanteil dominant und andere nicht dominante Persönlichkeitsanteile versuchen intrusiv zu beeinflussen, sind jedoch nicht im Vordergrund. Intrusive Beeinflussungsversuche beinhalten z. B. Selbst- und Fremdverletzungen, Essstörungen oder sexuelle Handlungen. Dieser Zustand ist bei rituellem Missbrauch nicht Ziel der Täter*innen.
- Eine Form der potenzierten Dissoziation ist die *Depersonalisation*. Dies ist eine der letzten Überlebensstrategien, insbesondere von Kindern genutzt, die früh traumatisiert wurden. Derart traumatisierte Menschen können »sich verschwinden lassen«. Der Blick wird leer und es besteht eine völlige Geistesabwesenheit. Betroffene steigen aus ihrem Körper aus, erleben sich selbst als fremd, unwirklich, losgelöst von sich, ihrem Körper. Sie berichten, als wären sie ein Außenbeobachter der eigenen Gedanken, Gefühle, Empfindungen, des Körpers oder der eigenen Handlungen (Gysi, 2020). Solche Klient*innen erzählen entsetzliche Geschichten, scheinbar ohne auch nur das Geringste dabei zu empfinden, was wiederum schnell die Frage der Glaubwürdigkeit aufwirft. Bei diesen Klient*innen ist, z. B. bei sich wiederholenden Traumata, fast das gesamte kognitive Gehirn abgeschaltet, sie können in der traumatisierenden Situation nicht denken, spüren keine tiefen Gefühle, erinnern sich nicht und können dem, was geschieht, keinen Sinn abgewinnen (van der Kolk, 2017).

Mia war zwar nicht als Kind Traumata ausgesetzt worden, die wiederholenden traumatisierenden Erlebnisse als junge Frau hatten sie aber zumindest in Anteilen in die Depersonalisierung gehen lassen. Sophie sah sie in Therapiestunden bei Flashbacks immer wieder verschwinden, während sie nach Worten suchte. Ihr Blick wurde unscharf, verlor sich erst an einem Punkt an der Wand hinter ihr, dann begannen ihre Augen unruhig von rechts nach links zu wandern. Ihr Gehirn schaltete sich ab, Herzfrequenz und Blutdruck blieben gleich. Deutlich war, dass Mia an irgendeinem

Punkt in dem Raum damals nicht mehr versucht hatte zu fliehen, sie dissoziierte die Angst – damals wie heute.

> Wiederholende traumatisierende Handlungen bei rituellem Missbrauch können zur dissoziativen Identitätsstörung führen. Unterschieden werden:
> *Dissoziative Identitätsstörung (DIS):* Diese wird als eine von den Täter*innen gewollte, durch rituelle Gewalt hervorgerufene, strukturelle Spaltung der Persönlichkeit in mehrere ANPs und mehrere EPs beschrieben.
> *Partielle dissoziative Identitätsstörung (pDIS):* Bei dieser ist die Spaltung zwischen den Persönlichkeitszuständen von einer AP und einer oder mehreren EPs weniger ausgeprägt. Die ANP und EPs haben Kenntnis voneinander.
> *Depersonalisation:* Fast das gesamte rationale Gehirn ist taub. Betroffene steigen aus ihrem Körper aus, sie spüren so während ritueller Handlungen keine tiefen Gefühle, erinnern sich nicht und können dem, was geschieht, keinen Sinn abgewinnen. Diese Form der dissoziativen Identitätsstörung tritt v. a. bei Kindern auf.

Eine »Gesprächstherapie« im herkömmlichen Sinne ist unter diesen Umständen nutzlos. Es geht im ersten Schritt nicht darum, das Trauma zu beschreiben (und so in einer Dauerdissoziation zu landen), sondern einen Zugang zu sich selbst und dem inneren Erleben zu schaffen. Solche Klient*innen müssen lernen, das Atemmuster zu spüren und zu verändern, sie müssen lernen, Körperempfindungen zu beeinflussen, indem sie z. B. sich wechselseitig berühren/tappen, sie müssen lernen, ihren Herzschlag wahrzunehmen und ihn nicht zu dissoziieren. Ein völliger Mangel an spürbarer mentaler Präsenz ist letztlich noch schädlicher als ein Überflutetwerden von Flashbacks, zudem »abgeschaltete Klient*innen« meist unbemerkt bleiben – und damit auch untherapiert (van der Kolk, 2017).

In einer Traumabehandlung mit dissoziativer Identitätsstörung/Depersonalisation geht es insofern nicht selten darum, erst einmal die Qualität des alltäglichen Erlebens zu verbessern, unter anderem auch deshalb, damit sich diese Menschen in ihrer Taubheit nicht wiederholt in Gefahr bringen. Denn wer nichts spürt, läuft Gefahr, sich den Täter*innen eher wieder auszusetzen (dort wird das Entsetzen dann erneut spürbar), wer nichts spürt, bringt sich bei depressiven Einbrüchen eher in Gefahr (Selbstverletzung/Suizidalität aktiviert das Stressempfinden und katapultiert einen so aus der Taubheit), wer nichts spürt, der kann eine hilfreiche therapeutische Bindung nicht eingehen. Depersonalisierten Klient*innen muss deswegen v. a. erst einmal beigebracht werden, voll und ganz und vor allem sicher in der Gegenwart zu leben. Damit sie dies schaffen können, müssen Therapeut*innen ihnen, auf welchem Weg auch immer, beibringen, die Gehirnstrukturen, die während des Traumas »abgeschaltet« wurden, zu reaktivieren, damit sie in der Gegenwart am Leben teilnehmen können. Bei Mia war der Zugang ihr Körper, der sich erinnerte, sie an die Orte des Entsetzens zurückführte und in der Sicherheit von Sophies Händen langsam jedes Bruchstück integrieren ließ. Die Arbeit bei mir war erst der zweite Schritt, der ohne den ersten nicht gelungen wäre. Mia war immer noch fragil, als sie zu mir kam, denn je länger Mia mit Sophie arbeitete, je mehr sie sich eins fühlte, je verletzbarer und schreckhafter wurde sie.

Alexander sorgte dafür, dass keine leicht ersichtlichen, eindeutigen Narben an meinem Körper blieben, die nachweisen können würden, was hier geschehen war. Ich lernte aus reinem Überlebenswillen heraus zu gehorchen. Bedingungslos Regeln zu folgen. Seinen Regeln.

Ich hatte das Gefühl, seine Worte und deren Sinn nicht zu verstehen. Er behauptete, seine Liebe zu mir sei rein und tief, diese Liebe gehe über die physische Welt hinaus. Er müsse sehen, dass ich Schmerz aushalte, um zu wissen, dass ich ihn liebe. Er schien an meinem Schmerz interessiert, an meiner Angst. Er beobachtete genauestens, wie lange ich den Schmerz ertrug, wie lange ich nicht weinte. Meine Empörung und Gegenwehr der ersten Tage wandelten sich in Unsicherheit. Wenn jemand, der klug und sozial hoch anerkannt war, so sehr Grenzen überschritt, musste es dann nicht irgendeine Berechtigung hierfür geben, die ich einfach nicht kannte? Ich sollte später noch oft Sophie fragen: »War das richtig, was er getan hat? Hatte er das Recht dazu?«

Er bemerkte schnell, dass er mir mit willkürlichem Verhalten Angst einjagte. Er liebte es, die Angst in meinen Augen zu sehen. Wenn ich den Schmerz nicht aushielt und ihn anbettelte aufzuhören, sah er mich enttäuscht an. Ich begann mich für meine Schwäche zu hassen. Ich hasste meinen Körper dafür, dass er nicht einfach alles wegsteckte. Ich verachtete mich, dass ich mich vor Alexander erniedrigte.

In Zeiten, in denen Alexander nur bei mir saß und mich betrachtete, redete er mit mir. Manchmal über seinen Tag. Manchmal erklärte er mir, warum er das alles tat. Er erzählte mir, dass er »einer organisierten Gruppe« angehören würde, welche »Frauen oder auch Kinder auserwählen«, sie »ins Licht führen« würde. Es wäre für diese Frauen »eine Ehre, initiiert zu werden«. Ich würde »ein Leben als Auserwählte« von ihm »geschenkt bekommen«, würde initiiert werden. Der Schmerz sei »die Quelle des Lebens«. Jeder Mann der Organisation dürfe sich »ein Kind oder eine Frau auswählen«. Er habe mich gewählt. Ich würde »ihm gehören«. Ich sei besonders. Sinnlich. Stünde für »das Licht in seinem Leben«. Das Initiationsritual würde das Ziel der »völligen Unterwerfung« haben. Er sei sich sicher, ich wäre fähig zu lernen. »Zu lernen, dass ich dem Licht näher« sei, wenn ich mich mit ihm »für immer vereinen« würde. Ich solle mir »keine Sorgen machen«, dass ich nun »einen anderen Weg gehen«, die Abschlussprüfung meines Studiums vielleicht nicht bestehen würde, er werde für mich sorgen, mir würde an »nichts mangeln«, ich müsse »nur lernen zu gehorchen.« Ich erklärte ihn innerlich für verrückt. Schwieg. Spürte meine Angst vor dem Wahnsinn hinter den Worten. Fast traurig fügte er hinzu: »Du hast dich am Anfang sehr gewehrt, Mi, das macht es nur schwerer. Wenn du ungehorsam bist, wirst du hart bestraft werden, so sind die Regeln.« Er erklärte mir, dass es Gesetze gebe, nach denen er sich genauso richten müsse wie ich. »Tu, was du willst, soll sein das ganze Gesetz. Der Mann hat kein anderes Recht, als seinen eigenen Willen zu tun. Tu den, und kein anderer soll Nein sagen. Jeder Mann und jede Frau sind ein Stern. Es gibt keinen Gott außer dem Menschen. Der Mensch hat das Recht, all diejenigen zu töten, die ihm diese Rechte zu nehmen suchen. Die Sklavinnen sollen dienen. Liebe ist das Gesetz. Liebe unter Willen!« Es sei das Gesetz des Starken. Er lehrte mich den Text. Das Gesetz, das den Mann als Herrscher einsetzt. Immer wieder wiederholte Alexander: »Du bist auserwählt und Auserwählte dürfen ihren Mann nicht verlassen.« Wenn ich dies je tun würde, würde ich vor den »Rat« kommen, welcher es dem

Zufall überlassen würde, ob ich überleben würde oder nicht. Auch da gelte das Gesetz des Starken. Alexander zeigte mir Filme von Vergewaltigungen, bei denen Männer zusahen. Fünf, sechs, sieben Männer hintereinander drangen in eine Frau ein, bis die Frau bewusstlos wurde. Meist stimulierte er sich während solcher Videos. Er versprach mir, mich zu schützen, wenn ich gehorsam bliebe. Solange ich kommen würde, wenn er nach mir schicken würde, wäre ich frei. Dürfe auch woanders leben. Aber eines sei entschieden: Ich wäre ab jetzt für immer seine Frau. Wenn ich mit irgendjemandem außerhalb dieses Raumes über die Initiation, die Lehren reden oder nicht kommen würde, würde ich hingegen sterben. Er selbst würde dafür sorgen, dass ich sterben, ich mich suizidieren würde. Das könne ja schon mal passieren. Man könne alles herstellen. Ich schwieg. Suizid war für mich keine Option.

Bis heute verschwimmt die Erinnerung an die Tage in diesem *Raum*, ist fragmentiert und bruchstückhaft, wirkt surreal, unglaubwürdig. Auch für mich. Mein Körper erinnert, wenn ich es zulasse, erinnert jedes Detail. Erinnert den Schmerz, die Angst. Mein Herzschlag wird spürbar, mein Atem hört auf, ICH höre auf zu sein. Mein Kopf hingegen fühlt sich wie taub an, es gibt keinen sinnvollen Gedanken zu den Tagen in dem Raum. Schuld und Scham, die spüre ich. Und immer wieder die alles entscheidende Frage: Warum hatte ich die Gefahr nicht kommen sehen? Warum hatte ich ihn nicht erkannt? Ein Kind kann man entschuldigen – ein Kind weiß vielleicht nicht, sich zu wehren. Aber eine intelligente junge Frau?

Als Alexander nach vier Wochen die Tür vom Raum erstmals offenstehen ließ, und leise summend den Raum verließ, war reglose Stille in mir. Ich rannte nicht raus, so wie ich es mir tausende von Malen vorgestellt hatte. Ich blieb mit gesenktem Blick in meiner Ecke sitzen. Testete er mich? Hatte ich die Erlaubnis zu gehen? Ich traute mich nicht, den Raum zu verlassen. Saß da, die Arme um die Beine geschlungen, eine Haltung, die ich oft eingenommen hatte und noch oft einnehmen sollte. Erst als Alexander mich am nächsten Tag an der Hand nahm und ins Wohnzimmer führte, hob ich den Blick. Ich sah Alexander an. Es gab nur zwei Worte in mir: »Ich gehe!« In meinem Kopf schrie ich sie, und doch brachte ich diese nur flüsternd heraus. Alexander nahm es fast gleichgültig zur Kenntnis: »Das habe ich erwartet Mi. Aber du wirst nicht vergessen, was du gelernt hast, du wirst wiederkommen, wenn ich es dir sage. Du wirst niemandem etwas erzählen. Und wenn du etwas erzählst, wird man dir nicht glauben.« Ich fand keine Antwort auf diese Worte, nahm nur wahr, dass Alexander mich nicht daran hindern würde zu gehen. Ich ging. Ging in den Keller, holte meine Bücher, nahm meinen Rucksack, schloss seine Haustür hinter mir und ging zu meinem Auto, das dort stand, wo ich es vor vier Wochen geparkt hatte. Tränen rannen mir über das Gesicht. Ich wusste nicht wohin, weiß bis heute nicht, wie ich nach Hause gekommen bin. Ich erinnere, dass ich Stunden unter der Dusche stand, Wasser über meinen Körper laufen ließ, im Versuch alles abzuwaschen. Ich erinnere, wie ich neue, frische Kleidung, die nach mir roch, aus dem Schrank nahm. Und sich sein Geruch dennoch nicht verlor. Ich erinnere die Leere in meinem Kopf. Ich erinnere, dass ich lange reglos, wie eine Hülle, auf dem Sofa meiner Wohnung gesessen und in die Blätter des Baumes gegenüber geschaut habe. Bis sich eine Entscheidung in mir geformt hatte. Vergessen. Neu beginnen. Dagegen ankämpfen war zu groß. Die Vorstellung, hierfür Worte zu finden, zu unmöglich. Die Chance, dass mir geglaubt würde, zu klein. Die erlebte Entwertung zu unaussprechbar. Ich würde Alexander vergessen.

Womit ich nicht gerechnet hatte, war, dass ein Körper nicht vergisst. Und dass Sophies sanfte Hände hervorbringen würden, was zwanzig Jahre lang in mir eingeschlossen war. Es würde noch Jahre dauern, bis ich zum ersten Mal von »ritueller Gewalt« hören würde und noch viel länger, bis ich dieses Wort mit dem, was ich in diesen Wochen erlebt hatte, in Verbindung bringen und damit zurechtkommen würde. Ich begann für die Abschlussprüfung zu lernen.

Warum verließ Mia nicht den Raum, sobald dieser offen war? Mia hatte sich aufgegeben. Angst vor dem, was dann passieren könnte, lähmte ihre natürliche Fluchtreaktion. Alexander hatte sie mittels nicht vorhersehbarer, unausweichliche Gewalterfahrung konditioniert.

Die amerikanischen Psychologen Maier und Seligmann (1976) hatten schon Mitte der 1970er Jahre in Untersuchungen an Hunden, die in Käfigen wiederholt und unausweichlich schmerzhaften Elektroschocks ausgesetzt wurden, eine derartige Reaktion erstmals gezeigt. Diese Hunde wurden nach erfolgter Konditionierung mit den Elektroschocks mit anderen Hunden einer Kontrollgruppe, welche keine Elektroschocks erhalten hatten, in einen weiteren Käfig gesperrt. Dort, bei offener Tür, erhielten alle Hunde erneut bzw. erstmals Elektroschocks. Die Hunde der Kontrollgruppe, die zuvor keine Elektroschocks erhalten hatten, verließen bei Erhalt der Elektroschocks den Käfig fluchtartig. Die Hunde hingegen, die vorher schon Schocks, ohne die Möglichkeit zu fliehen, erhalten hatten, versuchten nicht einmal – und dies trotz weit offener Türen – dem Käfig zu entkommen. Die Tiere lagen einfach da und winselten (Maier & Seligmann, 1976).

Bei traumatisierten Menschen verhält es sich ebenso: Die bloße Möglichkeit zu gehen, bringt traumatisierte Menschen nicht automatisch dazu, den Weg in die Freiheit zu wählen. Menschen, die auf die Art und Weise, wie Mia es erlebt hat, schwer traumatisiert werden, haben alle Hoffnung aufgegeben. Eine Zukunft gibt es nicht mehr. Sie haben aufgegeben, sich zu wehren, sind in ihrer Angst gefangen, trauen niemandem mehr in ihrem Umfeld, können keinen kongruenten zukunftsorientierten Weg mehr finden. Sie sind hilflos.

Maier und Seligmann fanden in ihren weiteren Forschungen heraus, dass die traumatisierten Hunde wesentlich größere Mengen an Stresshormon produzierten, als Hunde es normalerweise tun. Dieses lässt sie reglos im Schock verharren. Die einzige Möglichkeit, den traumatisierten Hunden beizubringen, den Ort ihrer Misshandlung zu verlassen, bestand darin, sie wiederholt mit den Händen aus ihrem Käfig zu ziehen, damit sie an ihrem eigenen Körper erlebten, dass und auf welche Weise sie den Käfig hinter sich lassen konnten.

Auch bei uns Menschen verhält sich dies nicht wesentlich anders. Auch wir reagieren bei Traumatisierung mit einer Ausschüttung von Stresshormonen. Im neurobiologischen Idealfall müsste unser Stresshormonsystem blitzschnell auf Bedrohungen reagieren und unmittelbar danach wieder in einen Zustand der Balance zurückfallen. Bei wiederholter schwerer Traumatisierung funktioniert dieser Mechanismus jedoch nicht. Im Gegenteil, auch nach Abklingen der akuten Gefahr senden Gehirn und Nervensystem des Menschen weiter Kampf-, Flucht- oder Erstarrungssignale, weswegen Betroffene in einem Zustand starker Erregung oder gar Panik verharren.

Ein solcher Zustand von Nachhall-Erinnerungen, Panik und wiederholendem innerem Traumaerleben ist in seinem Wesen unerträglich. Da das Trauma als solches nicht ungeschehen, rückgängig gemacht werden kann, versuchen Betroffene oft, dem Stresszustand durch Verdrängen bzw. Vergessen der Erinnerungen zu entkommen. Sie tun so, als sei nichts Besonderes passiert, versuchen, »normal« zu leben.

Auch Mia hatte als erste Reaktion versucht, zu ihrem »normalen Leben« überzugehen, als ob nichts passiert sei. Es kostet aber sehr viel Energie, den Anschein eines normalen Lebens aufrechtzuerhalten. Betroffene mit einer DIS oder Traumafolgestörung nach rituellem Missbrauch sind so oft im Alltag schnell erschöpft. Mia berichtete immer wieder, sie sei so »müde«. Selbst wenn sie gut geschlafen hatte, ausgeruht war, spürte sie oft eine lähmende innere Müdigkeit, die sie sich nicht erklären konnte. Sie hatte fast dauerhaft das Gefühl, am Rande ihrer Leistungsfähigkeit zu leben und zu arbeiten. Als sie begann, mit Sophie zu arbeiten, kamen Phasen dazu, in denen sie nachts hochschreckte, schlecht oder gar nicht schlief. Reale Müdigkeit kam zu der inneren Müdigkeit hinzu. Sie fühlte sich verletzbar und schämte sich ihrer von ihr so empfundenen Schwäche und Verletzlichkeit, was sie noch mehr ein Gefühl innerer Erschöpfung entwickeln ließ, und den Eindruck entstehen ließ, dass Sophies Fragen die Symptomatik eher verschlimmerten.

Obwohl sich alle Traumaopfer wünschen, erlebte Traumata zu überwinden, ist der Teil unseres Gehirns, dessen Aufgabe darin besteht, unser Überleben zu sichern, nicht besonders gut im Leugnen.

Noch lange – bei Mia fast 30 Jahre lang – nach dem traumatischen Erlebnis konnte beim kleinsten Anzeichen einer Gefahr die Traumareaktion reaktiviert werden. Werden zusätzlich traumatische Erlebnisse intermittierend und unerwartet zwischenzeitlich wiederholt, findet das Stresssystem gar nicht mehr in den Ruhezustand zurück.

Bei Triggern von Traumaerinnerungen werden immer wieder große Mengen von Stresshormonen ausgeschüttet. Dadurch werden unangenehme Emotionen, starke körperliche Empfindungen bis hin zu impulsiv, aggressiven Reaktionen ausgelöst. Sind sich Traumaopfer ihrer Traumata in all ihrer Tragweite nicht bewusst, da sie z.B. in die Vermeidung/Verdrängung gegangen sind, empfinden sie ihre eigenen Reaktionen als unerklärlich und überwältigend. Es entsteht in ihnen dabei nicht selten das

Gefühl, ihnen entgleite die Kontrolle über ihr Leben, und sie fürchten bis in ihr tiefstes Inneres geschädigt worden zu sein, nie mehr genesen zu können. Die Gefahr, die hier immer entsteht, ist: Sie geben auf (van der Kolk, 2017).

Bei wiederholter Traumatisierung stellt sich unser menschliches Stresssystem nicht blitzschnell wieder in den Normalzustand zurück. Auch nach Abklingen akuter Gefahr sendet es weiter Kampf-, Flucht- oder Erstarrungssignale. Dies führt dazu, dass Betroffene in einem körperlich unerträglichen Zustand starker Erregung oder gar Panik verbleiben.

Die natürliche Reaktion traumatisierter Menschen darauf besteht darin zu versuchen, das Trauma zu verdrängen. Unser Gehirn ist allerdings nicht sonderlich gut darin, traumatische Erlebnisse zu leugnen. Noch lange nach erlebten Traumata können beim kleinsten Anzeichen einer Gefahr die Traumareaktion reaktiviert werden.

November 2012

Sophie brach das Schweigen als erste. »Du wusstest vorher, dass es bei der Verhandlung heute kaum einen Ausweg gab. Es war deine Entscheidung, das Urteil zuzulassen, um Schlimmeres zu verhindern.« Sie hatte Recht. Ich hatte keine Wahl gehabt. Eine öffentlichkeitswirksame Verhandlung konnte ich mir nicht leisten, wenn ich meine Arbeitsstelle nicht gefährden wollte. Dennoch fühlte sich das Urteil deswegen nicht gerechter an. »Vorsätzliche Gefährdung des Straßenverkehrs aufgrund bewusst herbeigeführter Intoxikation.« Ich hatte aber nie »bewusst« eine Intoxikation hergestellt. Ich fuhr normalerweise 50.000 km im Jahr. Trank keinen Alkohol, nahm keine Medikamente, nicht einmal eine Kopfschmerztablette. Dennoch hatte die Polizei mich am 3. Februar letzten Jahres mit 208 ng/ml Lorazepam im Blut aufgegriffen, als ich Schlangenlinien auf einer Schnellstraße fuhr. Lorazepam ist ein Beruhigungsmittel aus der Gruppe der Benzodiazepine, oft angewandt als Schlafmittel oder Angstlöser. Man sollte es nie länger als zehn Tage nehmen, da es sonst Sucht auslösen kann. Ein Medikament, dass ich von meinen Patienten kannte, die es immer mal wieder bei Schlafstörungen von ihrem Psychiater verordnet bekommen hatten, ein Medikament, für das ich ein Rezept brauchen würde, ein Medikament, das ich nie einnehmen wollen würde. Es war mir zwei Tage vor der fraglichen Nacht gewaltsam verabreicht worden. Hände hatten mich festgehalten. Andere Hände meinen Mund aufgezwungen. Angst hatte mich überflutet. Angst zu sterben. Es folgten drei Tage ohne Erinnerung. Verlorene Tage, die nie wiederkommen würden. Am dritten Tag war ich Auto gefahren. Ich habe bis heute keine Erinnerung an die heute bei Gericht verhandelte Autofahrt. Aber hätte ich dies angeben können? Hätte ich dies erzählen können, als meine Wahrheit? Hätte die Richterin mir geglaubt? Keine wahrscheinliche Geschichte. Gemessen worden war ein Wert, der im oberen therapeutischen Bereich lag, der andere, wahrscheinlichere Erklärungen nahelegte, als das, was zwei Tage zuvor tatsächlich passiert war. Medikamentenabhängige Mitarbeiter in Krankenhäusern gibt es immer wieder. Bei »Psych-Berufsgruppen« sowieso. Suizidversuche sind nicht selten. Das waren die Wahrscheinlichkeiten.

Sophie hatte Recht, ich hatte gewusst, dass Staatsanwalt und Richterin vermutlich bei ihrer vorgefassten Meinung bleiben würden und dennoch hatte ich es versuchen wollen, den zuvor schon ausgesprochenen unrechten Strafbefehl wegen »vorsätzlicher Gefährdung« des Straßenverkehrs anzufechten. Ich würde nie vorsätzlich den Straßenverkehr gefährden. Ich hatte Widerspruch eingelegt, als mir der Strafbefehl zugestellt worden war. Es ging mir dabei nicht um das Strafmaß – es ging mir um das Unrecht der Anklage. Es ging mir darum, »berechtigte Zweifel« des Gerichts an der aalglatten Version des Staatsanwalts zu wecken, der mehrfach mit Alexander telefoniert hatte. Es war mir nicht gelungen. Die Richterin hatte nicht zugehört.

»Ich habe dir die Aussage des sachverständigen Toxikologen noch nicht erzählt, Sophie«, sagte ich leise, »die beschäftigt mich am meisten.« Der Toxikologe war sehr nett gewesen und hatte fachkundig gewirkt.

»Weißt du, was er gesagt hat?«

Sophie schüttelte den Kopf.

»Er hat mich mehrfach gefragt, ob ich mir ob der Dosis und vor allem ob des Einnahmezeitpunkts zwei Tage zuvor sicher sei – bin ich, Sophie.

Er meinte, man sterbe ab Blutkonzentrationen von 500–800 ng/ml Lorazepam. Ich müsse aber, entsprechend den pharmakologischen Halbwertszeiten, wenn man rückrechnet, an dem Mittwochabend, an dem mir die Tabletten verabreicht wurden, über 1.000 ng/ml Lorazepam im Körper gehabt haben. Ich dürfte gar nicht mehr leben, Sophie.« Die Worte hingen still in der Luft.

Ich hatte mich im Februar letzten Jahres in Gefahr befunden, das hatten wir beide gewusst. Sophie hatte mich deswegen in den Monaten des letzten Winters sehr eng begleitet, hatte mich wiederholt geschützt. Dann aber war sie für zwei Wochen Wandern nach Madeira geflogen. Wie jeden Winter. Ihre Reise war lange im Voraus geplant gewesen und auch wenn Sophie kurz vorher mehrfach gesagt hatte, dass sie am liebsten nicht fahren wollte, war das keine Option gewesen. Paul war zu der gleichen Zeit mit beiden Kindern – ebenfalls lang vorher geplant – in den Schnee gefahren. Es waren Winterferien und alle drei hatten sich seit Wochen auf die Reise gefreut. Ich mochte ihnen nicht die Freude nehmen, lediglich weil sich in mir fraglich irrationale Befürchtungen breit machten. Auch das hatte ich lange mit Sophie diskutiert. Sollte ich Paul bitten dazubleiben? Sophie war dafür gewesen, ich hatte mich dagegen entschieden. War allein zu Hause geblieben.

Zwei Wochen vor Sophies Reise hatte eine Verkettung unglücklicher Umstände zu einer polizeilichen Anzeige gegen Alexander geführt, die, wie ich erst viel später herausfand, unter meinem Namen lief, obwohl ich nie ein Wort ausgesagt hatte. Mich stattdessen bis heute an das Schweigegebot seiner Organisation gehalten hatte. Aus Alexanders Sicht hatte ich jedoch an dem Tag der Anzeige »Hochverrat« begangen. Ich hätte wissen müssen, dass Alexander seine Drohung, mich umzubringen, sofern ich gegen ihn vorginge, wahrmachen würde.

Rechtlich ist ritueller Missbrauch schwer zu verfolgen. Es gibt wenig Forschung, wenig wissenschaftlich fundiertes Wissen zu Tätergruppierungen und -handlungen, was die Herausbildung einer Rechtsgrundlage erschwert (Cockbain et al., 2014). Betroffene können in der Regel allein schon aufgrund ihrer fragmentierten Erinnerungen im impliziten Gedächtnis, die oft erst im Rahmen einer Therapie wieder zu einer zeitlich und geografisch erzählbaren Geschichte zusammengefügt werden und somit immer potentiell den Vorwurf der Suggestion durch Therapeut*innen in sich tragen, keine kongruenten Aussagen innerhalb des regulären Rechtsverständnisses tätigen. Aussagen erscheinen häufig unglaubwürdig. Und selbst wenn Betroffene in der Lage sind, eine Initial-Anzeige zu tätigen, halten sie durch die Fragmentierung des Selbst die Befragungen, Gutachten, Gerichtsverfahren nicht aus. So sind Verurteilungen in Fällen ritueller Gewalt in Deutschland noch selten. Wenn, dann finden sie v. a. wegen sexualisierter Gewalt in Glaubensgemeinschaften, Sekten oder Gruppierungen mit ideologischem Hintergrund statt. Diese Urteile tragen jedoch bisher nicht das Etikett »ritueller Missbrauch«.

Mit rituellem Missbrauch zusammenhängende Verbrechen werden stattdessen einzelnen »regulären« Straftatbeständen zugeordnet: Körperverletzung, Mord, Totschlag, Vergewaltigung, Entführung, Vernachlässigung Schutzbefohlener, usw. Gemäß deutschem Strafrecht ist es erforderlich, einzelnen Menschen diese jeweiligen Tatbestände nachzuweisen, um einen einzelnen Menschen dann auch dafür anklagen und verurteilen zu können. Bei Verbrechen, an denen mehrere Täter*innen beteiligt sind, muss deswegen dann auch die jeweilige Beteiligung jedes/jeder Einzelnen an der Tat möglichst genau nachgewiesen werden. Eine »bloße« Mitgliedschaft in einer Organisation, deren Mitglieder rituellen Missbrauch begehen, ist dagegen nicht strafbar. Auch ist das Verwenden okkulter Symbole bei bestimmten Handlungen als solches nicht strafbar. Letztlich tauchen »Ritueller Missbrauch« und »rituelle Gewalt« als Begriffe in Deutschlands Strafgesetzbuch oder in der polizeilichen Kriminalstatistik schlicht so (noch) nicht auf.

Auf der Website »Infoportal Rituelle Gewalt«, die die Medienpädagogin und Journalistin Claudia Fischer betreibt, werden »Gerichtsurteile, wissenschaftliche Arbeiten und aktuelle Meldungen« zu ritueller Gewalt zur Verfügung gestellt. Die Liste »von Fällen, die in Deutschland zu einer Verurteilung geführt haben«, ist mit 14 Fällen überschaubar (Infoportal rituelle Gewalt, 2024). Die dort benannten Fälle führten dabei nicht explizit wegen ritueller Gewalt zur Verurteilung.

Alles in allem ist deshalb davon auszugehen, dass Strafanzeigen wegen ritueller Gewalt extrem selten zu Verurteilungen führen (Dessecker, 2020).

Fragt man Psychotherapeuten, werden eindeutige Sachbeweise aufgrund der konkreten Umstände entsprechender Taten auch in Zukunft schwer und nur selten zu erbringen sein. Psychologen und Ärzte, die mit Betroffenen arbeiten, heben hervor, dass folgende Faktoren dazu beitragen: Der Umstand, dass Opfer rituellen Missbrauchs ihren Tätern gnadenlos ausgeliefert sind. Die Furcht von Betroffenen, welche verhindert, dass Taten frühzeitig benannt werden. Die dissoziative Abspaltung ihrer Erinnerungen, die zu einer mangelnden Fähigkeit führt, sich zu den erlittenen Leiden zu äußern. Die meist sich daraus ergebende Anonymität ihrer Täter. Durch das bislang erst geringe, wenn auch derzeit wachsende Problembewusstsein in der Öffentlichkeit, gibt es dort kaum Aufmerksamkeit für entsprechende Hinweise. Betroffene bleiben allein. Zu beobachten ist, dass Berichte von Betroffenen vielmehr weiterhin rasch und pauschal in Frage gestellt werden: Polizei, Justiz und auch Therapeuten reagieren nicht selten eher mit Unglauben und Abwehr. Dabei liegt in der Aufdeckung von Missbrauchstaten langfristig vielleicht die größte Chance, diese präventiv zu verhindern.

Polizeiliche Nachweise für das Vorliegen von ritueller Gewalt gibt es kaum, ebenso wenig Statistiken über deren Häufigkeit. In einer Studie von Nick et al. (2018) werden neun Befragungen in Deutschland mit Zahlenangaben über die Häufigkeit der Betroffenen identifiziert, die über Erfahrungen organisierter und ritueller Gewalt berichten. Hahn et al. (2019) berichten, dass zum Teil mit enormem Personalaufwand und außerordentlich akribisch betriebene kriminalpolizeiliche und staatsanwaltliche Ermittlungen im Kontext von Hinweisen auf rituelle Gewalt häufig ergebnislos blieben oder sogar zu Ergebnissen gelangten, die den Berichten der Betroffenen ausdrücklich widersprachen. Deesecker (2020) zieht in seinem Artikel »Rituelle Gewalt: Forschung und ihre Grenzen« das Fazit, dass man aus kriminologischer Sicht mit aller Vorsicht zu dem Ergebnis kommen könne, dass sich das Vorkommen von Erscheinungen ritueller Gewalt nicht eindeutig widerlegen lasse. All diese Stimmen sind ein Spiegel der Kontroverse, die sich um das Thema »organisierte rituelle Gewalt« zieht. Dass dieses derzeit immer mehr ins Bewusstsein der Öffentlichkeit dringt, ist allerdings ein Fakt.

Anfang 2015 hat die Unabhängige Beauftragte der Bundesregierung für Fragen des sexuellen Kindesmissbrauchs (UBSKM) auf ihrer Webseite unter der Rubrik »Wo findet Missbrauch statt?« erstmals einen Absatz zu rituellem Missbrauch offiziell mit aufgenommen. Dort las sich: »Als rituelle Gewalt bezeichnet man die systematische Anwendung schwerer körperlicher, psychischer und sexueller Gewalt [...]. Die Opfer werden systematisch, oft von früher Kindheit an, durch Konditionierung und Programmierung (»Mind Control«) zu Funktionalität und Gehorsam gezwungen. Durch Folter, Prostitution und Mord werden sie auf den Kult verpflichtet und abhängig gemacht. Rituelle Gewalt ist eine extreme und sadistische Form der Gewalt gegen Kinder und Erwachsene. Der seelische und/oder körperliche Missbrauch wird planmäßig, zielgerichtet und wiederholt ausgeübt – oft über einen langen Zeitraum, denn Ausstiegswillige werden unter Druck gesetzt, erpresst und verfolgt.«

Mind Control stellt wohl einen der umstrittensten Aspekte in der Diskussion um rituelle Gewalt dar. Dabei versteht man unter Mind Control eine planmäßig wiederholte Anwendung schwerer Gewalt, mit der gezielt eine Teilung der (kindlichen) Persönlichkeit hergestellt werden soll, um Täter*innen damit einen Zugriff auf das Bewusstsein und Verhalten der Betroffenen zu ermöglichen. Die dabei entstehenden Persönlichkeitsanteile werden dann – laut Betroffenen – für bestimmte Zwecke trainiert und benutzt, so dass in den Betroffenen eine innere Struktur entsteht, die durch Täter*innen jederzeit steuerbar bzw. abrufbar ist und an die das Kind und später die/der Erwachsene im Alltag keine bewusste Erinnerung hat.

Auch heute noch finden sich auf der Seite der UBSKM (www.beauftragte-missbrauch.de) Informationen zum rituellen Missbrauch, aber im Vergleich zu früheren Jahren wesentlich versteckter. So ist zunächst unter dem Reiter »Themen« und dann »Definition« der Reiter »Organisierte sexualisierte und rituelle Gewalt« anzuklicken. Hier finden sich eine erste kurze Definition sowie drei Verweise. Zum einen auf die Webseite der »ECPAT Deutschland e. V. – Arbeitsgemeinschaft zum Schutz der Kinder vor sexueller Ausbeutung« (www.ecpat.de), welche kurz und übersichtlich Informationen und eine Haltung zu Gewalt in organisierten Strukturen anbietet. Von Begriffen wie »Mind-Control« und »Programmierung« wird sich distanziert. Die Glaubwürdigkeit von Betroffenen sowie das Anwenden manipulativer Strategien durch die Täter, um sich Opfer gefügig zu machen, wird hingegen nicht in Frage gestellt. Am Ende verweist ECPAT auf die informativen Webseiten für Betroffene und Fachkräfte: »Wissen schafft Hilfe« (www.wissen-schafft-hilfe.org) und das »berta Telefon von N.I.N.A. e. V.« (www.nina-info.de/berta). Zum anderen findet sich ein Verweis auf die Webseite »Hilfe-Portal Sexueller Missbrauch« (www.hilfe-portal-missbrauch.de), bei dem dann weitergeleitet wird auf die Seite »Organisierte sexualisierte und rituelle Gewalt«, welche ausführliche Informationen, Definitionen und Erklärungen zu Fachbegriffen wie z. B. »dissoziative Identitätsstörung« oder »rituelle Gewalt« anbietet. Zum dritten findet sich hier auch ein direkter Verweis auf das »Hilfe-Telefon berta«, welches telefonische Beratung zu organisierter sexualisierter Gewalt anbietet. Anzumerken ist, dass man (mit Anklicken dieses Links) nicht, wie zu erwarten wäre, als erstes auf das Hilfe-Telefon berta gelangt, sondern auf das Hilfe-Telefon Sexueller Missbrauch weitergeleitet wird. Erst wenn man auf dieser Seite weit runterscrollt, erscheint auch das Hilfe-Telefon berta mit dem Zusatz: Beratung bei organisierter sexualisierter und ritueller Gewalt. Hier finden sich dann auch wieder Verweise auf das Wissensportal »Wissen schafft Hilfe« und »NINA-Info«. Der vorher gut sichtbare Verweis auf die Broschüre SUPPORT von N.I.N.A. e. V. (Nationale Infoline, Netzwerk und Anlaufstelle zu sexualisierter Gewalt an Mädchen und Jungen), welche komprimiert und fundiert Informationen zu dem Thema Ausstieg aus organisierten sexualisierten und rituellen Gewaltstrukturen bietet, ist verschwunden und erst zu finden, wenn man auf »NINA-Info« klickt, dann auf den Reiter »berta« und dann ein Stück runterscrollt. Hier kann man den SUPPORT-Leitfaden dann als pdf herunterladen oder als Broschüre bestellen.

Die Wandlung dieser Seite zeigt in vielerlei Hinsicht, wie kritisch und vielschichtig das Thema organisierte und rituelle Gewalt diskutiert wird. Auch heute noch werden das Ausmaß, die reale Existenz einzelner Strukturen und die Tragweite ritueller Gewalt immer wieder neu kritisch diskutiert. Mia gab es damals nicht.

Februar 2012

Die Anzeige hatte Laura Janning, meine Sportfreundin getätigt. Laura, eine schlanke, hübsche, energiegeladene Fitnesstrainerin, hatte ich vor Jahren in einem Fitnessstudio kennengelernt. Damals hatte ich beschlossen, mich wieder dem Thema Sport zu nähern, und hatte mir dafür – als ersten Schritt – vor einem Sommerurlaub Sportklamotten gekauft. Genau drei Mal war ich sodann in dem Urlaub joggen gegangen. Ich muss bei der Erinnerung hieran lachen, wie ich als schnaufende Dampflock den Strand entlanggelaufen war, erinnere wie anstrengend ich diesen Versuch gefunden hatte und dass daraufhin meine neue Sportbekleidung für mindestens ein weiteres Jahr erneut in der hintersten Schrankecke landete. Auch damals war es Anna gewesen, die mir den Anstoß gegeben hatte, ins Fitnessstudio zu gehen: »Lass uns gemeinsam dahin gehen, dann sehen wir uns vielleicht öfters. Und Saunen abends tut einfach gut.«

Eigentlich hatte ich etwas gegen Fitnessstudios, und eine öffentlich zugängliche Sauna betrat ich nie. Aber gemeinsam mit Anna hatte ich mir vorstellen können, ein Training mal auszuprobieren und so hatte ich mich für einen Ersttermin zur Einführung ins Fitnessstudio angemeldet. Vorbedingung, um im Anschluss mit Anna trainieren gehen zu können. Laura Janning vermaß mich, stellte mir einen Trainingsplan ein und meinte, »na denn mal los«. Laura war ein Energiebündel sondergleichen, immer fröhlich, meist morgens die Erste, die kam und die Tür aufschloss. Ihre gute Laune steckte an. Ich war fasziniert davon, wie man so früh morgens schon so gute Laune haben konnte. Ich selbst war zwar kein Morgenmuffel, aber kurz nach sechs konnte es schon mal vorkommen, dass ich etwas ruhiger war. Schon bald ging ich regelmäßig zum Training, denn Anna hatte Recht, es tat mir gut, mich zu bewegen. 30 min Laufband fielen mir bald nicht mehr schwer. Und auch die von Laura eingestellten Gewichte lösten keinen Muskelkater mehr aus. Im Gegenteil: ich steigerte die Anforderungen. Nur Anna traf ich dort kein einziges Mal. Stattdessen entstand langsam eine Freundschaft zu Laura.

Zweieinhalb Jahre später kündigte Laura ihren Arbeitsplatz. Sie erklärte mir, dass sie schon oft mit ihrem Chef Streit gehabt habe. Diesmal aber habe er den Bogen überspannt. Sie habe nun die Konsequenzen gezogen und gekündigt. Fitnesstraining ohne Laura konnte ich mir nicht vorstellen. Und so kündigte ich, nach kurzem Überlegen, ebenfalls meine Mitgliedschaft und begann stattdessen mit Laura zweimal die Woche morgens um 6 Uhr im Wald Sport zu treiben. Die Kühle der Morgenluft, das Zwitschern der Vögel und bald darauf auch Lauras Hund begleiteten diese Stunden. Ich versäumte nie auch nur eine einzige dieser frühmorgendlichen Stunden. Sie waren besonders.

Insofern war es nicht verwunderlich, dass Laura sich Sorgen machte, als ich Laura zum ersten Mal in drei Jahren beim Sport versetzte und nicht kam. Alexander hatte mich am Nachmittag zuvor aufgesucht. Ich war erst in den frühen Morgenstunden eingeschlafen und hatte verschlafen. Lauras Anrufe auf meinem Handy hatte ich nicht gehört.

Laura, welche in den Wochen zuvor mitbekommen hatte, dass ich zeitweilig verändert zum Sport gekommen war – müder, nicht so fit –, und sich ihre eigene Geschichte zusammengereimt hatte, hatte hin und wieder Fragen gestellt. Da ich noch nie gut im Erfinden von Deckgeschichten gewesen war, hatte ich ihr erzählt, dass es neben Paul noch einen leiblichen Vater von Felicie gäbe. Dieser würde mich derzeit punktuell aufsuchen oder unbequeme Briefe schreiben, weswegen ich momentan zeitweilig schlecht schliefe. Wie vehement Alexander mich bedrängte, verschwieg ich Laura. Auch nannte ich nicht Alexanders Namen.

Da es aber so ungewöhnlich war, dass ich nicht zum Sport erschienen war, vermutete Laura, dass nur dieser Mann der Grund für mein Ausbleiben sowie meine fehlende Erreichbarkeit sein könnte. Aus purer Sorge um mich war Laura daraufhin zur Polizei gefahren, um mich als vermisst zu melden und Anzeige zu erstatten. Es dauerte dann nicht lange, bis mich die Polizei auf meinem Handy anrief. Ich war inzwischen wach, aber noch nicht sortiert. Die Polizistin bat mich zur Polizeistation zu kommen, wo Laura auf mich warten würde.

Noch benommen fuhr ich zur Polizeiwache, um das Missverständnis aufzuklären, um auszusagen, dass ich nur verschlafen hätte und um zu behaupten, dass der leibliche Vater meiner Tochter mit all dem nichts zu tun hätte. Alexanders Vorgabe, das von ihm auferlegte Schweigegebot niemals zu brechen, war ich entschlossen einzuhalten. Aber der die

Anzeige aufnehmende Polizist, Herr B., war nicht bereit gewesen, den ganzen Vorgang auf meine Bitte hin wieder fallen zu lassen. Im Gegenteil, er erklärte, als ich Alexanders Namen nicht nennen wollte, dass sie diesen eh über die Geburtsurkunde meiner Tochter herausfinden würden. Herr B. erklärte den Vorgang zu einem Kapitaldelikt, das von der Polizei der Rechtslage entsprechend zu verfolgen sei. »Frau Herzberg, Sie haben hier eine Anzeige erstattet, dieser muss nun auch nachgegangen werden. Es wird zunächst eine Alibibefragung von Herrn Professor Möhring stattfinden. Erst wenn diese negativ verläuft, kann die Anzeige niedergelegt werden. Dann, und nicht vorher, werde ich meine Ermittlungen der Staatsanwaltschaft übergeben, welche wiederum entscheiden wird, was dann weiter geschieht.«

Ich spürte die Angst sofort in mir Purzelbäume schlagen, während ich um Fassung rang. Ich hatte keine Anzeige erstattet. Ich war nicht zur Polizei gegangen. Laura war zur Polizei gegangen. Warum behauptete er, dass ich eine Anzeige erstattet habe. Das stimmte alles so nicht. Wenn Herr B. dies machen würde – und daran ließ er keinen Zweifel –, würde ich aus Alexanders Sicht einen unverzeihlichen Angriff auf ihn lanciert haben, der vieles verkomplizieren würde. Ich hätte damit sein Schweigegebot gebrochen. Alexander konnte mir dieses, gemäß der »Logik« seines Denkens und Handelns, gar nicht ungestraft durchgehen lassen.

Laura hatte mit den besten Absichten eine Katastrophe ausgelöst. Alexander hatte nicht nur einmal mit Nachdruck betont, dass ich sterben würde, wenn ich je das Schweigegebot brechen sollte. Würde er dies nun wirklich in die Tat umsetzen? Ich konnte es mir zwar nicht vorstellen – aber hatte ich mir damals, bevor er sein wahres Wesen aufdeckte, jemals »den *Raum*« vorstellen können? Wie erstarrt saß ich auf der Polizeiwache und versuchte mich zu fangen. Ich spürte, wie die Augen des Polizisten mich fixierten. Nicht auffallen, nur nicht auffallen! Und so tat ich das, was ich am besten konnte: ich hielt meinen Alltag aufrecht und ging zur Arbeit.

Von Therapeut*innen, die Betroffene ritueller Gewalt behandeln, wird berichtet, dass diese auch im späteren Leben häufig Risiken ausgesetzt sind, die sie zumeist tolerieren: So kann es zu weiteren, fortgesetzten Belästigungen und Gefährdungen kommen, zu tätlichen Angriffen, sexueller

Gewalt, Vergiftungen und Einbrüchen. Die Opfer wehren sich dabei in aller Regel nicht. Von außen ist dies nur schwer nachzuvollziehen. Eine Erklärung, die die kanadische Psychologin Alison Miller für dieses Phänomen gibt, lautet: Täter*innen verfügen weder über die notwendige Zeit noch Ressourcen, von ihnen misshandelte Personen, dauerhaft zu überwachen. Damit diese Frauen aber tatsächlich »Eigentum« der organisierten Gruppe bleiben, der sie als Täter*innen angehören, hinterlassen sie in ihren Opfern während der Initiationszeit systematisch Verhaltenskonditionierungen auf der Basis von Angst, Horror, Erniedrigung und »Selbst-Auslöschung«. Diese führen bei den Opfern dazu, dass sie auch weiterhin Kontakt mit ihren Tätern zulassen und sich ihnen bei neuerlichen Angriffen, die auf »Fehlverhalten« folgen, meist widerstandslos oder nur mit geringem Widerstand ausliefern. Bessel van der Kolk berichtet ergänzend von der Beobachtung, dass starke Emotionen Angst blockieren können, indem große Mengen morphinähnlicher Substanzen im Körper ausgeschüttet werden. Sind Überlebende rituellen Missbrauchs neuerlichen rituellen Handlungen ausgesetzt, so wird ihre Angstschwelle in dieser Situation gesenkt: sie empfinden weniger Angst, sind aber zugleich auch zu weniger Gegenwehr fähig (van der Kolk, 1989a).

Begeben sich Betroffene rituellen Missbrauchs in ärztliche bzw. psychologische Behandlung, kommt es zunächst in aller Regel zur Destabilisierung ihrer psychischen Verfassung. Sie erleben traumatische Intrusionen, wie z.B. Flashbacks, Alpträume und unaushaltbare Körpererinnerungen sowie bedrückende Gefühlszustände wie Angst, Trauer und Verzweiflung. Die Folge davon können Selbstverletzungen und Suizidversuche sein, ebenso die neuerliche Flucht in die Dissoziation als Schutz vor der Überflutung mit Gefühlen. Die Kunst der Therapeut*innen besteht darin, beide Phänomene in die Behandlung einzubeziehen und eine Balance zu finden zwischen a) der Verleugnung des Geschehens und dem Betäuben der eigenen Emotionen, beides behindert die Heilung, und b) dem Ausmaß der nötigen aber schwer aushaltbaren bewussten Konfrontation mit dem Geschehen, das den Horror der posttraumatischen Erinnerung mit sich bringt. Erschwerend kommt dazu, dass Bedrohungen im Außen häufig zunehmen, wenn sich Betroffene in Therapie begeben, was diese in aller

Regel davon abhält, begonnene Behandlungen konsequent fort- bzw. zu Ende zu führen.

In den frühen Stadien sollte deswegen vermieden werden, auf Offenbarungen zu drängen, auch wenn man ggf. von außen schon zu wissen meint, worum es geht. Frühzeitige schnelle Offenbarungen über das Erleiden organisierter Gewalt können sich sonst in den Anfängen einer Therapie für Klient*innen als gefährlich erweisen. Therapeut*innen, die mit Klient*innen arbeiten, die rituellen Missbrauch erfahren haben, sollten vielmehr darauf bedacht sein, das Ausmaß der vorhandenen Gefahren zu erkennen und das plötzliche Auftauchen von Traumainhalten nicht zu forcieren, bevor eine Vertrauensbasis besteht, auf der sie beginnen können, mit der Traumatisierung zu arbeiten.

> Bei einer Behandlung von Frauen, die organisierte rituelle Gewalt erlebt haben, liegt es in der Hand der Therapeut*innen, das fragile Gleichgewicht zwischen der Exposition mit Erinnerungen, der Entkräftung von Erinnerungen und dem Aushalten von Erinnerungen die in Selbstschädigungen der Klient*innen münden können zu halten. Ziel der Therapie muss es sein die Klient*innen langsam aber stetig aus wiederkehrenden Kreisläufen ihrer Re-Traumatisierung herauszuführen.

Sophie war dies gelungen: sie hatte Mia sehr vorsichtig zu einem anderen Bewusstsein, einer anderen Wahrnehmung von sich selbst geführt. Mia schädigte sich nicht mehr selbst durch 22 Stunden-Arbeitstage, Wochen ohne Schlaf und Essen. Es war Mia gelungen, ihren Alltag fürsorglich für sich zu gestalten, sie hatte begonnen, das Leben und ihren Körper mehr zu spüren. Und sie fand inzwischen langsam, zögerlich einzelne Worte für das, was sie erlebt hatte. Sie glaubte Sophie noch nicht, dass die Regeln der Organisation nicht im Alltag gelten würden, sie war auch noch nicht fähig, sich zu wehren, wenn etwas passierte. Sie konnte Gefühle in sich noch nicht einschätzen, traute weder ihrer Angst noch ihrem Schweigen. Aber sie war auf dem Weg.

Es fiel Mia allerdings immer noch schwer, Recht von Unrecht zu unterscheiden. Durfte Alexander sie aufsuchen? Die Organisation verlieh ihm das Recht, Sophie dagegen verneinte dies. Stimmte es, dass die Polizei in der Lage war, sie wirksam zu schützen? Sophie bejahte dies, doch Mia zweifelte: die Polizei glaubte ihr nicht. Hatte ihre Angst Recht, dass ein Brechen des Schweigegebots Strafe nach sich ziehen würde? Mia konnte es nicht einschätzen. Sophie bestand darauf: Alexander habe kein Recht, sie zu bestrafen. Was jedoch stimmte?

Weder Mia noch Sophie hatten das Ausmaß von Alexanders Reaktion auf Mias »scheinbares Brechen des Schweigegebots« ahnen, geschweige denn verhindern können.

Februar 2012

Alexanders Reaktion ließ damals nicht lange auf sich warten. Es geschah am ersten Mittwochabend von Sophies zweiwöchiger Abwesenheit. Ich war erst gegen 21 Uhr von meinem Büro in Richtung Parkplatz gegangen. Es war ein dunkler etwas abgelegener Weg von meinem Büro zu dem ca. 400 m entfernt gelegenen Mitarbeiterparkplatz. Ich war schon fast bei meinem Auto angekommen, als ich kurz vor dem Parkplatz plötzlich spürte, wie sich ein Arm von hinten hart um mich legte und etwas auf mein Gesicht gedrückt wurde. Verschwommen nahm ich zwei Männer wahr, einen neben mir, einen zweiten kräftigeren hinter mir, bevor ich begann, das Bewusstsein zu verlieren. Ich öffnete meinen Mund, wollte schreien, aber es kam kein Ton.

Mir war übel, als ich wieder zu Bewusstsein kam. Ich hörte, wie jemand sagte: »70 mg, sollen wir dir ausrichten, Püppchen.« Die Stimme war rau, hatte einen ausländischen harten Akzent. Mein Kopf tat weh. Ich lag auf einem harten, kalten, sich metallen anfühlenden Boden. Etwas bedeckte meine Augen. Meine Hände schienen auf dem Rücken gebunden. Ich fühlte mich kaum anwesend.

»Sie bewegt sich, ich denke, wir können«, eine andere tiefe, ruhigere Stimme.

»Warte ein Moment, er hat gesagt, sie soll es mitbekommen«, wieder die erste Stimme.

Ich hörte mich leise stöhnen.

»Na also«, die Stimme des ersten Mannes wandte sich wieder in meine Richtung. »Willst du selbst die Tabletten nehmen, Puppe, oder sollen wir sie dir verabreichen?«

Ich schwieg.

»Gut, wie du willst.« Ich wusste, was jetzt kam, wollte es nicht. Würden diese Männer mir nur Tabletten verabreichen oder mich auch festbinden und vergewaltigen? Brandwunden? Schnitte? Ich begann mich zu wehren, spürte Gewicht auf der Brust. Jemand fixierte meinen Oberkörper, Kopf. Hände griffen schmerzhaft in meine Kieferwinkel, bis sich mein Mund leicht öffnete. Etwas wurde in meine Wangentasche geschoben. Ich spürte, dass die Tabletten sich sofort auflösten. Noch heute erinnere ich das Gefühl der maximalen Panik, die mich flutete und meinen einzigen Gedanken begleitete: Selbstauflösende Tabletten, sofortig wirksame Tabletten, Aufnahme über die Schleimhaut. Wirkeintritt: nach zehn Minuten. Felicie! Felix! Ich würde keine Zeit haben zu reagieren. Felicie! Ich versuchte, Teile auszuspucken, jedes Milligramm weniger könnte wichtig sein, ein Schlag traf mein Gesicht. Hände begannen, schraubstockartig meinen Kopf festzuhalten.

»Hör auf, Püppchen!« Weitere Tabletten wurden mir eingeflößt, welche, die sich nicht auflösten, ich musste schlucken, hustete, es waren zu viele, langsam verschwamm die Welt. Ich nahm die Stimmen der Männer nur noch aus weiter Ferne wahr und verlor zum zweiten Mal an dem Abend das Bewusstsein.

November 2012

»Kann ich deine Hand haben, Sophie?« »Ja, natürlich.« Wie oft schon hatte ich Sophie diese Frage gestellt. Immer war Sophies Hand dagewesen und doch war ich mir nie sicher. Sophies Hand gab mir Halt. Sophie hielt mich – und sie hielt mich aus.

Vor Gericht war man sich einig gewesen: Die einzig schlüssige Begründung dafür, dass Lorazepam in einer toxischen Höhe in meinem Blut gefunden wurde, lag darin, dass ich versucht hatte, mich umzubringen. Es war eine widersinnige Erklärung, welche die Richterin aber nur allzu gerne glaubte. Dabei hatte es viele Argumente dagegen gegeben. Warum hätte ich versuchen sollen, mich umzubringen? Ich war zufrieden mit meinem Leben. Warum würde ich als klinisch tätige Psychologin, die die Wirkung von Psychopharmaka gut kannte und bereits mehrfach suizidale Klient*innen behandelt hatte, für einen eigenen Suizid ein Medikament nehmen, das hierfür nicht wirklich geeignet war? Es gab medikamentös mindestens zehn andere, leichtere, bessere Möglichkeiten, sich zu suizidieren, an die ich bei der Arbeit auch leicht rangekommen wäre. Das wäre zwar illegal gewesen, aber ich hätte sicherlich nie Lorazepam genommen. Was für ein Unsinn! Ich arbeitete wirklich gerne, hatte keine Geldsorgen, einen großen Freundeskreis, Paul war seit 20 Jahren verlässlich an meiner Seite, und Felicie und Felix waren eine solche Freude in meinem Leben, dass ich keine Sekunde von ihnen verpassen wollen würde. Wie könnte ich es ihnen antun, ohne Mama groß zu werden? Meine Eltern und mein Bruder würden es nicht verstehen, ich würde sie nie verletzen wollen. Außerdem – wenn ich mich tatsächlich hätte suizidieren wollen – würde ich keinen »Versuch« machen. Ein Suizid wäre, wenn ich ihn beginge, vollendet. Ich machte keine Fehler, Fehler waren lebensgefährlich. Das hatte ich als junge Frau gelernt. Es war nicht so, dass ich mich nie mit dem Thema Suizid beschäftigt hätte, es nie als eine Option erwogen hätte. Das hatte ich durchaus. Es hatte Momente in meinem Leben gegeben, in denen ich den Mut verloren hatte. In denen mir mein Leben zu schwierig, zu kompliziert, zu schmerzhaft erschienen war. Aber ich hatte gelernt, dass mutlose Momente immer wieder von anderen Momenten abgelöst wurden, von Momenten, in denen ich den Sternenhimmel sah, Leichtigkeit spürte, unbändige Freude am Leben hatte. Wenn es ganz dunkel in mir wurde, Angst, Erinnerung, Mutlosigkeit mich erfassten, musste ich nur ein wenig warten. Ich wusste das. Es wurde immer wieder besser. Weil sich eine Kinderhand in die meine schob. Wortlos. Paul mich in den Arm nahm. Sophie spürbar war. Anna eine E-Mail schrieb. Eine Blume wunderschön duftete. Ein Patient gesund entlassen werden konnte. Ein Sonnenstrahl Muster auf den Schreibtisch malte, Vögel um den letzten Sonnenblumenkern stritten. Es waren diese kleinen Dinge im Leben, die zählten. Nein, ich würde mich nie suizidieren! Dann hätte Alexander gewonnen.

»Wenn die Aussage des Toxikologen stimmt, Sophie, dann hat Alexander versucht, mich an jenem Tag umbringen zu lassen. Er hat schon immer unmissverständlich klar gemacht, dass ich sterben werde, wenn ich das Schweigegebot breche. Und er denkt, dass ich geredet habe. Dabei ist es doch genau das, was ich nie getan habe. Geredet. Schon gar nicht bei der Polizei. Es ist genau das, was du immer wolltest, dass ich das tue. Aber ich habe es zu keinem Zeitpunkt getan. Ich hatte immer zu viel Angst.« Auch jetzt spürte ich diese Angst. Diese unüberwindbare Angst vor ihm. Sophie schwieg. Auch hierauf gab es keine Antwort.

Das, was an jenem Tag Ende Februar passiert war, der Überfall, die erzwungene Einnahme der Medikamente, der Versuch, mich umzubringen, war genau das, was ich befürchtet hatte, als Laura Anfang Februar, morgens um 6:50 Uhr, zur Polizei gegangen war. Man griff Alexander nicht an, ohne »bestraft« zu werden. Eine Alibianfrage war Hochverrat. Absichtlichkeit oder Unabsichtlichkeit spielten dabei keine Rolle. Es zählte nur das, was herausgekommen war. Ich war mir sicher gewesen, dass Alexander mich bestrafen würde. Ich verdiente Bestrafung. Ich war ungehorsam gewesen. Alexander erwartete Gehorsam, Gleichklang im Schwingen mit seinem Wahnsinn. Es gab keine andere Wahrnehmung als die seiner Welt. Dort war er Alleinherrscher. Meine Angst in den Tagen nach jenem Tag im Februar, war für andere wenig nachvollziehbar. Vielleicht für Sophie.

Der ermittelnde Polizist hingegen, hatte fast ohne Zögern die Möglichkeit, dass mir aufgrund seiner Ermittlungen etwas passieren könnte, mit einem leichten verächtlichen Schnauben weit von sich gewiesen. »Das glaube ich nicht, ich bin schon 25 Jahre bei der Polizei.« Ob er wohl auch nur einen Moment sich, seine Aussage und sein Verhalten in Frage stellte, als ich zwei Wochen später intoxikiert aufgegriffen wurde? Wahrscheinlich nicht. Herr B. wird mich vielmehr als medikamentenabhängige Psychologin abgespeichert haben. Manchmal ist die Lüge leichter zu glauben als die Wahrheit. Fast immer ist es so bei rituellem Missbrauch. Man lebt lieber in heilen Welten, als in jenen, in denen Gewalt, Angst und Schmerz herrschen. Unrecht, das Recht ersetzt, Willkür entscheidet.

Immer wieder wird berichtet, dass bei Opfern ritueller Gewalt durch eine Mischung aus hypnotischer Suggestion, Angst, Schmerz, Drohungen und Double-Binds falsche Überzeugungen kreiert werden, die durch Drogen und ggf. Folter noch verstärkt werden. Die bedeutsamsten falschen Überzeugungen sind dabei die Lügen, die den lebenslangen Gehorsam und die lebenslange Treue der Betroffenen auslösen sollen.

Mia war überzeugt, dass Alexander sie jetzt töten würde, sie hatte das ihm wichtigste Gebot, dass er so oft im *Raum* wiederholt hatte: zu Schweigen, gebrochen. Sie konnte weder Herrn B. noch Sophie rational nachvollziehbar erklären, warum sie wusste, dass jetzt etwas passieren würde. Warum ihr klar war, dass sie nun Strafe »verdient« hatte. Warum es »richtig« war, dass sie jetzt bestraft würde. Aber selbst, wenn sie es hätte artikulieren können, so besaß sie zu diesem Zeitpunkt, sofern Sophie nicht in der Nähe war, noch kein neues Handlungsmuster, um einer Bedrohung zu begegnen. So konnte sie zu dem Zeitpunkt nur das tun, was sie immer getan hatte: abwarten und auf sich zukommen lassen, was passieren würde.

Lügen, welche in den Opfern systematisch installiert werden, sind darauf ausgerichtet, diese glauben zu lassen, es wäre ihnen unmöglich, ihrem Täter zu entkommen. Mia waren in Alexanders »*Raum* ohne Logik« über lange Zeit und nicht berechenbare Dauer willkürlich Schmerzen zugefügt worden. Sie konnte nicht mehr Richtig von Falsch unterscheiden. Bilder in ihrem Kopf spielten Filme ab, die ihr gezeigt worden waren, Aufnahmen, in denen andere Frauen gefoltert und scheinbar umgebracht wurden. Sie erinnerte, dass sie wiederholt Elektroschocks ausgesetzt wurde und einen Vorgeschmack dessen erhalten hatte, was es bedeutete, zur Bestrafung festgeschnallt zu werden. Ihr wurde zu verstehen gegeben, dass sie jederzeit zur Verfügung stehen müsse, wollte sie nicht schwer bestraft werden. Und so erlebte sie Alexander über viele Jahre immer noch als allmächtig, alles sehend, alles wissend und hatte sich selbst verloren. Sie glaubte nicht mehr daran, dass sie sich schützen könne und noch viel weniger, dass jemand von außen sie schützen könne. Sie glaubte nicht, dass ihr jemand glauben würde, denn sie glaubte sich selbst nicht. Sie glaubte den Lügen.

Dieses ist typisch. Opfer rituellen Missbrauchs, sofern sie den Mut finden, sich zu offenbaren, stoßen bei Polizei, Justiz und häufig selbst bei Therapeuten oft zunächst auf Unglauben, was sie weiter verunsichert und rasch sich wieder zurückziehen lässt. Eine abfällige Bemerkung eines Polizisten oder eines Richters genügt, um ein Opfer zum Verstummen zu bringen. Die berichteten Geschehnisse sind zu fragmentarisch, zu unwahrscheinlich, bleiben zu wenig nachprüfbar, um diese kongruent und glaubhaft berichten zu können. Der Täter dagegen ist und bleibt unbehelligt, unangetastet, sicher.

Die Frage, ob und inwieweit die Aussagen von Personen, die von selbst erlittenem rituellem Missbrauch berichten, als glaubwürdig oder unglaubwürdig aufzufassen sind, begleitet das Thema der organisierten rituellen Gewalt, wie schon weiter oben beschrieben, schon lange. Erfahrungsberichte werden mit Hinweis auf das sog. False Memory-Syndrom als (z. B. durch Therapeut*innen suggerierte) Pseudoerinnerungen zurückgewiesen. Und ja, es stimmt, es gibt zumeist tatsächlich kaum konkrete Beweise, und fast unser ganzes Wissen beruht auf der Basis von Betroffenenberichten.

In einer deutschlandweiten Befragungsstudie, welche von der Unabhängigen Kommission zur Aufarbeitung sexuellen Kindesmissbrauchs gefördert wurde, wurden Betroffene von organisierter ritueller Gewalt zu Gewalterfahrungen, psychischen Folgen und der Versorgungssituation in Deutschland befragt. Auf die Frage, ob ihnen der Ausstieg, also der Abbruch des Täterkontaktes und die Loslösung von den Gruppierungen der organisierten und/oder rituellen Gewalt gelungen ist und wen sie dabei als hilfreich erlebt hätten, berichtete mehr als die Hälfte der Befragten, denen der Ausstieg gelungen war, dass durch professionelle Angebote keine wesentliche Hilfe erfolgt sei. Als am wenigstens unterstützend wurden hier die Polizei und Justiz (1,1 %) erlebt (Nick et al., 2018). In einer anderen Publikation zur gleichen Studie wurden die Faktoren erhoben, die eine Aufdeckung ritueller Gewalt erschweren. Dabei wurden Aspekte beschrieben, die sowohl auf der Seite der Täter*innen als auch auf der Seite der Betroffenen und Therapeut*innen vorlägen. In Bezug auf die Täter*innen wurde berichtet, dass

- diese psychische Gewalt in Form von Androhung körperlicher Gewalt, Verfolgung und Erpressung nutzten, um Betroffene daran zu hindern, eine Strafverfolgung zu initiieren;
- diese sozial angepasst und unauffällig seien, bis hin zu gesellschaftlich angesehen;
- Indoktrinationen durch (Pseudo)Ideologien erfolgten;

- verschiedene Strategien zur Anwendung kämen, um zu verhindern, dass Außenstehende Gewalttaten an Missbrauchsbetroffenen erkennen könnten: z. B. durch den Opfern auferlegte Schweigegebote, das Nutzen versteckter Tatorte, fehlende Täter*innenidentitäten, das Vertuschen von Spuren körperlicher Gewaltanwendung bei den Betroffenen.
- organisierte rituelle Gewalt häufig in Familienstrukturen stattfände, in denen die Täter*innen geschützt würden (Schröder et al., 2020).

Auch Michael Salter, Professor für Kriminologie an der Western Sydney Universität in Australien, beschreibt, dass den Opfern bei der Polizei oftmals nicht geglaubt werde, Ärzte Verletzungen nach rituellem Missbrauch oft als Selbstverletzung deuteten und Therapeuten fehlenden Fortschritt in der Behandlung als Regression bewerteten (Salter, 2017).

Mia hatte insofern Glück gehabt, dass ihre Therapeutin, Sophie, früh erkannt hatte, dass sich hinter der Fassade der scheinbar fröhlichen Psychologin anderes verbarg und dass Sophie ihr innerhalb der Therapie den notwendigen Raum gegeben hatte, sich ihren traumatischen Erinnerungen zu stellen. Als beide jedoch auf unterstützende Außeninstanzen angewiesen waren, versagte das System.

Februar 1991

Ich war 24 Jahre alt, als ich nach vier Wochen im Raum mein Leben zusammensammeln und neu definieren musste. Es war, als ob meine bisherige Lebensrealität nicht mehr vorhanden war. Ich gehörte hier nicht hin, in dieses Leben. Ich sehnte mich nach Verständnis und Geborgenheit. Wollte so gerne jemandem erzählen, was passiert war, um Rat fragen, aber gab es für dieses Erlebnis eine Beschreibung? Ich rief meine Mutter an und bat sie zu kommen. Als sie da war, gab es keine Worte. Nur Stille. Scham. Tränen. Ich weinte bitterlich, um das Schweigen, um das Erlebte, um mich. Meine Mutter tröstete mich mit einem leicht verwunderten Blick, wusste nicht, worum es ging, dachte, ich sei traurig, weil ich mich von Alexander getrennt hatte.

Nach und nach wurde es still in mir. Ich schloss sorgfältig, leise und dezidiert, die Tür zu dem Leben mit Alexander, verbannte jegliche Erinnerung an die Stunden, Minuten, Sekunden der letzten Wochen und begann, nachdem meine Mutter gegangen war, fokussiert auf die anstehende Abschlussprüfung für Psychologie zu lernen. Ich brauchte Fakten, die Fakten waren, Wissen zu Symptomen psychischer Erkrankungen und deren Behandlung, Kenntnisse zu psychologischen Tests, die nach einem klaren Schema bewertet wurden, eine Realität, die greifbar und sachlich richtig war, in der ich mich zurechtfinden konnte, um wieder Boden unter die Füße zu bekommen. Ich igelte mich ein, ging kaum aus der Wohnung. Jedes Geräusch erschreckte mich, jeder Mensch war mir zu nah. Ich musste vier Wochen Zeitverlust aufholen und vor allem weiterleben. Einfach weiterleben. Ich trocknete meine Tränen, sie waren nutzlos, sortierte meine Bücher, stellte einen Lernplan auf. Trennte Kopf vom Körper, den ich hasste. Für das, was er ertragen hatte, für das, was er mich spüren ließ. Vertiefte mich in die Thesen von Freud und Nietzsche, ärgerte mich über die neue Schreckhaftigkeit und meine Angst in der Nacht, strukturierte mein Leben neu. Versuchte es wenigstens.

Der erste Brief von Alexander kam eine Woche später: »Du gehst mir durch den Kopf, meine geliebte Mi, du bist die Frau, die Liebste, meine Geliebte, die ein Lächeln auf mein Gesicht zaubert. Du bist so wertvoll. Ich habe dir so viel gegeben, aber du bist nicht hier. Hast du begonnen zu lernen? Du bist so begabt. Du wirst es weit bringen. Ich warte auf dich. Du wirst mein Geschenk in deinem Leben entdecken, deine Liebe zu mir entdecken. Ich werde dableiben. Warten. Noch bin ich ratlos mit dir. Aber du wirst zurückkommen. A.« Ich zerriss den Brief. Es kamen weitere Briefe, eine Woche später, zwei Wochen später, drei Wochen, vier Wochen, jede Woche einer. Immer stand das Gleiche drinnen: Ich sei wunderbar, Alexander würde mich vermissen und warten, dass ich zurückkehre, bis dahin würde er mir alles Gute wünschen. Es dauerte Jahre, bis ich mich nicht mehr erschrak, mein Herzschlag sich nicht mehr beschleunigte, wenn ich seine Handschrift im Briefkasten sah.

Ich bestand die Abschlussprüfung meines Studiums knapp und begann mich mit möglichen Arbeitsstellen zu beschäftigen. Ich wollte ihm nie wieder begegnen. Ich musste diese Stadt verlassen. Ganz langsam kehrte Normalität in mein Leben ein. Ich ging für vier Monate nach Amerika, um an einem Forschungsprojekt mitzuarbeiten. Ich versuchte alles, was von Alexander kam, zu verdrängen. Hatte Angst, der Erinnerung zu nahe zu kommen, weil ich befürchtete, das nicht aushalten zu können. Brauchte ein neues Leben. Tagsüber gelang mir das ganz gut, die Erinnerung verblasste, wurde schemenhaft, verschwamm, schien unwirklich, kaum real. Manchmal glaubte ich mir selbst nicht mehr. So etwas passiert einem nicht. Nicht in einem Rechtsstaat, nicht in einem westlichen Land. Nachts träumte ich, schlief schlecht oder gar nicht, wachte schreiend auf. Die Briefe von Alexander, die weiterhin in absoluter Regelmäßigkeit kamen, überflog ich, manche öffnete ich erst gar nicht. Er kündigte »Überprüfungen meiner Folgsamkeit« an. Ich konnte mir darunter nichts vorstellen. Glaubte er ernsthaft, dass ich noch einmal mit ihm in Kontakt träte? Er schrieb mir, dass er mich am ersten Januar erwartete. Ich kam nicht. Ich gehörte ihm nicht. Was dachte er sich? Er hatte mir nichts zu sagen. Ich zerknüllte den Brief und warf ihn weg, er war zu nah an meiner Erinnerung, an meinem Schmerz, an dem, was nicht sein durfte.

Januar 1992

Zwei Wochen später – ich kam gerade von einer Spätschicht – wurde ich von zwei Männern vor meiner Wohnung abgepasst.
»Frau Herzberg?«
Überrascht drehte ich mich um. »Ja?«
»Würden Sie bitte mitkommen?«
Ich runzelte die Stirn. »Wohin?«
»Professor Möhring möchte Sie sprechen.«
Ich spürte, wie mein Körper reagierte, gezwungen ruhig antwortete ich: »Ich glaube nicht, dass ich ihn sprechen möchte.«
»Sie möchten«, war die Antwort, »hier entlang.«
Ich bewegte mich nicht. »Nein, ich möchte nicht.« Hektisch sah ich mich nach jemandem um, aber die Straße lag still und verlassen da. Weglaufen ging nicht, der zweite Mann stand direkt hinter mir. Der erste Mann, der mich angesprochen hatte, streckte seine Hand aus, um mich am Arm zu nehmen. Reflektorisch wich ich zurück, zog meinen Arm weg. Ich funkelte ihn wütend an.
»Nein!«

»Dann anders.« Ich sah noch den Blickwechsel zwischen den Männern, bevor ich plötzlich von hinten einen Einstich am Oberarm spürte. Ich wollte mich umdrehen, aber jemand umklammerte, nein, hielt mich, die Welt versank.

Als ich wieder zu mir kam, war ich in Alexanders Haus. Im *Raum*. Alexander saß mir gegenüber, ruhig, beobachtete mich. »Man hat mir gesagt, dass du nicht mitkommen wolltest; Mi, ich hatte gedacht, ich hätte dir genug beigebracht, als dass du weißt, dass du immer mitkommen wirst.« Er schwieg einen kleinen Moment, als ob er nachdachte. »Ich werde dich jetzt leider strafen müssen, Mi.«

Ich spürte Panik in mir aufwallen. All die verdrängten Situationen stürmten auf mich ein, katapultierten mich ins Damals. Das durfte nicht sein, nicht noch einmal. »Nein Alex, es tut mir leid. Tue das bitte nicht. Ich war einfach so überrascht. Das nächste Mal werde ich mitkommen. Ich werde ...«

»Mi, es ist jetzt nicht mehr deine Entscheidung. Du hast die Regeln verletzt, die ich dir beigebracht habe. Du weißt, dass ich dich jetzt bestrafen muss. Du hast mich enttäuscht. Vielleicht erinnerst du dich das nächste Mal schneller. « Seine Stimme war leise, faktisch, nicht einmal drohend, er sagte die Worte mit einem leichten bedauernden Schulterzucken. Für mich beinhaltete diese Stimme das Grauen.

Ich schwieg, zwang mich abzuschalten. Keine Gefühle mehr, keine emotionale Beteiligung. »Zieh dich aus, du möchtest baden.«

Entsetzt hob ich den Blick, »Nein, ich ...« Er sah mich an, die Härte in seinen eisblauen Augen ließ keinen Widerspruch zu, ich hatte gelernt, sie zu lesen, hatte gelernt, ihn einzuschätzen, hatte gelernt, jedes Flackern zu deuten. Ich schwieg, entkleidete mich. Mit verschränkten Armen stand ich vor ihm. Sein Blick wanderte über meinen Körper. »Komm«. Er führte mich ins Bad. Die Badewanne war eingelassen. »Steig ins Wasser. Bleib stehen und beweg dich nicht.« Wortlos stieg ich ins Wasser. Es war arktisch kalt. Ich blieb stehen, spürte, wie die Kälte meine Beine hochkroch. Alexander betrachtete mich ruhig, ausdruckslos. Ich verschwand in mir. Meine Beine, meine Arme, mein Körper, verwandelten sich in Eis.

Ich blieb stehen, spürte, wie die Kälte meine Beine hochkroch. Er sagte nichts. Zeit zog sich in die Länge. »Wie ...«, »Sei still!« Seine

Stimme war schneidend. »Dreh dich um.« Ich tat wie mir geheißen war, meine Zähne klapperten. Es war kalt im Bad, das fiel mir erst jetzt auf. Wieder einmal keine Heizung an, er musste die Räume einzeln steuern können. »Du bleibst so stehen. Ich kann dich sehen.« – er zeigte auf eine Kamera in der Ecke des Raumes. Damit verließ er den Raum. Ich kann die Zeit nicht einschätzen, wie lange es dauerte, bis er wieder kam. Ich spürte meine Beine nicht mehr, mein ganzer Körper zitterte, mir war schwindelig. Er sagte nur zwei Worte: »Hinknien! Aufrecht.« Im ersten Moment erleichtert sein, nicht mehr stehen zu müssen. Aber nun bedeckte mehr kaltes Wasser meinen Körper. Mir war klar, dass ich das nicht lange durchhalten würde. Als er diesmal wiederkam, schien er guter Laune. »Auf alle Viere!« »Ich werde dich jetzt waschen, du musst sauber sein.« Langsam nahm er einen Schwamm und benetzte meinen ganzen Körper mit Wasser. Mein Körper war inzwischen so kalt, dass ich nichts mehr spürte. »So ist brav, Mi, jetzt können wir dich bestrafen.« Seine Stimme lächelte, als er das sagte. Was meinte er? In dem Moment drückte er meinen Kopf mit Gewalt unter Wasser. Vollkommen instinktiv begann ich mich zu wehren. Schlug um mich, spürte, wie er meinen Kopf an den Haaren über die Wasseroberfläche zog. Sein Gesicht war ganz nah an meinem Ohr, als er sehr ruhig und doch voller Wut sagte. »Mi, du wirst jetzt ganz ruhig alles mitmachen, sonst wirst du dies hier nicht überleben. Dir gebührt Strafe, da du mich missachtet hast, als ich dich gebeten habe zu kommen. Ich bin dein Mann, du hast versprochen zu gehorchen. Hast du das verstanden?« Ich nickte. »Also nochmal von vorne.«

Wieder spürte ich seine Hand, die mich nach unten zu drücken begann. Luft wurde relativ, Schweben unter Wasser, mich fallen lassen. Meine Lungen brannten, als er mich jedes Mal ein wenig länger unter Wasser ließ, ich konnte seine Erregung spüren.

Die fehlende Luft, die Angst zu sterben, die Kälte, diese Kälte würde ich noch in vielen Alpträumen wiedererleben. Ich kann nicht einschätzen, wie viel Zeit vergangen war, wie oft ich unter Wasser gewesen war, bis ich das Bewusstsein verlor.

Als ich wieder zu mir kam, lag ich auf dem Badezimmerfußboden. Mein Körper war eiskalt. Ich konnte mich kaum aufrichten. Alles fühlte sich gefroren an. Er war nicht da. Es gab kein Handtuch, mein Körper klebte vor Feuchtigkeit, meine Hände waren steif. Das Fenster stand offen. Ich musste mich anziehen. Die Kleidung lag noch dort, wo ich sie abgelegt hatte. Mühsam die Unterwäsche anziehen, am Rolli scheiterte ich, er klebte an mir, als ich versuchte, ihn über den Kopf und den Körper zu ziehen. Ich hatte keine Kraft in den Armen, sie waren so steif. Aufgeben und nur den Baumwollpullover anziehen. Stattdessen mit dem Rolli die Beine abreiben, um wenigstens in die Hose zu kommen. Auch das war eine Herausforderung, denn meine Beine wollten nicht stehen. Als es mir gelungen war, setzte ich mich zitternd in die Badezimmerecke, völlig unfähig, einen klaren Gedanken zu fassen. Fing jetzt alles wieder von vorne an? In mir war alles leer. Leblos. Mein Blick ging ins Nirgendwo. Ich hörte ihn unten pfeifen. Als er endlich hochkam, tat er überrascht: »Mi, du bist ja immer noch da. Ich dachte, du wärest schon gegangen. Dann geh man. Es ist Zeit, dass du nach Hause kommst.« Mühsam kam ich auf die Beine, schwankte. »Nächstes Mal kommst du dann gleich, ja? Es ist einfach blöd, wenn ich dich holen lassen muss, denn so musst du jetzt leider alleine nach Hause kommen. Aber du weißt ja, wo die Bahnstation ist.« Ja, wusste ich, viel zu weit, als dass ich diese in meinem Zustand würde erreichen können. Das wussten wir beide. Ich hielt mich am Geländer fest, als ich die Treppe herunterstrauchelte, sagte kein Wort, nahm die letzten Meter auf allen vieren. Wollte nur raus hier.

Draußen wehte ein eisiger Januarwind, er trieb ein paar Schneeflocken vor sich her. Mir liefen die Tränen runter. Die Kälte würde meinen Zustand nicht besser machen. Ich kroch zum Fußgängerweg, wollte weg von seinem Grundstück. Eine einsame Wohngegend mitten in der Nacht. Es würde keiner vorbeikommen. Meine Jacke hatte er mir gegeben, aber mir war so kalt. Meine Körper schien von innen gefroren. Ich war so müde. Vielleicht sollte ich mich einfach hinlegen und ein wenig schlafen. Dann würde es schon besser werden. Als ich mich seitlich hinlegte, spürte ich etwas an meinen Rippen. Mein Handy. Spüren, wie was in mir Hoffnung schöpfte: Ich würde nur in eine Nebenstraße kommen müssen, dann könnte ich mir ein Taxi rufen. Langsam begann ich zu kriechen. Ich würde überleben.

Mia überlebte. Aber von jetzt an kam sie immer, sobald Alexander sie rufen ließ. Er tat es nicht oft, aber wenn, wagte sie nicht eine Sekunde, es in Frage zu stellen.

In der Literatur wird beschrieben, dass Opfer ritueller Gewalt z.T. emotionale Persönlichkeitsanteile in sich haben, die darauf ausgerichtet sind, zu den Täter*innen zurückzugehen – entweder an bestimmten Daten, zu bestimmten Zeiten oder wenn sie zurückgerufen werden. Jungen Erwachsenen werde von ihren Täter*innen in der Regel erlaubt, wegzugehen und eine Alltagsidentität aufzubauen. In bestimmten Abständen jedoch würden sie zurückgerufen, um der Organisation »zu dienen«. Auf die Art und Weise werde eine intermittierende Konditionierung auf Gehorsam aufrechterhalten und das Schweigegebot verstärkt. Frauen, die derartiges berichten, suchten nicht von sich aus den Kontakt zu den Tätern, aber jede Kontaktaufnahme von Seiten des Täters löse derartige Panik, Angst und hohes Arousal in ihnen aus, dass sie hilflos sich selbst und ihrer Reaktion ausgeliefert seien. Gelinge es Frauen sich in einer einzelnen Situation dennoch zu widersetzen, würden sie in aller Regel so lange bestraft, erneut in Angst und Schrecken versetzt und ihnen Schmerz und Demütigung zugefügt, bis sie sich nicht mehr zur Wehr setzten (Miller, 2015).

Mia hatte dies so erlebt. Anstatt sich zu wehren, verschwand sie in der Dissoziation, sobald sie aufgesucht wurde. Angst und Hyperarousal lösten in ihr völlige Erstarrung aus, sobald ihr jemand von der Organisation gegenübertrat. Sie ging willenlos mit und vergaß hinterher, was passiert war. Es passierte ihrem Körper, nicht ihr. In den ersten Jahren der Therapie von Mia verzweifelte Sophie bei sich wiederholenden Übergriffen. So wie bei vielen anderen Betroffenen ritueller Gewalt dauerte die Gewalt durch die Täter auch während der Inanspruchnahme professioneller Hilfe noch lange an (Nick et al., 2018). Sophie wollte Mia schützen, aber diese war gegenüber allen rationalen Worten, Argumentationen und Bitten, die einzelnen Übergriffe bei der Polizei anzuzeigen, unzugänglich. Sie wirkte wie erstarrt.

Sophie brauchte eine Weile, um zu verstehen, dass die Erstarrung nicht nur von realen Übergriffen, Personen, die in Mias Leben auftraten, hervorgerufen wurde, sondern dass manchmal auch eine E-Mail, ein toter Vogel vor der Tür, eine Blume auf ihrer Türmatte oder eintrainierte

Symbole als Trigger reichten, um sie erstarren zu lassen. Mia war unter Dauerbeschuss.

> Als *Trigger* werden Symbole, Geräusche, Worte oder Konstellationen bezeichnet, die bei Betroffenen ritueller Gewalt eine bestimmte vorher mit Schmerz und Angst eintrainierte Reaktion hervorrufen soll. Diese kann so durch Täter*innen gezielt herbeigeführt werden. Das Spektrum solcher Trigger reicht vom Deponieren scheinbar harmloser Gegenstände vor der Tür des Opfers, die in Zusammenhang mit den Täter*innen stehen, bis zu deren realen, physischen Erscheinen in persona.

Alison Miller beschreibt, dass Opfer an bestimmten Tagen über eintrainierte Trigger zur Organisation zurückgerufen werden können. Diese Trigger können völlig unterschiedlicher Art sein: Der Ton eines Mobiltelefons, eine bestimmte Anzahl von Klingelzeichen, der Text einer E-Mail oder auch Gegenstände, die vor der Haustür abgelegt werden. Alltagsdinge, die niemand Außenstehendes, der sie nicht in einer besonderen Situation kennengelernt hat, als etwas Besonderes werten würde. Für die Betroffenen stellen diese Trigger jedoch einen unmittelbaren Link zu den erlittenen Traumata her und kommen einer impliziten Aufforderung gleich, sich den Forderungen ihrer Täter*innen zu fügen. Erhalten initiierte Opfer solche Trigger, sind sie in der Regel unfähig, kontrolliert und rational darauf zu reagieren. Sie gehorchen den Anordnungen der Täter*innen und gehen zu den bekannten – mit dem Trigger verknüpften – Treffpunkten. Sie sind nicht in der Lage, sich bei Übergriffen zu wehren, sie sind in dem Moment unfähig, zu sprechen oder sich zu bewegen, so dass sie auch »Entführungen« hilflos ausgeliefert sind. Ihr »Kooperieren« führt dazu, dass sie hinterher vor Polizei oder Justiz nichts Belastbares berichten oder anzeigen können, schließlich haben sie sich der Situation und ihren Peinigern ja »freiwillig« ausgeliefert. Selbst viele Therapeuten, die mit den besonderen Mustern rituellen Missbrauchs und den dadurch ausgelösten Traumata nicht vertraut sind, reagieren zunächst mit Unverständnis auf das »irrationale« Verhalten ihrer Klient*innen, denn es ist doch scheinbar offensichtlich, dass man sich als Opfer den Misshandlungen nicht weiter aussetzen sollte.

Noch unverständlicher erscheint auf den ersten Blick das »kooperative« Verhalten von Missbrauchsopfern, wenn ihre Täter*innen noch nicht einmal vor Ort sind: Betroffenen müsste es eigentlich doch ein Leichtes sein, so die Annahme, sich vor Anrufen, Briefen oder E-Mails zu schützen. Sie könnten ihr Telefon stumm schalten, sich eine neue E-Mail zulegen, Briefe und Päckchen ungeöffnet lassen. Und dennoch, so zeigt es die Realität, lassen Betroffene, denen es noch nicht gelungen ist auszusteigen, dies oftmals einfach geschehen. Denn um tatsächlich anders handeln, den Täter*innen etwas entgegensetzen zu können, muss sich ein Opfer zunächst in einem sicheren Setting den Erinnerungen stellen. Betroffene müssen auf der einen Seite den Mut dazu finden und auf der anderen Seite eine therapeutische Begleitung haben, die bereit ist, mit ihnen diesen Weg zu gehen. Beides ist nicht leicht. Den Mut zu finden, etwas zu ändern, setzt den Glauben, die Zuversicht voraus, dass etwas anders werden kann. Dazu bedarf es einer therapeutischen Begleitung, die ihrerseits bereit ist, den hierfür notwendigen Prozess, der auch für Therapeut*innen mühsam und zeitweilig frustrierend ist, in Ameisenschritten, begleitet von vielen zwischenzeitlichen Rückschritten, vorwärtszugehen. Wie in der deutschen Studie von Nick et al. (2018) gezeigt, sehen sich Betroffene rituellen Missbrauchs an dieser Stelle (noch) nicht passend unterstützt, unter anderem deshalb, weil es schlicht noch zu wenige Therapeut*innen gibt, die sich mit diesem besonderen Thema intensiv auseinandergesetzt haben.

Therapeut*innen, die Opfer rituellen Missbrauchs behandeln, riskieren, von Kolleg*innen schnell für leichtgläubig und im Hinblick auf ihre therapeutische Arbeit für unseriös gehalten zu werden. Tatsächlich bestehen zwei Gefahren, die sich in der Arbeit mit dieser Klient*innengruppe nicht leugnen lassen: zum einen die Gefahr, Betroffenen im Gespräch etwas in den Mund zu legen, zu suggerieren, das sich nicht oder nicht so zugetragen hat, zum anderen die Gefahr, selbst zu sehr in die Geschichte des/der Klient*in mit hineingezogen zu werden, aus dem Impuls bzw. Motiv heraus, diese »retten« zu wollen. Dabei sollte man als Therapeut*in weder das eine noch das andere tun. Es geht in der Behandlung vor allem um verlässliche Begleitung des Missbrauchsopfers. Die Klient*innen müssen ihre Erlebnisse, ihre Geschichte, ihre Erinnerungen in ihre eigene Biografie einordnen, sie müssen sich verstehen wollen, sich eigenständig für den

Ausstieg aus den schlimmen Erfahrungen und Erinnerungen an die erlittene Gewalt entscheiden und sodann den Weg dorthin gehen, Schritt für Schritt. Erst wenn sie ihre eigenen Trigger finden, kennen und deren Mechanismus durchschauen, werden sie fähig, diesen Triggern ihre Wirkmacht zu nehmen.

Eine adäquate *psychotherapeutische Behandlung* zu finden, ist für Opfer rituellen Missbrauchs nicht leicht. Betroffene müssen den Mut dazu finden, sich in einem professionellen Setting ihrer Geschichte zu stellen. Psycholog*innen oder Ärzt*innen müssen nicht nur fachkundig, sondern ihrerseits so mutig sein, den notwendigen therapeutischen Weg mit den Betroffenen zu gehen.

Tatsächlich sind es bis heute noch zu wenige Therapeut*innen, die sich mit diesem Spezialgebiet intensiv auseinandergesetzt haben. Missbrauchsbetroffene professionell zu begleiten bedeutet u.a., mit den beiden Risiken umgehen zu können, die deren Behandlung inhärent sind: Strikt darauf zu achten, den Klient*innen nicht etwas zu suggerieren, was nicht Bestandteil ihrer Erlebnisse war, sowie zu vermeiden, dass sich aus gutgemeinten Beschützerimpulsen heraus, die zuweilen die Form von Retterfantasien annehmen können, ein ungutes Verhältnis von zu großer Nähe und mangelnder Distanz gegenüber dem/der Klient*in entwickelt. Der richtige therapeutische Ansatz bedeutet stattdessen, für diese Klient*innen zunächst vor allem erst einmal verlässlich, in einer guten Distanz und dennoch Nähe »da zu sein« und »da zu bleiben.«

Sommer 1992 bis 1994

Ich begann auszuweichen, ging nach Finnland, trotzdem ich mich in Paul verliebt hatte und gerne bei ihm geblieben wäre, er strahlte Wärme und Geborgenheit aus. Aber ich lief weg. Nur im Ausland fühlte ich mich wirklich sicher vor Alexander. Die Zeit in Pori ließ mich aufatmen, ich konnte das Leben wieder spüren. Aber Paul, der, als ich nach Pori ging, zunächst gesagt hatte, er käme nach, wenn ich bleiben wollte, wollte, dass ich nach Deutschland zurückkomme, stellte mich vor die

Alternative er oder Pori. Ich konnte mir ein Leben ohne Paul nicht vorstellen. Ich kehrte im Sommer 1994 zurück.

Aus Finnland zurück wurden Alexanders Briefe drängender, fordernder. Er fragte mich, wann ich zu ihm zurückkehren würde. Er habe mir jetzt viel Freiheit gelassen. Warte seit anderthalb Jahren auf mich. Wir seien doch ein Paar. Er habe mich zu seiner Frau gemacht. Er habe mich initiiert. Ich fand es absurd. Ich war nicht mit Alexander liiert, sondern glücklich mit Paul. Alexander war schon lange kein Teil meines Lebens mehr, nur in den unruhigen nächtlichen Angstträumen kam er noch vor. Wie konnte er denken, dass ich mit ihm zusammen sei.

Ich antwortete selten auf seine Briefe, auch wenn jede Form der Antwort – und war sie noch so ablehnend – mir Zeit verschaffte, Zeit, in der er mich in Ruhe ließ. Für ihn schien alles von mir ein Liebesbeweis. Wenn ich ihm schrieb, ich wolle ihn nie wiedersehen, antwortete er, wie schön es sei, von mir zu hören. Ich verstand es nicht. Seine Briefe kamen unbeirrt. Berechenbar. Jede Woche einer. Ich sprach mit niemandem über die Briefe, über Alexander, über das, was ich erlebt hatte, erlebte, versuchte es zu verdrängen. Ich konnte mir nicht vorstellen, dass mir irgendjemand glauben würde. So etwas passierte nicht, nicht im 20. Jahrhundert. Nicht in Deutschland. Nicht einem studierten Menschen. Nicht mir, Mia.

Juli 1995

Es war im Sommer des Folgejahres nach meiner Rückkehr aus Finnland, 107 Briefe später, an einem lauen Sommerabend, als Alexander plötzlich vor der Tür stand. Paul war mit Freunden für vier Wochen auf einer Radtour in Frankreich. Ich gönnte ihm die freie Zeit. Es hatte geklingelt und ich hatte in der Annahme die Tür geöffnet, dass es eine Freundin sei, welche angekündigt hatte, vielleicht noch vorbeizukommen. Alexander lächelte mich mit schmalen Lippen an: »Mi, ich wollte dich abholen, es ist ein schöner Sommerabend bei mir auf der Terrasse, lass uns einen Wein trinken, so wie früher.« Ich spürte meinen Herzschlag aussetzen. Spürte die Stille, die Unruhe, die Angst, das Bitten in mir: »Ich will nicht, bitte nicht«, den Impuls, die Tür zuzuwerfen. Aber auch die warnende Stimme: »Du weißt, was passiert, wenn nicht. Du kannst die Tür zuwerfen, sicherlich, aber er wird dich in den nächsten Tagen dann finden. Du kannst ihm nicht entkommen.« Einen Moment überschlugen sich meine Gedanken: »Er möchte nur mit dir reden, das kann nicht schlimm werden, er wird dir nicht wehtun, er wird dir zuhören«. »Das stimmt nicht Mia, glaub das ja nicht, er hat dir seit dem *Raum* immer weh getan, jedes einzelne Mal«. »Aber ich war zuletzt immer folgsam, wenn ich ihn jetzt bitte, mich gehen zu lassen, wird er mich gehen lassen, es ist doch schon drei Jahre her, es muss doch mal aufhören«. »Er wird mich nicht verletzen.« »Es wird nur noch dieses eine Mal sein.« »Nein! Sag ihm, dass du nicht kommst. Sag ihm, dass du ihn hasst, dass er kein Recht auf dich hat, dass du ihn nie wiedersehen willst. Sag ihm, dass er dich in Ruhe lassen soll. Er ist im Unrecht. Sag ihm das.« Leere setzte ein. Ich sah nur sein Lächeln. Dieses Lächeln, das ich fürchtete. »Einen Moment«, hörte ich mich sagen. Die Stimmen in mir nur noch ein Gemurmel, mein Körper eine Explosion an nicht einzuordnenden Empfindungen. Ich hörte mich sagen, »ich muss nur schnell den Herd ausstellen.«

Alexander hatte etwas zu essen auf der Terrasse vorbereitet und plauderte über dies und das, redete von seiner Arbeit. »Iss Mia, du musst dich stärken. Möchtest du einen Schluck Wein?« Er lächelte unentwegt. Ich konnte mein Unbehagen kaum wegschieben. War etwas Betäubendes im Essen, im Trinken? Mir war übel vor Angst. Als er meinen Arm berührte, zog ich diesen fast reflektorisch zurück. »Nein, Alexander, nicht.« Ich konnte so schnell gar nicht reagieren, wie sein Blick gefror. Wortlos nahm er meine Hand, stand auf, zog mich mit hoch. Sein Griff war hart, schmerzte. »Mi!«, hörte ich seine Stimme sagen, es war die Stimme, die mich aus der Welt katapultierte, die Stimme aus dem *Raum*. Einen kurzen Moment spürte ich die Panik, bevor Leere, Reglosigkeit, Willenlosigkeit mich mitnahmen. Schweigend brachte er mich hoch in den *Raum*. Er schloss nicht ab. Er wusste, ich würde nicht versuchen zu fliehen. Nicht mehr. Ich überließ ihm meinen Körper, während ich in der Tiefe meines Sees verschwand, das Wasser sich lautlos über mir schloss, es ganz still wurde. Ich hatte gelernt, wie das geht.

Neun Wochen später stellte ich fest, dass ich schwanger war. Ich machte zwei Schwangerschaftstests. Beide waren positiv. Auch der dritte

Test bei meiner Gynäkologin bestätigte, dass ich schwanger war. Im Ultraschall war eine Fruchthöhle im Uterus zu sehen, aber kein Embryo. Ich wusste nicht, was ich denken, fühlen sollte. Wollte ich dieses Kind? Konnte ich es schützen? Gab es überhaupt ein Kind? Wollte ich, dass die Schwangerschaft abging? Wollte ich abtreiben? Wem sollte ich es sagen? Wie sehr hatte ich mir in den letzten zwei Jahren mit Paul ein Kind gewünscht, aber Paul wollte keine Kinder bekommen. Hatte daran immer keinen Zweifel gelassen. Er war in den fraglichen Wochen nicht da gewesen. Ich hatte es schon x-mal hin- und hergerechnet, aber es passte einfach nicht und auch wenn es eine 1-%ige Chance gab, dass das Kind von ihm war, so lagen die Wahrscheinlichkeiten woanders. Was nur sollte ich tun? Was würde das mit Paul und mir machen? Ich hatte das Gefühl, mit niemandem reden zu können, ich brauchte Zeit. Zeit für mich. Alleine. Sicher. Aber auch nicht ganz alleine, ich wollte jemand spüren können, jemanden in der Nähe haben. Jemanden, der keine Fragen stellt.

Ich flog nach Amerika. Mietete ein Auto und fuhr nach Wenatchee, einer Stadt östlich von Seattle, zu Elizabeth. Ich hatte Elizabeth ein paar Jahre zuvor auf einer Reise in Spanien kennengelernt und schon einmal kurzfristig vier Wochen bei ihr verbracht. Elizabeth hatte mich damals nicht gefragt, warum ich gekommen war, sie hatte mich einfach nur willkommen geheißen. Auch dieses Mal fragte Elizabeth nicht. Sie sah mich nur lange an und ging dann wortlos ein Gästebett für mich in den »Guest Quarters« richten, wie sie die drei kleinen Zimmer im Anbau ihres Hauses nannte, das in einem sanft zu einem Fluss abfallenden Garten lag.

Es waren stille, ruhige Tage in Wenatchee, morgens fand ich Brot, Butter und Marmelade auf einem Tisch in der Küche vor, manchmal ergänzt um eine Schale Himbeeren aus dem Garten oder einen rotbackigen Apfel ... Immer lag ein Zettel mit einem Gruß daneben: »Hope you slept well.« oder »Have a glorious day!« oder auch einfach nur eine Skizze aus dahingeworfenen Strichen. Meist nahm ich mir etwas vom Frühstück und einen Tee, tat alles auf ein Tablett und verschwand mit einer Decke in einen Winkel des Gartens. Manchmal setzte ich mich mit einem Buch auf die Terrasse, an anderen Tagen legte ich mich ans Ende der Wiese auf die Decke oder aber setzte mich in den Gewürzgarten. Die Septembersonne wärmte noch. Ich liebte es, hinter den Rosenbüschen und Jasmin den Wolken beim Ziehen zuzusehen. Oder aber ich machte einen Spaziergang über den Farmer's Market von Wenatchee. Abends saßen wir gemeinsam in der Küche und Elizabeth erzählte aus ihrem Leben. Ein Leben voller Lebendigkeit und Farben. Elizabeth hatte nie Geld gehabt, hatte zwar gut geheiratet, aber sich schnell wieder von ihrem Mann getrennt, was in der damaligen Zeit eigentlich noch undenkbar gewesen war. Als alleinerziehende Mutter ihres Sohnes war sie immer wieder angefeindet worden, hatte es schwer gehabt, sich einen Lebensunterhalt zu verdienen, da niemand sie anstellen wollte. Elizabeth fragte nie, warum ich gekommen war. War nur da. Sie war 91 Jahre alt. Hatte 91 Jahre Lebenserfahrung. Elizabeth musste nicht fragen.

Vier Tage vor meinem Rückflug fuhr ich für einen Tag nach Seattle, stöberte durch die Läden, ich wollte Paul etwas mitbringen. Ein Buch fiel mir in die Hände. Ich betrachtete es nachdenklich: »What to expect when you are expecting«. Ich zögerte, sollte ich mir das Buch kaufen? War ich »expecting«? Vorsichtig schlug ich die erste Seite auf. Woche um Woche wurde der Verlauf einer Schwangerschaft beschrieben. Die Veränderungen des Körpers, des Fötus, das Entstehen von Leben. Ich kaufte das Buch. Zwei Tage später hatte ich mich zwischen Rosmarin und Jasmin entschieden: Ich würde dieses Kind bekommen. Ich flog zurück nach Deutschland. Ich war in der 12. Woche und im Ultraschall zeigte sich nun der Embryo mit einem kleinen kräftig schlagenden Herzen.

Von der Schwangerschaft erzählte ich Elizabeth erst Monate später per E-Mail. Elizabeth nähte mir eine Patchworkdecke zu Felicies Geburt, kurz darauf starb sie. Sie war 92 Jahre alt geworden. Ohne ihre Gastfreundschaft gäbe es Felicie nicht. Es wäre der größte Verlust in meinem Leben gewesen, wenn ich mich gegen Felicie entschieden hätte.

Als ich wieder zu Hause war, sagte ich Paul, dass ich schwanger sei. Paul wusste nicht, was er denken sollte. Aus seiner Sicht hatte ich ihn betrogen. Mit einem Mann, von dem ich nie sprach. Bedeutete dies einen Bruch zwischen Paul und mir? Würde ich ihn mit der Entscheidung für das Kind verlieren? Paul zog sich ins Schweigen zurück. Ich konnte ihn verstehen. Auch ich schwieg. Wie sollte ich Paul nur erklären, was wirklich geschehen war! Ich fühlte mich schuldig. Konnte eine Beziehung eine solche Konstellation überhaupt überleben?

Zu meiner Überraschung blieb Paul. Wir waren an dem Abend, an dem er mir das mitteilte, in seine Lieblingskneipe gegangen, einem kleinen, eher verkommenen verrauchten Raum, in dem sich altgewordene 68er-Studenten trafen. Paul saß vor mir und sah mich an. »Bitte Mia, du musst mir nicht sagen, warum du das getan hast, du musst auch nichts erklären, aber wird es wieder passieren? Versprich mir, dass es aufhört, dass du nicht mehr zu ihm gehst. Ich trage es einmal mit, aber ich weiß nicht, ob ich es ein zweites Mal könnte.« Leiser fügte er hinzu: »Ich liebe dich.« Ich spürte, wie weh mir seine Worte taten. Ich hatte den Menschen, der mir am allermeisten den Rücken deckte, den ich liebte, von dem ich sagte, er sei der Boden, auf dem ich stünde, verletzt. Ich konnte nichts tun, um die Verletzung rückgängig zu machen. Es wieder gut zu machen. Ich hatte ihn nicht betrogen, aber ich konnte ihm auch nicht zusagen, dass dies nie wieder passieren würde. Alexander würde dies bestimmen. Einen Moment lang spürte ich die Verzweiflung in mir. Den so großen Wunsch, ihm alles zu erzählen. Ich bekam keine Luft, spürte, wie Hände mich unters Wasser drückten. Hörte Alexanders leise tonlose Stimme: »Mi, du wirst nie jemandem etwas erzählen. Wenn du redest, töte ich dich. Hast du das verstanden? Hast du es verstanden?« Dann aber fing ich mich. Sah Paul an. »Ich liebe dich auch«, erwiderte ich. Ich versprach ihm nichts. Es gab nichts zu versprechen. Wir beschlossen den Neubeginn unserer Beziehung.

Nicht selten wird bei rituellem Missbrauch die initiierte Frau geschwängert. Gründe für eine Schwangerschaft werden von Betroffenen verschiedene geschildert:

- Entweder werden Kinder gezeugt, um sie nach der Geburt den Frauen wegzunehmen und diese Kinder von Anfang an zu initiieren, früh durch Misshandlung/Missbrauch zu prägen und sie so der Organisation gefügig zu machen.

- Oder die Kinder werden genutzt, um aufgrund der Schwangerschaft rechtlich geschlossene Ehen zu erzwingen, welche die Frau an den Mann bindet und so dauerhaft für weitere Missbrauchstaten zugänglich macht.
- Alternativ wird eine Schwangerschaft ausgelöst, um im Weiteren die Unversehrtheit des Kindes als Druckmittel für die Folgsamkeit der Frau einzusetzen. Es ist davon auszugehen, dass eine Mutter, welche rituelle Gewalt erlebt hat, nach der Geburt, sofern ihr die Zeit gelassen wird, eine gute Beziehung zu ihrem Kind aufzubauen, in Folge alles tun wird, was von ihr gefordert wird, um ihr Kind vor Gewaltanwendungen durch die Organisation zu schützen.

Ob Alexander Letzteres beabsichtigte oder er die Möglichkeit einer Schwangerschaft nur wissentlich als Risiko in Kauf genommen hatte oder es Zufall war, dass Mia schwanger wurde, blieb für Mia im Nachgang nie sicher zu klären. Wenn Alexander sie jetzt jedoch rief, überlegte sie nicht einmal mehr: sie kam, wenn sie gerufen wurde, und ging mit, wenn sie abgeholt wurde. Aus ihrer Sicht konnte sie nur um den Preis ihres Körpers Felicie schützen. Sie tat dies mit völliger Selbstverständlichkeit – Sicherheit für sich selbst zu suchen, hatte sie aufgegeben. Erst als sie Sophie traf und nach und nach anerkannte, dass ihr Unrecht geschehen war und weiterhin zugefügt wurde, schöpfte sie neue Hoffnung, nicht nur ihr inneres Ich, sondern auch ihren Körper schützen zu können.

Den ersten Schritt, den Mia machen musste, war sich selbst und ihre Gefühle zu entdecken. Sophie als Körpertherapeutin war eine Chance, die sich ihr zufällig bot. Mia begriff dies intuitiv und griff das Angebot auf.

Die Behandlung Betroffener ritueller Gewalt ist sehr individuell. Allem voran geht die Aufgabe, Betroffenen *Schutz und Sicherheit* zu bieten, ihre Situation zu stabilisieren. Danach ist das *Ausmaß der psychischen Fragmentierung* der Betroffenen zu verstehen, ihre täterloyalen emotionalen Persönlichkeitsanteile (EPs) zu entdecken, die sie immer wieder in Gefahr bringen können. Erst, wenn eine Stabilisierung sicher erreicht ist, können indikationsspezifisch und punktuell gezielt klassische *traumatherapeutische Methoden* eingesetzt werden.

Liegt eine strukturelle Dissoziation vor, was bei Opfern organisierter und ritueller Gewalt die Regel ist, muss noch ein Schritt vorab eingefügt werden. Denn es geht nach der Stabilisierung erst einmal darum, dass die Persönlichkeitsanteile, die auf den Erhalt der Alltagsfähigkeiten ausgerichtet sind (ANPs) die vorliegende Traumatisierung anerkennen, bevor mit den EPs an emotionalen Zuständen gearbeitet werden kann. An traumatherapeutischen Methoden können u. a. zum Einsatz kommen:

- *EMDR (Eye Movement Desensitization and Reprocessing):* eine Methode, die von Francine Shapiro in den USA entwickelt wurde, um nach einem strukturierten Fokussierungsprozess in einen assoziativen Prozess der Verarbeitung zu gelangen (Shapiro, 2014; Shapiro & Brown, 2019; Lely et al., 2019).
- *NET (Narrative Expositionstherapie):* eine Methodik, die speziell für die Behandlung bei Schwer- und Mehrfachtraumatisierung sowie organisierter Gewalt entwickelt worden ist (Kirlic et al., 2020; Robjant & Fazel, 2010). Bei einer NET wird in einer Distanz zum »Damals« das Erlebte so lange aktiviert, bis die traumatischen Inhalte nicht mehr nur fragmentiert erzählt werden können, sondern sich autobiographisch einordnen, benennen, begreifen und verorten lassen, so dass Erleichterung durch Habituation und Integration eintritt.
- *TF-CBT (Trauma Focused-Cognitive Behavioural Therapy):* eine traumafokussierte verhaltenstherapeutische Methode, die sich vor allem für die Behandlung von Kindern eignet und darauf ausgerichtet ist, über Psychoedukation sowohl für das Kind als auch die Eltern durch das Trauma hervorgerufene ungute Emotionen, Gedanken und Verhaltensweisen zu identifizieren, zu bewältigen und neu zu regulieren (Cohen et al., 2015; de Arellano et al., 2014).

Das Entscheidende bei allen Behandlungsmethoden besteht darin, das Trauma erzählbar zu machen und so eine Wiederherstellung der Balance zwischen rationalem und emotionalem Gehirn zu erzielen, um den Traumatisierten das Gefühl zurückzugeben, ihre Reaktion und ganz generell ihr Leben beeinflussen zu können. Diese müssen lernen, sich mit dem, was in ihnen vor sich geht, vertraut zu machen und sinnvolle Handlungswege davon abzuleiten. Dafür müssen sie das Trauma anerkennen und lernen, ihre mit dem Trauma verknüpften Emotionen zu regulieren.

Neben psychischer Stabilisierung und eigentlicher Traumabehandlung spielt deswegen auch immer das Herstellen einer Handlungsfähigkeit (Agency) eine Rolle. Agency steht dabei für das Gefühl, das eigene Leben selbst steuern zu können: dafür, dass wir wissen, wo wir stehen, dass wir auf unser Erleben zumindest einen gewissen Einfluss haben und dass unsere Lebensumstände sich nicht völlig unserem Einfluss entziehen (van der Kolk, 2017).

Mia fühlte sich nicht handlungsfähig, als sie zu Sophie kam. Alexander bestimmte mit seinen Übergriffen ihr Leben und Innenleben. Sie selbst spürte nichts. Entschied nichts. Überlebte nur. Konnte im Hinblick auf ihr eigenes Handeln nichts versprechen. Hätte Paul sie in dem Moment, als sie ihm von der Schwangerschaft erzählte, verlassen, hätte sie es emotionslos zur Kenntnis genommen. Sie hätte auch diese Tür geschlossen, den Schmerz dazu kaum wahrgenommen und wäre weitergegangen. Schritt für Schritt.

Handlungsfähigkeit setzt voraus, was Wissenschaftler Interozeption nennen: das Gewahrsein unserer subtilen sensorischen Gefühle, welche in unserem Körper verwurzelt sind (Damasio, 2002). Je umfassender dieses Selbstgewahrsein ist, umso mehr Einfluss haben wir auf unser Leben, denn wir lernen uns erst dann wirklich kennen, wenn wir unsere Körperempfindungen spüren, sie deuten und darauf eingehen können. Traumata zu verdrängen, mag das Leben oberflächlich erträglicher machen, jedoch mit der Folge, den eigenen Körper und sich selbst als Person nicht mehr vollständig lebendig fühlen zu können. Nur, wenn wir uns der unablässigen Veränderung in uns selbst und in der Außenwelt bewusst sind und bleiben, sind wir dazu in der Lage, uns zu mobilisieren, um mit Veränderungen zurecht zu kommen. Das gelingt uns nicht, wenn wir nicht gelernt haben wahrzunehmen, was in uns vorgeht.

Mia war mit der Zeit im Raum, in dem Alexander ihr so viel Gewalt und Leid zugefügt hatte, so umgegangen, dass sie alle Gefühle zu sich selbst abgestellt hatte. Sie besaß keinen Zugriff mehr auf ihr emotionales Gehirn. Lösten Trigger aus, dass Mia zeitweilig von Gefühlen überflutet wurde, erlebte sie diese als unangenehm, fremd, ungewollt. Da Mia keine wirksame Handlungsstrategie kannte, um solche Situationen zu verändern, blieb ihr nichts anderes übrig, als diese überbordenden Gefühle auszuhalten oder sie zu dissoziieren.

> Traumabehandlung beinhaltet verschiedene Stadien.
> Zunächst einmal geht es in einem ersten Schritt für die Therapeut*innen darum, die Klient*innen zu *stabilisieren* und einen sicheren Rahmen für die Behandlung herzustellen. Ein zweiter Schritt besteht darin, dass die Klient*innen selbst, insbesondere die ANP, die Realität der erlittenen Traumata anerkennen kann und dass seitens der Therapeut*innen das *Ausmaß der Fragmentierung* verstanden wird.
> Die eigentliche *Traumabehandlung* beinhaltet sodann, das Trauma erzählbar zu machen und so eine Wiederherstellung der Balance zwischen rationalem und emotionalem Gehirn zu erzielen.
> Parallel sollte ein Schwerpunkt der Behandlung beinhalten, die *Handlungsfähigkeit* (Agency) wiederherzustellen. Dabei steht Agency für das Gefühl, das eigene Leben selbst steuern zu können.
> Agency setzt *Interozeption* voraus. Interozeption wiederum bedeutet das Gewahrsein der subtilen sensorischen Gefühle, die im eigenen Körper verwurzelt sind. Je umfassender dieses Selbstgewahrsein ist, umso mehr Einfluss haben wir auf unser Leben, denn wir lernen uns als Mensch und Person erst dann vollständig kennen, wenn wir auch unsere Körperempfindungen spüren, sie deuten und auf diese eingehen können.

Nicht selten erstreckt sich eine Therapie von Betroffenen rituellen Missbrauchs über sehr lange Zeit: Viele Klient*innen brauchen Jahre zur psychischen Stabilisierung sowie weitere Jahre, um über die Traumatisierung sprechen zu können – manchen gelingt es nie.

Jede Behandlung dieser Klient*innen ist komplex und auf Seiten der Therapeut*innen mit Risiken und Fallen verbunden. So besteht nicht selten die Gefahr:

- sich im Detail zu verlieren und damit das Ziel der Therapie – die Stabilisierung der Klient*in – aus dem Auge zu verlieren;
- eigene Ängste in der Gegenübertragung zu entwickeln;

- dem Impuls aufgrund eines eigenen Sicherungsbedürfnisses nachzugeben, Aussagen der Klient*innen auf ihren Wahrheitsgehalt prüfen zu wollen und damit diese zu verunsichern und das für die Therapie notwendige Vertrauensverhältnis in Frage zu stellen;
- die an ihren Klient*innen begangenen Taten bei der Polizei anzeigen zu wollen, dadurch jedoch deren Vertrauen zu verlieren, da ein solches Öffentlichmachen der Taten – zumindest zu Beginn der Behandlung – meist nicht in ihrem Interesse liegt;
- sich selbst als Therapeut*innen in Frage zu stellen und sich den Vorwurf eines suggestiven Verhaltens zu eigen zu machen, sofern Kolleg*innen auf die vertrauliche Andeutung der Erlebnisse der Klient*innen ungläubig bzw. abweisend reagieren;
- sich aus Verunsicherung aus Supervisionsgruppen zurückzuziehen und in Folge dessen unter Kolleg*innen zu isolieren (Boon, 2014).

Therapeut*innen sind deshalb gut beraten, den Verlauf einer Behandlung von Betroffenen rituellen Missbrauchs stets sehr achtsam zu reflektieren und das eigene Verhalten dabei immer wieder selbst zu hinterfragen.

Auch Sophie bekam von ihrer Supervisionsgruppe, als sie Mia und ihren Fall nach den ersten Stunden dort vorstellte, die Rückmeldung, sie solle lieber die Finger von Mia lassen: Sophie sei fachlich nicht ausreichend qualifiziert, Mias Geschichte unglaubwürdig und Mia als Person zu komplex. Sophie nahm die Einschätzungen und Empfehlungen ihrer Kolleg*innen zur Kenntnis, folgte ihnen aber nicht, sondern verließ sich in ihrem weiteren Handeln auf ihre eigene Intuition. In ihrer Supervisionsgruppe erwähnte sie Mia nie wieder.

1996

Alexander teilte ich die Geburt seiner Tochter mit. Nachdem ich abgelehnt hatte, ihn zu heiraten, nahm er seine Briefe an mich wieder auf. Gleicher Inhalt, gleicher Wortlaut. Felicie tauchte in den Briefen nicht auf. Kein einziges Mal benannte er ihre Existenz oder ihren Namen. Hin und wieder schrieb er davon, dass Kinder Mutter und Vater brauchen, malte Dreiecke mit Punkten an den Ecken. Drei Punkte: Mutter – Vater – Kind. Drei – die wichtigste Zahl der Organisation.

Mutter – Vater – Kind. Mia – Paul – Felicie. Das waren die drei Ecken des Dreiecks. Felicie brachte viel Freude mit sich. Sie war ein lebhaftes Kind mit leuchtend blauen Augen und feinen blonden Haaren, die sich später zu einem kräftigen hellblonden Lockenschopf wandelten. Sie hinterfragte alles und jeden, sog Wissen förmlich in sich auf. Sobald sie lesen konnte, verschlang sie in jeder freien Minute Bücher, so wie Paul es tat. Lebendiges Leben. Paul war für Felicie eine Lebenswelt. Und Paul stand zu seinem Wort, er nahm Felicie wie sein eigenes Kind in sein Leben auf.

Ich erlebte meine eigenen Geschichten mit Felicie. Ihre Zartheit in der Wahrnehmung von mir als Mutter. Ich erinnere ihre kleine Hand, die sich in meine schob, als ich traurig gewesen war, da ich meine Katze hatte weggeben müssen. Felicie wusste nicht, warum ich traurig war, und konnte nicht in Worte fassen, was sie spürte, ihre kleine Hand jedoch hielt mich. Manchmal legte Felicie ihren Kopf schief, sah mich an und sagte:»Mama?«, »Mmh«, »Hab dich lieb.« Einfach so. Ich las ihr unendlich viel vor, bastelte mit ihr, spielte Fantasiewelten, trocknete ihre Tränen und zeigte ihr die Welt. Ich begann mich zu reflektieren. Nur manchmal, wenn ein Brief von Alexander kam, huschte ein dunkler Schatten über mein Gesicht, für das Außen unmerklich. Merkwürdig, dachte ich, dass so ein schönes, reines, eigenständiges kleines Menschenkind aus einer Nacht voller Gewalt entstehen kann. Felicie war für mich jeden Tag neu ein Wunder. Meine Angst hingegen, dass Alexander kommen würde, sie zu holen, verdrängte ich jeden Tag aufs Neue. Das durfte nie passieren!

1999

Drei Jahre später kam Felix auf die Welt. Paul und ich hatten schon vor Felicies Geburt über die Frage gesprochen, wie viele Kinder wir uns vorstellen könnten. Ich wollte gerne vier Kinder haben, auf dem Land leben, nur Teilzeit arbeiten. Paul, nun ja, Paul wollte immer noch nicht wirklich Kinder haben. Es war einer der wenigen Punkte, an dem wir uns nicht einig waren. Jetzt aber, da Felicie ihn manchmal an die Hand nahm, lachend sich durchkitzeln ließ, strahlend mit noch unsicheren Schritten auf ihn zuwackelte, wurde er stiller, wenn ich das Thema Geschwister ansprach. Es war ein ganz normaler Dienstag im November gewesen, an dem Paul mich plötzlich von hinten umarmte und meinte: »Komm lass es uns tun!« Ich war irritiert gewesen, »Was tun? Wovon redest Du?« »Wir versuchen es«, sagte er. »Felicie soll Geschwister bekommen. Wenn wir Glück haben, klappt es ganz schnell und sonst warten wir.« Ich spürte, wie ein warmes Gefühl mich durchströmte, lehnte meinen Kopf leicht an ihn. Die Welt fühlte sich normal an. Ruhig. Ein Mann, eine Frau, ein Kind, nein, zwei Kinder. Vielleicht drei. Es klappte sofort.

2001

Bevor Felicie in die Grundschule kam, erzählte ich Felicie in einem unserer Zelturlaube im Sommer, während wir zu viert auf einer Decke vor dem Zelt saßen, Kekse aßen und spielten, dass es neben ihrem Papa, Paul, noch einen leiblichen Vater, Alexander, gäbe. Ich hatte dies mit Paul vorher besprochen und dann ein für Felicie altersentsprechendes Aufklärungsbuch gekauft. An diesem Nachmittag sahen wir es uns gemeinsam an und ich erklärte ihr anhand der Bilder, dass Alexander sie gezeugt habe. Felicie nahm es zur Kenntnis. Anders konnte man es kaum beschreiben. Sie stellte keine einzige Frage zu dem Buch, was für sie, die mich in der Regel mit Fragen löcherte, ganz untypisch war. Stattdessen kletterte sie, als ich das Buch zuklappte, wortlos Paul auf den Schoß. Mehr kommentierte sie nicht, es brauchte auch nicht mehr Worte.

2006

Als Felicie zehn Jahre alt war, kam sie eines morgens aus ihrem Zimmer und zeigte mir einen Brief, den sie geschrieben hatte. »Wo wohnt Alexander, können wir ihm den schicken?« Ich nahm ihr das Blatt aus der Hand und las:

»*Lieber Alexander,
ich heiße Felicie und bin deine Tochter. Ich bin zehn Jahre alt und gehe in die 4. Klasse Grundschule. Ich spiele die Geige und lese gerne. Magst du auch ein bestimmtes Instrument? Ich würde dich gerne kennenlernen. Kannst du mir auch mal schreiben?
Deine Felicie.*«

Ich zögerte, spürte mein Herz klopfen – sollte ich den Brief abschicken? In den letzten Jahren hatte mich Alexander in weiten Teilen in Ruhe gelassen, es kam nur noch hin und wieder ein Brief. Durfte ich Felicie ihren Vater vollkommen vorenthalten? Zu ihrem Schutz? Zu meinem Schutz? Sollte ich Alexander kontaktieren? Alles in mir sagte »Nein!« Andererseits hatte Alexander kein Interesse an dem Kind, das hatte er deutlich signalisiert. Er würde schon nicht kommen und mir Felicie nehmen wollen. Er hatte Ruhe gegeben. Auch von Seiten der Organisation war ich in Ruhe gelassen worden, seitdem Felix auf der Welt war. Die Erinnerungen, die Alpträume, das nächtliche Hochschrecken waren aus meinem Leben verschwunden. Insofern: Hatte Felicie nicht ein Recht darauf, einen Kontakt zu ihrem leiblichen Vater zu haben? Ihn wenigstens kennenzulernen? Wie oft hatte ich erlebt, dass Klient*innen von mir litten, wenn in der Geburtsurkunde: »Vater unbekannt« eingetragen war. Das wollte ich Felicie ersparen. Ich gab ihr seine Adresse. Felicie schrieb die Adresse daraufhin sorgfältig auf den Umschlag, klebte diesen zu und schickte den Brief ab. In den folgenden Tagen sah sie mich jedes Mal, wenn ich den Briefkasten öffnete, erwartungsvoll an. Nichts. Wenn sie ihren Großeltern schrieb, bekam sie immer spätestens vier bis fünf Tage danach eine Antwort. Warum jetzt nicht? fragten mich ihre Augen. Ich hatte keine Antwort. Zwei Wochen später kam der Brief ungeöffnet zurück. Ich war wütend, wie konnte Alexander Felicie wehtun? Da Felicie dies glücklicherweise nicht gesehen hatte, öffnete ich Felicies Umschlag, steckte den Brief in einen neuen Umschlag und schickte diesen mit meiner Handschrift adressiert nochmals los. Felicie erhielt weiterhin keine Antwort, aber der Brief kam auch nicht noch einmal zurück. Nach ein paar Wochen hörte Felicie auf zu warten. Die stille Enttäuschung in ihren Augen tat mir weh.

Felicie erwähnte Alexander in den folgenden Monaten mit keinem Wort mehr, überraschte mich jedoch erneut neun Monate später, als sie ihm zu Weihnachten einen zweiten Brief schrieb:

*»Lieber Alexander,
ich wünsche dir schöne Weihnachten. Wie geht es dir? Was machst du bei deinem Beruf? Ich finde Mathe sehr interessant. Was war früher dein Lieblingsfach? Meins ist Geschichte, Latein und Englisch. Chemie und Physik haben wir leider noch nicht. Bei uns hat es gestern geschneit und heute gehen wir Ski fahren. Hat es bei Euch auch geschneit? Hoffentlich haben wir eine weiße Weihnacht. Magst du auch lesen? Was ist dein Lieblingsbuch? Mein Lieblingsbuch ist »Bullerbü«. Ich habe dir den anliegenden Stift von meinem Taschengeld gekauft. Da du mir das letzte Mal nicht geantwortet hast, hast du vielleicht keinen Stift zum Schreiben gehabt, antwortest du mir? Ich würde sehr gerne mehr über dich erfahren.
Deine Felicie.«*

Wieder wartete Felicie. Wieder blieb eine Antwort aus. Wieder tat es mir weh, Felicie warten zu sehen, und doch war ich gleichzeitig froh, dass Alexander ihr nicht antwortete. Ich dagegen bekam weiterhin Post von ihm. Die Briefe lösten nichts mehr bei mir aus. Waren nur da. Leere Worte, die sich wiederholten.

Mia lebte zu diesem Zeitpunkt vollkommen in einer emotionalen Dissoziation. Ihr rationales Gehirn (Präfrontaler Kortex) hatte gemeinsam mit ihren Persönlichkeitsanteilen, die darauf ausgerichtet waren, die alltäglichen Aufgaben funktional zu bewältigen (ANPs), die Führung übernommen. Sie fühlte sich angekommen in der »normalen Welt«. Mia hatte Sophie zwar schon kennengelernt, bewegte sich in den Stunden bei ihr jedoch (noch) in Alltäglichem. Sie realisierte nicht, dass sich ihr emotionales Gehirn (Reptiliengehirn und limbisches System) in weiten Teilen in einem passiven, deaktivierten Modus befand. Mia wollte nicht spüren. Spüren bedeutete Angst und Entsetzen. Spüren bedeutete, die dauerhafte Gefahr wahrnehmen. Spüren bedeutete Erinnern. Das bedeutet aber auch, dass sie im Alltag nur schwer emotionale Situationen oder auch Gefahren einschätzen konnte.

Niemand kann erlebten Schrecken, an Leib und Seele erfahrene Gewalt und Pein, ungeschehen machen. An den Auswirkungen jedoch, die ein Trauma in Geist, Körper und Psyche hinterlässt, kann man mithilfe therapeutischer Interventionen etwas ändern. Grundsätzliches Ziel ist dabei, Kontrolle wiederzuerlangen. Kontrolle über die eigenen Emotionen, um sich im Alltag frei zu fühlen und nicht Angst haben zu müssen, bei Triggern plötzlich emotional unpassend zu reagieren, sich wegen einer Dissoziation schämen oder den inneren Zusammenbruch verstecken zu müssen. Hierfür sind verschiedene Mechanismen wichtig:

- *Bei äußeren Triggern zu refokussieren und zu beruhigen:* Notwendig ist es hierfür, den Präfrontalkortex zu aktivieren, damit inneres Erleben bewusst wird und Verständnis dafür entsteht, was in uns passiert. Erst dann können wir rational reagieren und unsere Emotionen steuern (LeDoux, 2000). Der Amygdala kommt hierbei ein moderierender Effekt zu, wobei es unklar ist, ob auch die Amygdala selbst anteilig Emotionen speichert (Richter-Levin, 2004).
- *Zu lernen, die wiedererlangte Ruhe auch bei plötzlich sich aufdrängenden Erinnerungen, Gefühlen und Körpererinnerungen aufrechtzuerhalten:* Hier spielt der Vagusnerv eine Rolle, da 80% seiner Fasern afferent sind, d.h. vom Körper zum Gehirn laufen. Das bedeutet, dass wir unser Arousalsystem steuern können, indem wir lernen, bei Triggern z.B. ruhig zu atmen, uns zu bewegen, anstatt dem Impuls des Erstarrens zu folgen, oder auch über das Trauma bewusst zu sprechen, anstatt zu schweigen (Porges, 2010a).
- *In der Gegenwart präsent zu bleiben:* Dieses hat viel mit Achtsamkeit zu tun, auch und gerade im Hinblick auf den eigenen Körper. So bringt uns ein Körpergewahrsein mit unserer inneren Welt in Kontakt. Gerade bei traumatisierten Menschen setzt Heilung voraus, sich ihrem Körper und dessen Gefühlen gegenüber zu öffnen, sich auf viszeraler Ebene sicher zu fühlen, um Gefühle zulassen zu können, während man gehalten wird.
- *Keine Geheimnisse mehr für sich zu haben:* Psychische Integrationsprozesse fragmentierter Persönlichkeitsanteile können erst dann erfolgen, wenn Betroffene anerkennen, was geschehen ist. Um diesen Weg zu beschreiten, benötigen Klient*innen eine(n) Therapeut*in, der/die sich nicht vor dem eigenen Entsetzen fürchtet und die Emotionen der/des

Klient*in aushalten kann. Jemanden, der/die hilft, den schmerzhaften Botschaften des emotionalen Gehirns zuzuhören, so dass Betroffene mit ihren belastenden Erinnerungsfragmenten nicht mehr allein sind und beginnen, sich selbst zu glauben (van der Kolk, 2017).

Mia besaß viele Geheimnisse, vor anderen und vor sich selbst. Sie lebte im rationalen Gehirn. Die Erinnerungen des emotionalen Gehirns in Form von Körperreaktionen: pochendes Herz, schneller flacher Atem, Erstarren des Körpers, verdrängte sie. Sie hatte damit nicht viel anfangen können. Das rationale Gehirn kann zwar verstehen, warum wir so reagieren, aber es ändert nichts daran, wie wir fühlen.

Sophie wusste um die besondere Bedeutung, die der Fähigkeit zukommt, Körperempfindungen zu spüren. Insofern war es kein Zufall, dass Mias erste therapeutische Aufgabe darin bestand, Körpergewahrsein zu üben.

> *Körpergewahrsein* bringt uns mit unserer inneren Welt in Kontakt. Wenn wir unseren Körper und unsere Gefühle achtsam wahrnehmen, verändert sich unsere Perspektive und wir können neue Handlungsmöglichkeiten entwickeln, die an die Stelle unserer automatischen, habituellen Reaktionen treten.
>
> *Achtsamkeit* bringt uns mit der Flüchtigkeit unserer Gefühle, Empfindungen und Wahrnehmungen in Verbindung. Eine achtsame Haltung ermöglicht es uns, unsere Emotionen besser zu erkennen und zu beeinflussen.

Sophie. Wäre ich gefragt worden, hätte ich es schwer gefunden zu beschreiben, was Sophie in den letzten Jahren bei mir bewirkt hat. Schicht für Schicht hat Sophie in unendlicher Geduld Vermeidung, Abwehr und Taubheit abgetragen. Sie hat den Schmerz und die Angst gefunden, den Teil von mir, den ich schon lange verloren geglaubt hatte. Sophie hat den Mut in mir wiederbelebt und Hoffnung durch Hoffnungslosigkeit getragen. Sophie war über alle therapeutischen Grenzen gegangen, zeitlich und emotional. Sie hat Nähe, Vorsicht und Abwehr zugelassen, bis sie mich berühren durfte. Gemeinsam hatten wir gelernt, welche Bereiche meines Körpers für Berührung sicher waren, und welche Erinnerungen trugen.

Bei Sophie befand ich mich in einem Übergangsland zwischen damals und jetzt. Ich war in den Stunden bei ihr oft 23 Jahre alt, selten 44, 45 oder 46 Jahre. Ich lernte neue Worte wie Leichtigkeit und Vogelflug. Sophie liebte Vögel, die Natur. Sie erzählte wunderbare Geschichten. Manchmal fingen diese mit einer Frage an:

Hab ich dir schon einmal die Termitengeschichte erzählt? Meine Freundin Katharina lebt seit einigen Jahren in Delhi. Sie ist Fotografin und Homöopathin. Sie versuchte dort ihren Lebensunterhalt zu verdienen, indem sie Fotografien in antike Rahmen setzte, meist Fensterrahmen vom indischen Müll, die sie etwas anstrich und verkaufte sie an ausländische Residents. Eine ausländische Lehrerfamilie kaufte ihr einige solcher Bilder ab und hing sie in ihrem indischen Zuhause auf. Als die Lehrerfamilie eines Tages über die Ferien wegfuhr und anschließend wieder nach Hause zurückkehrte, war Folgendes passiert: Der Schreibtisch, ein schönes antikes Möbel, zerfiel bei Belastung, genauso die Stühle, der Esstisch, ja, das gesamte hölzerne Mobiliar. Termiten aus Katharinas Bilderrahmen hatten sich während der Ferien gemütlich durch die Möbel gefressen. Leider verlor Katharina ihre Kundschaft. Doch sie blieb eine Lebenskünstlerin. Inzwischen hat sie einen netten indischen Künstler geheiratet und verdient ihr Geld mit Fotografien ohne Rahmen.

Ich liebte diese Geschichten. Sie schenkten mir eine Welt, die leicht war, bunt, einfach und doch so voller Gefühle. Ich lernte von Sophie, auf die kleinen Dinge im Leben zu achten und diese in meinen Tag zu integrieren. Heute fällt mir jeder Vogel auf, der mir über den Weg fliegt. Ich höre das erste Lied der Amseln im Frühjahr und verabschiede die Zugvögel im Herbst. Im Winter erfreue ich mich an den Spatzen und Meisen, dem Kleiber und den zwei Amselpärchen, die zu meinem Vogelhaus kommen. Manchmal ist auch ein Rotkehlchen dabei. Ganz selten eine Schwanzmeise. Leise huscht das Rotkehlchen zu den Körnern und verschwindet genauso schnell wieder. Man muss in der Abenddämmerung auf es warten.

Diese Geschichten der kleinen Dinge, ließen mich innerlich immer ganz ruhig werden. Lösten in mir Geborgenheit aus. Und ließen mich

Vertrauen fassen. Es war, als ob Sophie in den Momenten meine Seele in die Hand nahm und sachte über diese strich.

September 2007

Ich hatte Felicie immer versprochen, dass ich ihr, wenn sie Alexander je treffen wollte, das auch ermöglichen würde. Meine Angst vor Alexander und Felicies Recht, ihren leiblichen Vater kennenzulernen, waren für mich zwei verschiedene Dinge. Unverbunden. Insofern stellte ich ihren Wunsch, Alexander kennenzulernen, in dem Moment nicht in Frage. Sicher auch, weil es etwas stiller um Alexander geworden war. Er hatte seit der Geburt von Felicie mir nur regelmäßig Briefe gleichen Inhalts geschrieben, mich aber nicht mehr »abholen lassen«. Ich fühlte mich sicherer und meine Angst hatte sich etwas gelegt. Es war Felicies Recht, ihre genetischen Wurzeln kennenzulernen. Alles andere wäre, so dachte ich, sozial gesehen falsch. Nur allein würde Alexander Felicie nie sehen dürfen! Dafür würde ich sorgen.

Ich rief Alexander an. Es war das erste Mal seit elf Jahren, dass ich seine Nummer wählte. Es fühlte sich merkwürdig an und mein Herz klopfte, als er sich meldete. War es das Richtige, was ich tat? Ich blieb sachlich und bat um ein Treffen. Er zeigte sich erstaunt, aber war bereit, mich zu treffen: »Natürlich komme ich Mia, dich zu sehen ist immer schön.« Mir wurde kalt beim Klang seiner Stimme. Wir verabredeten uns für zwei Wochen später in einem Café, zehn Bushaltestationen fern von Alexanders Haus.

Es war Spätsommer und in dem Café herrschte Hochbetrieb. Alexander war noch nicht da, als ich kam. Ich setzte mich an ein Tischchen mit Blick auf die Tür. Ich wollte sehen, wenn er das Café betrat. Ich spürte meine Nervosität und wäre am liebsten wieder gegangen. Mein ganzer Körper signalisierte mir Gefahr. Wieder fragte ich mich, ob es richtig war, den Kontakt zu ihm zu suchen.

Ich musste an Felicie denken, die mich fragend, hoffnungsvoll angesehen hatte, kurz bevor ich gegangen war: »Meinst du, er wird ja sagen? Ich möchte gerne wissen, Mama, welche Eigenschaften ich von ihm habe.« Nach einer kurzen Pause, während derer sie an ihrer Unterlippe nagte, fuhr sie fort: »Mama, warum lehnt er mich ab? Ich habe schon von so vielen Menschen Post bekommen, aber er hat noch nie geschrieben. Er weiß doch, dass es mich gibt, oder?« Felicie wirkte nachdenklich. Ich strich ihr übers Haar. »Ich werde sehen, was ich tun kann, mein Spatz. Aber jetzt bringen wir dich erst einmal zu Juliette, sie hat versprochen, mit dir Plätzchen zu backen, vergessen?« Felicie sauste in die Küche: »Hole nur schnell noch den Sternausstecher. Ich will einen riiiesengroßen Sternenhimmel backen!«, rief sie mir zu und kam kurz darauf außer Atem zurück. »Fertig! Wir können los.« Felix kam auch an die Tür. »Darf ich mit? Will auch einen Sternenhimmel machen.« »Nein, mein kleiner Großer, das ist Felicies Tag mit Juliette, heute ist Papa für dich da, Juliette macht aber bestimmt auch mal was mit dir, wenn du sie fragst.« Felix zog eine Schnute und ich musste lachen, zog ihn in meine Arme und flüsterte ihm zu: »Schau mal in der Bücherkiste nach, ich glaube, da ist ein neues Buch.« Seine Augen leuchteten auf: »Wird gemacht«. Ich zwinkerte Paul zu, der Felix hinterherzugehen begann und schlüpfte selbst mit Felicie aus der Tür.

Ich war in meinen Gedanken immer noch bei dieser Szene, als ich Alexander durch die Tür des Cafés kommen sah. Er trug seinen dunkelblauen Sommermantel, schaute suchend umher und begann zu lächeln, als er mich sah. Die Zeit blieb für mich stehen. »Wenn das Böse ein Gesicht hätte, wäre es für mich dieses Lächeln«, schoss es mir durch den Kopf. Alexander kam auf mich zu: »Wie schön, dich zu sehen, Mi«, bestellte Kaffee und Kuchen, zwei Stück Sahnetorte, wie immer, ohne mich zu fragen, ob und was ich denn eigentlich essen wollte. Ich hasste Sahnetorte und trank nur Tee. Dennoch widersprach ich nicht. Alexander erzählte von seiner Arbeit, fragte nach meinem beruflichen Alltag. Zeigte daran durchaus Interesse, ergänzte eigene Erfahrungen. Das Gespräch wirkte vertraut und leicht und hatte etwas von der Atmosphäre eines Geschäftsessens.

Unter den Worten jedoch lag eine zweite Ebene, spürbar, präsent, bedrohlich. Worte vermischten sich mit Körpergefühl. Ich spürte eine lang nicht mehr gekannte übergroße Angst in mir. Etwas geschah mit mir. Was? Das Treiben des Cafés wich immer mehr einer nicht greifbaren unwirklichen Welt. Mein Kopf fühlte sich merkwürdig an. Worte verflochten sich mit unausgesprochenen freundlichen Anweisungen.

Ich musste hier raus, sofort! Aber Felicie wartete auf eine Antwort. Ich konnte nicht ohne die Antwort gehen.

Ich wechselte das Thema, sprach Alexander auf Felicie an, ihren Wunsch, ihn zu treffen. Er legte den Kopf leicht schräg: »Das können wir gerne besprechen, Mi.«

Ich setzte nach: »Einmal würde ich ihr das gerne organisieren. Danach soll sie selbst entscheiden, ob sie dich wiedersehen will.« Ich wollte ein Versprechen. Eine Zusage, irgendwas, was ich Felicie sagen könnte, damit sich das Treffen gelohnt hätte. »Oktober, wäre gut, in den Herbstferien.«

»Okay, Mi.« Irgendetwas stimmte daran nicht, es war zu leicht gewesen, zu glatt. Aber ich war zu erschöpft, um wahrzunehmen, was an seinen Worten, an seiner Gestik unstimmig war. Mir war schwindelig und mein Kopf summte. Ich begann, tief ein- und auszuatmen. Sophie hatte mir gesagt, dass dies helfen würde. Meine Gedanken wanderten zu Sophie, manchmal legte sie ihre Hand auf mein Sternum, ich konnte ihre Hand da jetzt spüren. Langsam beruhigte sich was in mir.

»Ist dir nicht gut? Soll ich dich wo hinfahren?« Seine Stimme kam wie aus weiter Ferne. Kommentarlos winkte ich dem Kellner. Ich wollte gehen. Jetzt. Bezahlen. Alexander wollte mich einladen. Ich ließ es nicht zu, ich wollte ihm mit keinem Cent etwas schuldig sein, bezahlte den Kuchen, den ich nur ansatzweise gegessen hatte. Alexander zuckte leicht mit den Schultern, lächelte wieder. »Wie du meinst, Mi, auch wenn das keinen Sinn macht.« Seine Stimme klang belustigt.

Ich brauchte frische Luft zum Atmen. Musste sofort hier raus. Stand fast abrupt auf: »Es ist Zeit, Alexander, ich muss zu Felicie.« Sobald er außer Sichtweite war, erbrach ich mich. Ich spürte die Blicke anderer Menschen auf mir. Es war mir gleich. Die warme Kühle der abendlichen Augustluft ließ meine Gedanken wieder klarer werden. Langsam bekam ich wieder Luft. Ich sah aufs Handy. Eine Nachricht von Juliette. »Wir haben schon zwei Sternenhimmel gebacken, einen gelben und einen weißen«, las ich. »Lass dir Zeit. Wir backen auch noch einen lila Sternenhimmel.« Langsam ging ich in Richtung der U-Bahn. »Was war da eben passiert?« Das Gehen tat mir gut, ich kam wieder ein wenig mehr in dieser Welt an. Eine Stadt kurz vor Ladenschluss. Menschen eilten an mir vorbei. Münder öffneten und schlossen sich, jemand bot mir eine

Zeitung an. Ein Film ohne Ton. Punktuell drangen Gesprächsfetzen an mein Ohr. Ich beschloss, noch ein wenig durch die Stadt zu gehen, bevor ich in die U-Bahn zu Juliette steigen würde. Ich musste erst wieder in der Welt ankommen.

Als ich bei Juliette klingelte, öffnete sie erst aufs zweite Klingeln die Tür und flüsterte verschwörerisch: »Lila Sternenhimmel sind von Einhörnern bevölkert, wusstest du das?« Juliette blinzelte mir zu und ich musste lachen. »Wo ist mein kleiner Wirbelwind?« fragte ich und hörte in dem Moment schon Felicies kleine Füße auf dem Parkett. Felicie lief auf mich zu: »Und, Mama?« Ihr kleines Gesicht war voller Erwartung. Ich ging auf die Knie und nahm sie in den Arm, sah sie an: »Er wird sich mit dir treffen, mein Schatz«. Felicie strahlte auf: »Du bist toll, Mama!«, hörte ich sie sagen. In mir aber hallten die Worte des Nachmittags wider. Ich war mir gar nicht mehr so sicher, ob das eine gute Idee gewesen war.

Dennoch schrieb ich Anfang Oktober Alexander eine Mail, um ihn zu fragen, wie ein Treffen mit Felicie aussehen könnte, und ergänzte, dass die Herbstferien noch ganz zur Verfügung stehen würden. Alexander antwortete nicht auf die Mail. Verärgert rief ich ihn eine Woche später an. »Hallo Mi«, sagte er, »schön, dich zu hören.« Seine Stimme war ruhig, neutral. Auf meine kurze, knappe Rückfrage, wann und wo wir uns denn mit Felicie treffen könnten, erklärte Alexander mir, er habe nie vorgehabt zu kommen. Es gäbe viele Dinge vorher zu klären. Zum Beispiel müsse ein Vaterschaftstest gemacht werden. Er müsse Bedingungen mit mir absprechen. Wir müssten zusammenziehen. Ich spürte eine unbändige Wut in mir, als ich den Hörer kurz darauf auflegte. Als ich mich umdrehte, stand Felicie hinter mir. Ich hatte sie nicht kommen gehört. Wie lange hatte sie schon dagestanden? Ihre Augen spiegelten Enttäuschung. »Er kommt nicht, Mama, oder? Warum?« »Er wird kommen, Felicie, er braucht nur ein wenig Zeit.« hörte ich mich antworten.

Mia erlebt im Gespräch mit Alexander einen Wechsel zwischen ihren Persönlichkeitsanteilen, der AP, die auf die Organisation ihres Alltags ausgerichtet ist, und ihren emotionalen Persönlichkeitsanteilen (den EPs), in denen ihre Traumaerinnerungen gespeichert sind. Auf der rationalen Ebene versucht sie im Gespräch mit Alexander, eine Einigung zu finden.

Der präfrontale Kortex ihres Gehirns kann das Gespräch als eines zwischen Konfliktpartnern einordnen, die einen Konsens suchen. Die ANP bleibt im Vordergrund. Das Anliegen – ein Treffen von Vater und Tochter zu organisieren – ist sozial sinnvoll und für Menschen im Außen nachvollziehbar.

Gleichzeitig löst die Begegnung mit Alexander bei Mia ihre Traumaerinnerung und damit das Stresssystem ihrer EPs aus. Die damit einhergehende innere Erregung bei gleichzeitiger Erstarrung verunmöglichen es Mia, sich innerlich sicher zu fühlen. Das in besonderen Stressfällen üblicherweise einsetzende Aktivierungsmuster, das zum Auslösen von Verteidigung und Kampf gedacht ist, kann nicht greifen. Stattdessen geht Mia in tonische Immobilität mit körperlichen Reaktionen aus dem Raum wie Übelkeit, Schwindel und einem beginnenden dissoziativen Erleben. Mia hört auf zu fühlen.

Komplex Traumatisierte fürchten oft, etwas zu fühlen. Für sie sind im Alltag nicht mehr die Täter*innen selbst, sondern die eigenen physischen Empfindungen der Feind, den sie im Falle einer Konfrontation mit den Täter*innen oder eines Erinnerns an diese wahrnehmen. Die Befürchtung, unangenehme Empfindungen zu erleben, lässt den Körper in seinem erstarrten Zustand verharren und verhindert, dass die Kognition einwandfrei arbeitet. Eine richtige Gefahreneinschätzung ist so nicht möglich.

Obwohl das eigentliche Trauma in der Vergangenheit liegt, erzeugt das emotionale Gehirn bei Erinnerungen bzw. Konfrontation mit Triggern unablässig Empfindungen, die ängstigen und hilflos machen. Der erste Schritt, diesem Prozess etwas Wirksames entgegenzusetzen, besteht darin zu realisieren, dass diese Körpererinnerungen flüchtig und vor allem beeinflussbar sind. Mia war zu dem Zeitpunkt des Treffens mit Alexander schon so weit, dies zu verstehen, sonst hätte sie sich nicht mit ihm treffen können. Sie hatte verstanden, dass eine der Voraussetzungen für die mögliche Konfrontation mit der Vergangenheit darin bestand, die eigene körperliche Reaktion zu ertragen. Ein erster Schritt Richtung Heilung.

Als Therapeut*innen sollten wir schwer traumatisierte Klient*innen wie Mia nicht unterschätzen. Sie können viel Unbehagen ertragen, wenn sie sich dessen bewusst sind, dass der Erregungszustand ihres Körpers einen Sinn hat und sich auch wieder verändern wird, wenn sie verinnerlicht haben, dass sie diesen Zustand selbst aktiv beeinflussen können, indem sie z. B. auf eine Anspannung in ihrer Brust mit tiefem, gleichmäßigem Atem reagieren. Klient*innen müssen solche Mechanismen jedoch zuerst verstehen, diese sodann im geschützten Rahmen (z. B. in Therapiesitzungen) ausprobieren, danach üben und schließlich noch den Mut aufbringen, diese bei einem Trigger auch einzusetzen. Veränderung ist langsam und mühsam.

Herbst/Winter 2007

Es war kurz vor Weihnachten, als ich zusammen mit Felicie zum vereinbarten Ersttermin mit einer Rechtsanwältin eine repräsentative Familienrechtskanzlei betrat. Ich hatte mich noch an demselben Abend, an dem Alexander Felicie abgesagt hatte, um diesen Termin gekümmert. Wütend hatte ich auf den Bildschirm meines Laptops gestarrt, der eine Fülle an Familienrechtskanzleien in Alexanders Umfeld auflistete. Ich wählte eine sehr große Kanzlei mit mehreren auf Familienrecht spezialisierten Anwälten aus. Ich hatte schon deswegen einen Anwalt in Alexanders Stadt gewählt, weil ich in meiner Region mit zu vielen Gerichten als Sachverständige oder zu befragende Therapeutin zusammenarbeitete. Bei den Erwachsenen ging es dabei meist um Fragen der Erziehungsfähigkeit, Vernachlässigung oder des Sorgerechts ihrer Kinder. Je nach Fragestellung waren nicht selten die Jugendämter der Region beteiligt. Da erschien mir ein eigenes Familiengerichtsverfahren, bei dem sich – je nach Verlauf – auch ein Jugendamt würde einschalten müssen, nicht gerade ein gutes Aushängeschild für eine Psychologin zu sein. Ich hatte mit Paul im Nachgang zu meiner impulsiven Terminvereinbarung mit der Rechtsanwaltskanzlei lange abgewogen, ob wir wirklich diesen Schritt gehen sollten. Wie bei allen kritischen Fragen hatte Paul sich schweigend mein Für und Wider angehört. Paul sagte meist wenig, wenn ich ihm kritische Entscheidungsfragen stellte. Früher hatte mich das wahnsinnig gemacht, inzwischen hatte ich verstanden, dass er einfach länger für Antworten brauchte. Oft kamen diese dann zwei Wochen später. Manchmal erst, wenn ich mich schon entschieden hatte. Aber wenigstens bekam ich im Gespräch mit ihm meist meine Gedanken sortiert. Insofern war es immer hilfreich, ihm etwas zu erzählen. Paul wusste, dass es ein so sicheres und festes Band zwischen ihm und Felicie gab, dass Felicie ihn als Vater nie in Frage stellen würde.

Und so befand er dann auch: »Zu wissen, von wem man abstammt, kann nur eine Bereicherung sein.« Später sagte Paul, dass er nicht so genau wisse, ob er genauso entschieden hätte, wenn er die Vorgeschichte dazu gekannt hätte. Aber zum damaligen Zeitpunkt meiner Frage wusste Paul noch wenig über Alexander. Ich hatte ihm bis zu dem Zeitpunkt nur kleine Bruchstücke erzählt. Damit hatten Paul und ich uns letztlich auf der Basis unterschiedlicher Faktenkenntnisse, jeder für sich, für den rechtlichen Weg entschieden.

Felicie äußerte den Wunsch, zum Rechtsanwaltstermin mitzukommen. Ich hatte ihr das zugestanden, allerdings mit ihr vereinbart, zunächst einmal alleine mit der Anwältin zu reden, bevor sie mit dazukommen dürfte. Innerlich war ich unruhig, als ich, Felicie an der Hand, die Rechtsanwaltskanzlei betrat. Ich war mir überhaupt nicht mehr sicher, ob ein rechtlicher Schritt gegenüber Alexander klug war. Eine Stimme in mir warnte mich, während mein rationales Ich sich sehr klar neben Felicies Wunsch positionierte. Sophie und Anna hatten mir auch zugeraten. Aber auch sie kannten Alexanders und meine Geschichte noch nicht vollständig. Worte, die meine Körperempfindungen und mein Teilen von Erinnerungen beschrieben, würde ich erst im Laufe der kommenden Jahre bei Sophie beginnen zu finden. Erst einzelne Worte, dann ein paar kurze Sätze, bruchstückhaft in der Erzählung, fragmentierte Bilder.

Die Rechtsanwaltsgehilfin begrüßte Felicie und mich freundlich, teilte uns dann jedoch entschuldigend mit, dass die von mir ausgesuchte Rechtsanwältin verhindert sei, da sie kurzfristig einen Termin beim Gericht wahrnehmen müsse, ihr Kollege, Herr L., ebenfalls ein Rechtsanwalt für Familienrecht, aber Zeit für uns haben würde, wenn mir dieses auch recht sei. Ansonsten könne sie mir aber auch gerne anbieten, einen neuen Termin bei der zuerst angedachten Rechtsanwältin zu vereinbaren. Ich zögerte. Ich hatte eigentlich auf keinen Fall einen Mann gewollt, sah aber auch keine Möglichkeit, zeitnah einen neuen Termin zu vereinbaren, da ich in den kommenden Wochen wenig Zeit haben würde. Innerlich zähneknirschend beschloss ich, den Termin mit Herrn L. wahrzunehmen und setzte mich ins Wartezimmer. Kurz darauf kam ein unrasierter, etwas kantig wirkender, großer schlanker Mann zu uns in den Wartebereich und bat mich in sein Büro. Ich konnte nicht sagen, dass er mir auf den ersten Blick sympathisch war. Aber da ich mich entschieden hatte, den Termin an diesem Tag wahrzunehmen, ging ich mit.

Sein Büro war nicht groß, jedoch funktional eingerichtet. Bücher an der einen Seite, eine Fensterfront an der anderen. »Schöner Blick über die Stadt«, dachte ich, »hat was«. »Nehmen Sie Platz«, sagte er und wies auf zwei Stühle vor seinem Schreibtisch. Er selbst nahm hinter dem Schreibtisch Platz, welcher eine gute Distanz zwischen Klient*in und Anwalt schuf. Er nahm einen Stift in die Hand und meinte: »Dann schildern Sie mir mal ihr Anliegen.« Ich begann in groben Zügen die Situation zu schildern. Er hörte zu. Fragte manchmal kurz nach. Machte sich ein paar Notizen. Wirkte konzentriert. Mir gefielen seine leicht ironischen, trockenen Anmerkungen. Kurz, knapp, kein Wort zu viel. Nach nur 20 Minuten war das Vorgehen klar. Ich bat ihn, Felicie einmal zu erklären, was jetzt passieren würde, da es ja eigentlich um sie gehen würde. Herr L. wirkte einen kurzen Moment überrascht, aber meinte nur: »Klar«, ging zur Tür und bat Felicie herein. In wenigen kindgerechten Worten erklärte er ihr, was die nächsten Schritte sein würden. Ich war beeindruckt. Das hatte ich ihm so nicht zugetraut. Ich gab ihm das Mandat. Eigentlich nur für das Erzielen eines einmaligen Umgangskontaktes.

Aber es sollte nicht dabei bleiben. Wir beide, Paul und ich, hatten letztlich doch unterschätzt, was der Schritt zum Anwalt bei Alexander auslösen würde. Nach dem ersten Anschreiben von Herrn L. an Alexander begann dieser, mich auf jeder möglichen Ebene anzugreifen. Herr L. sollte, ganz anders als gedacht, noch viele Schriftstücke für mich aufsetzen müssen.

Das Ziel, dass Felicie ihren Vater kennenlernen durfte, erreichte ich. Nicht damit gerechnet hatte ich, dass Alexander in seiner nach außen vermittelten Haltung eine 180-Grad-Wendung vornehmen würde: Aus dem »Felicie hat rein gar nichts mit meinem Leben zu tun!« machte er ein »Dieses Kind muss bei mir wohnen!«. Schon bei der zweiten Gerichtsverhandlung, einem Zeitpunkt, zu dem er Felicie noch nie gesehen hatte, erklärte Alexander dem Gericht, er ginge davon aus, dass seine Tochter in Bälde zu ihm ziehen werde. Die Richterin hatte darauf überrascht reagiert, gelacht und gemeint: »Wie kommen Sie denn auf die Idee?« Er antwortete faktisch: »Mit Mia kann man nicht leben. Felicie wird zu mir kommen, sobald sie alt genug ist, das zu realisieren. Mütter und Töchter in der Pubertät geht eh nie gut«. Irritiert erwiderte die Richterin: »Das halte ich für unwahrscheinlich. Lernen Sie ihre Tochter erst einmal kennen. Dann kann man weitersehen.«

Von jetzt an bekam nicht nur ich, sondern vor allem Felicie Post: Einmal pro Woche, manchmal auch zwei oder dreimal. Es erfolgte ein erster begleiteter Umgangskontakt, welcher eine erstaunliche unbekümmerte Leichtigkeit aufwies. Gemeinsam spielten wir zusammen mit einer Umgangsbegleiterin Mensch-ärgere-dich-nicht. Es wurde viel gelacht und gescherzt. Ich konnte in Alexander den Mann erkennen, in den ich mich einst verliebt hatte. Felicie meinte hinterher: »Er ist doch ganz nett, Mama.« Schon während des zweiten Kontakts aber, der ohne die Umgangsbegleiterin stattfand, begann Alexander Felicie zu bedrängen. Er nutzte den einzigen Moment, in dem ich die beiden kurz alleine ließ, um zu bezahlen, um Felicie zu sagen, dass ihre Mama doch ein wenig kompliziert sei und er deswegen Felicie lieber alleine treffen wolle. Felicie fragte mich hinterher: »Muss ich, Mama?« »Du musst gar nichts, mein Schatz«, beruhigte ich sie, »nur das, was du willst.«

Ich würde mich im Nachhinein noch oft fragen sollen, ob der Schritt zu Gericht richtig gewesen war. Für Felicie sicherlich. Sie erhielt die Möglichkeit, sich ein eigenes Bild von Alexander zu machen und ihre eigene Entscheidung zu treffen. Felicie entschied, ihn nie wiedersehen zu wollen. Nach weiteren drei bis vier Monaten ließ sie seine Briefe ungeöffnet. Für mich begann das Leben schwierig zu werden. Alexander warf mir vor, Felicie auf allen Ebenen zu beeinflussen. Manchmal fragte ich mich, ob ich Felicie nicht tatsächlich beeinflusste. Nicht gewollt. Nicht verbal, nicht bewusst, aber, ja, vielleicht unterschwellig. Ich hatte Felicie, bis all dies passierte, nie etwas Negatives über Alexander erzählt. Ich hätte gar nicht gewusst, wo ich hätte anfangen und aufhören sollen. Es war keine Geschichte für ein Kind. Ich wollte nicht, dass Felicie erfuhr, dass sie gewaltsam entstanden war. Ich wollte ihr die Illusion eines netten älteren Herren beim Mensch-ärgere-dich-nicht-Spiel als Vater lassen. Felicie jedoch, die mich so gut zu lesen verstand, wird meine eigene innere Abwehr von Alexander gespürt haben. Sie kannte mich zu gut. Felicie hatte auch ohne meine Worte begriffen, dass ich sie nicht gerne alleine zu Alexander gehen lassen würde. Und hatte sich loyal neben mich gestellt. Vielleicht. Wahrscheinlich. Es war Felicies Entscheidung gewesen, damals mit zwölf Jahren, Alexander nicht weiter kennenlernen zu wollen. Sie positionierte sich sehr klar.

Ich bekam nun wieder mehr Briefe. Drängend. Eindeutig. Fordernd. Als Felicie 15 Jahre alt war, blieb es nicht mehr bei Briefen, Alexander wollte partout, dass Felicie zu ihm ziehen solle. Ich erhielt Briefe seiner Rechtsanwältin, in denen er mich beschuldigte, ihm Felicie vorzuenthalten. Er forderte Kontakte, und ihren Umzug in seinen Haushalt. In den Jahren zuvor hätte ich, des lieben Friedens willen, vielleicht sogar versucht, Felicie wenigstens zu einem Besuch bei Alexander zu bewegen, aber inzwischen erinnerte sich mein Körper wieder. Sophies Hände hatten mich in den vergangenen vier Jahren wiedergefunden. Ich hatte vieles mit Paul besprochen. Und mir war klar, ich würde keinen Kontakt zulassen, ich würde Felicie schützen. Davon abgesehen, selbst wenn ich Felicie einen Kontakt zu Alexander nahegelegt hätte, Paul hätte es nie zugelassen. Felicie würde nie mit Alexander alleine sein dürfen. Das hatten wir gemeinsam besprochen.

Die zunehmende Konfrontation mit Alexander, bedingt durch seine Intensivierung der Kontaktaufnahme, löste bei Mia immer wieder körperliche Reaktionen und Dissoziationen aus, so dass sie Sophie bat, mit ihrem Körper zu arbeiten. Mia hatte in den vergangenen Jahren der vorsichtigen Körperarbeit mit Sophie verstanden, dass sie sich ihren Körper wieder zurückerobern musste, wenn sie Nachhall-Erinnerungen, die sie erstarren ließen, qualvolle Emotionen und enkodierte Körperreaktionen verlassen wollte, um bei einer Konfrontation mit Tätern die Kommunikation zwischen ihrem Gehirn und Körper, als den Königsweg zur Emotionsregulation, wiederzuerlangen. Sie wollte bei Übergriffen nicht mehr autonomen Reaktionen ausgesetzt sein und kämpfte zugleich mit massiven Angstreaktionen, der Unsicherheit, ob sie sich von Alexander lösen dürfe, und den Regeln, mit denen sie indoktriniert worden war, deren Missachtung bisher nur zu Leid geführt hatten. Eine Gegenwehr schien für sie immer noch undenkbar.

Sophie, die bis zu dem Zeitpunkt eher eine stille Begleitung dargestellt und Mia Sicherheit bei sich, in ihrer Beziehung zu Mia und in ihrem Haus geboten hatte, begann mit Mia mit der körpertherapeutischen Methode Somatic Experiencing (SE) zu arbeiten, Mia in ihre Körpererinnerungen eintauchen zu lassen. Mia musste lernen, Sicherheit nicht nur bei Sophie, sondern auch wieder in sich selbst zu finden.

Frühjahr 2008 bis November 2011

In den Therapiestunden arbeiteten wir ab Frühjahr 2008 mit meinem Körper. Mein Körper, der sich so oft taub anfühlte, leer, nicht existent. Mit dem ich über alle Grenzen gehen konnte, da ich seine Erschöpfung nicht spürte, der an anderen Tagen müde, ausgelaugt war, oder auch völlig unruhig, angstvoll, angespannt. Mein Körper, den ich nicht verstand, und den ich so oft hatte zurücklassen müssen.

In Sophies Behandlungszimmer stand, neben zwei Sesseln, in denen jede Sitzung begann, eine Massageliege, ihr Tisch. Meist erzählte ich zu Beginn einer Sitzung ein wenig aus meinem Alltag, lebhaft, mit blitzenden Augen, bis mich ein Trigger in meine Welt mitnahm, in der es keine Worte mehr gab, sondern nur Gefühl, Chaos, Angst, Reglosigkeit. Dann verlor sich mein Blick in der Ferne, ich wurde still, bewegungslos, leer. Meist stand Sophie in solchen Situationen auf, berührte mich sanft, nannte meinen Namen, und wenn ich sie daraufhin wahrnahm, nahm sie mich mit auf den Tisch. Wenn ich mich bei Sophie auf den Behandlungstisch legte, breitete sie erst ein Laken, dann eine rote Wolldecke über mir aus. Wie ein leichter Lufthauch waren Laken und Decke auf meinem Körper, in dem der emotionale Sturm begonnen hatte zu toben. Dann zog sich Sophie einen Hocker neben den Tisch und legte ihre Hand in meine Hand, dort blieb sie, bis ich ihre Hand woanders brauchte, ein ausgeworfener Anker in die reale Welt. Diese gleichbleibenden Bewegungen sehe ich noch heute, so sicherheitsgebend, nah, so unabdingbar wichtig. Sophie beobachtete mich aufmerksam, beruhigte meinen Körper, wenn er sich anspannte, ich in mir einzelne Bilder, Szenen, Emotionen durchlief. Holte mich zurück ins Jetzt, wenn sie den

Eindruck hatte, dass ich mich zu tief in die Erinnerung zurückzog, ich zu atmen aufhörte, mein Puls raste, oder ich starr wurde. Sie war immer da und hielt mich, Woche um Woche, Monat um Monat. Eine pendelnde Bewegung vom »Damals« zum »Heute« und zurück. Sie fragte nichts, sie erklärte nichts, sie war da. Erst Jahre später erklärte mir Sophie die Grundprinzipien von Somatic Experiencing und der Polyvagal-Theorie. Erst da verstand ich, warum mein Körper so reagierte, wie er reagierte, warum ich erstarrte, wenn ich erinnerte, warum ich mich nie gegen Alexander gewehrt hatte und welch weiten Weg Sophie mit mir schon gegangen war, denn ich konnte wieder spüren.

Somatic Experiencing (SE), ein anderer, ganzheitlicher Ansatz zur Traumalösung, wurde von dem amerikanischen Biophysiker, Psychologen und Psychotraumatologen Dr. Peter Alan Levine seit den 1970er Jahren entwickelt (Levine, 2021). Studien haben bei vorliegender PTBS inzwischen eine Wirksamkeit dieser Methode aufgezeigt (Brom et al., 2017). Somatic Experiencing arbeitet dabei v. a. mit der körperlichen Reaktion auf traumatische Ereignisse. Weniger wichtig sind dabei die konkreten Einzelheiten des erlebten Traumas. Im Vordergrund steht die Erforschung körperlicher Empfindungen und die Lokalisation der Nachwirkungen traumatischer Erlebnisse im Körper selbst. Gearbeitet wird mit den Reaktionen des für das Trauma zuständigen autonomen Nervensystems, welches – wie dargestellt – nicht dem bewussten Willen unterworfen ist. Dabei geht Peter A. Levine davon aus, dass die verlässlichsten Erinnerungen, die sind, die zunächst am wenigsten verlässlich erscheinen: die Erinnerungen des Körpers.

Erinnerungen bilden das Fundament unserer Identität. Das Gedächtnis hat dabei die Funktion, über die Auswahl an Erinnerungen die Basis für unser Sein in der Zukunft zu sichern. Es trifft selektiv eine Auswahl an Erinnerungen, die sich als zielführend gezeigt haben, und speichert diese als positiv und wiederholenswert ab, negative Erfahrungen werden als nicht wiederholenswert abspeichert. Im Gegensatz zu »gewöhnlichen« Erinnerungen, die sich im Laufe der Zeit dynamisch verändern (gute wie schlechte), sind traumatische Erinnerungen statisch. Es handelt sich um Abdrücke überwältigender Erfahrungen, die tiefe Spuren in Gehirn, Körper und Psyche hinterlassen. Die Unveränderlichkeit dieser Eindrücke hindert uns daran, Strategien für den Umgang mit denselben zu ersinnen oder Dingen eine andere Bedeutung zuzumessen. Auf diese Weise lebt die Vergangenheit in der Gegenwart weiter. Traumatische Erinnerungen werden dabei nicht im Sinne eines wirklichen Narrativs erinnert, sondern fragmentarisch in Form ungebetener und zusammenhangsloser Erinnerungsfragmente oder körperlicher Empfindungen.

Generell gibt es zwei Arten von Erinnerungen: *Explizite Erinnerungen*, die bewusst sind, und *implizite Erinnerungen*, die unbewusst sind. Bei den expliziten Erinnerungen unterscheidet man weiter *deklarative explizite Erinnerungen*, diese sind faktisch, und *episodische explizite Erinnerungen*, die von Gefühlen und Lebendigkeit geprägt sind. Explizite Erinnerungen lassen sich gezielt abrufen und sind fein säuberlich sortiert. Implizite Erinnerungen hingegen tauchen klammheimlich in einer bunten Mischung von Körperempfindungen, Emotionen und Verhaltensweisen auf, ohne dass es uns bewusst ist. Auch hier unterscheidet man zwei Formen: Zum einen *emotionale implizite Erinnerungen*, die »Markierungen« von Emotionen sind, die in der Vergangenheit mit festen Reaktionsmustern gekoppelt wurden und beim Auslösen dieser Emotion genauso ablaufen. Zum anderen *prozedurale implizite Erinnerungen*, die Impulse, Bewegungen und Empfindungen im Körperinneren darstellen, die uns beim Handeln leiten – z. B. erlernte motorische Abläufe, verankerte Notfallreaktionen und Vermeidungsreaktionen bzw. aktives Hinwenden zu Dingen (Levine, 2015).

> Unterschieden werden explizite Erinnerungen, die bewusst sind, von impliziten Erinnerungen, die unbewusst sind.
> *Explizite Erinnerungen* kommen in zwei Formen vor: *Deklarative explizite Erinnerungen*, die faktisch sind, und *episodische explizite Erinnerungen*, die von Gefühlen und Lebendigkeit geprägt sind. Explizite Erinnerungen lassen sich gezielt abrufen und sind fein säuberlich sortiert.
> *Implizite Erinnerungen* bilden eine bunte Mischung von Körperempfindungen, Emotionen und Verhaltensweisen. Auch hier unterscheidet man zwei Formen: *Emotionale implizite Erinnerungen*, »Markierungen« von Emotionen, die in der Vergangenheit mit festen Reaktionsmustern gekoppelt wurden und beim Auslösen dieser Emotion genauso ablau-

fen. *Prozedurale implizite Erinnerungen* hingegen stellen Impulse, Bewegungen und Empfindungen im Körperinneren dar, die uns beim Handeln leiten, z. B. erlernte motorische Abläufe, verankerte Notfallreaktionen und Vermeidungsreaktionen bzw. aktives Hinwenden zu Dingen.

Somatic Experiencing arbeitet vor allem mit dem impliziten Gedächtnis, also den Körperempfindungen, Emotionen und unwillkürlichen Verhaltensweisen. Peter A. Levine beschreibt in seinem Buch »Sprache ohne Worte« (2021), dass es auf traumatische Situationen drei Reaktionsschemata gibt: Kämpfen (Fight), Flüchten (Flight) und tonische Immobilität (Freeze). Zu einem Trauma komme es immer dann, wenn unsere menschliche Reaktion dem Schema der tonischen Immobilität entspräche, diese aber zu keiner Lösung führe, der Übergang zurück ins normale Leben so nicht gelänge und die tonische Immobilität statt dessen mit Emotionen wie Angst, Scham, Schrecken und Hilflosigkeit verbunden und chronisch werde. Sei diese Kopplung erst einmal entstanden, lösten Empfindungen wie Angst immer wieder neu das Gefühl von »gelähmt sein« (= tonischer Immobilität) und somit von Hilflosigkeit aus. Es komme zu einem Teufelskreis im impliziten Gedächtnis des Körpers: Angst erzeuge tonische Immobilität, Angst vor der tonischen Immobilität löse wieder Angst aus, die wiederum die tonische Immobilität verstärke. Erfolgt dann z. B. ein Überfall, der Angst auslöst, wehrt sich das Opfer nicht mehr, sondern erstarrt.

Beim Therapieansatz des Somatic Experiencing geht es nicht darum, kognitive Denkansätze zu verändern (Top-down-Ansatz), sondern sich über die Körpersprache den Klient*innen zuzuwenden (Bottom-up-Ansatz). Im Mittelpunkt der Arbeit von SE mit Traumata steht das Nach- und Aufspüren (tracking) von Körperempfindungen und -impulsen, Emotionen, inneren Bildern, Gedanken und Überzeugungen. Weitere wesentliche Elemente im Bewältigungsprozess sind die Aktivierung von Ressourcen, Zentrierung und Erdung. Das Erkennen und Entwickeln innerer Ressourcen soll den Klient*innen helfen, sich einen gefahrlosen Zugang zu jenen Empfindungen und Emotionen zu eröffnen, die sie zum Zeitpunkt der Traumatisierung überwältigt haben. Peter A. Levine nennt diesen

Prozess Pendulation und meint damit das sich Erschließen der mit traumatischen Erinnerungen verbundenen inneren Empfindungen während der Behandlungsstunden, durch ein begleitetes wiederholtes sanftes Eintreten in diese Erinnerungen und dann aber auch ein Wiederaustreten aus diesen. So wird den Klient*innen geholfen, allmählich das Toleranzfenster gegenüber den Körperempfindungen zu vergrößern, Körperimpulse aufzugreifen und diese in einem kleinschrittigen Vorgehen zu titrieren. Entscheidend dabei ist, dass das Nervensystem eingefrorene Emotionen in kleinen (erträglichen) Portionen »auftauen« und schrittweise entladen kann. Durch diese therapeutisch gelenkte kontrollierte Entladung wird eine mögliche Retraumatisierung, also ein erneutes Überwältigt-werden vermieden. Die tief verankerten Nachwirkungen des Traumas im Körper können sich schonend auflösen. Traumabedingte Erstarrung wandelt sich in ein Gefühl von Handlungsfähigkeit, von »ich kann nicht« zu »ich kann«.

Mit Somatic Experiencing wird das Trauma körperlich, geistig und emotional neu verhandelt. Ziel ist, nach und nach das Körpergefühl hin zu mehr Sicherheit und Präsenz zu verändern. Die entstehende natürliche Wachsamkeit im Körper wirkt sich so positiv auf Gedanken, Emotionen und Überzeugungen aus.

> Bei *Somatic Experiencing* nach Peter A. Levine geht es für Therapeut*innen darum, sich über die Körpersprache den Klient*innen zuzuwenden (Bottom-up-Ansatz). Im Mittelpunkt der Arbeit mit Traumata steht dabei das Nach- und Aufspüren (*tracking*) von Körperempfindungen und -impulsen, Emotionen, inneren Bildern, Gedanken und Überzeugungen.
>
> Dabei werden die einzelnen Emotionen durch *Pendulation* erschlossen: ein wiederholtes sanftes Eintreten in diese Erinnerungen und Wiederaustreten aus diesen. Dadurch werden Klient*innen befähigt, allmählich das Toleranzfenster gegenüber ihren Körperempfindungen zu vergrößern, Körperimpulse aufzugreifen und diese in einem kleinschrittigen Vorgehen zu titrieren.
>
> In der Traumasituation erstarrte Emotionen können so nach und nach wieder spürbar werden.

Sophie ging sehr achtsam mit Mia um, die zu Beginn ihrer Arbeit mit Sophie ihren Körper kaum spürte. Lange Jahre blieb Mia, solange sie auf einem der Stühle saß und mit Sophie sprach, in der Kognition. Dort wollte sie bleiben, dort war es sicher. Ging sie auf den Behandlungstisch, zog es Mia meist schnell in ihre Körperempfindungen, meist überflutende Angst, Stillstand des Atems, Flashbacks und Erstarren des Körpers, hinein. Sie verschwand in sich, war im »Damals«, taub und abwesend. Sophie hatte meist alle Hände zu tun, um Mia immer wieder ins »Jetzt« zurückzuholen, sie zu reorientieren, zu »pendeln«, um die Wellen, in die Mia augenblicklich hineingezogen wurde, klein und erträglich zu halten. Mit der Zeit verließ sich Mia drauf, dass Sophies Hände sie sacht, sicher und verlässlich aus ihren Erinnerungen zogen, nur um ihr wenig später, wenn sie reorientiert war, wieder zu erlauben, an den Ort in ihrem Körper zurückzukehren, der so unendlich schmerzte. Tiefer. Und tiefer. Bis sie das Leben fand, das unter den Schichten lag.

Immer wieder fragte Mia in den sich anschließenden Gesprächen Sophie nach Erklärungen für ihre Körperreaktionen, die sie nicht verstand. Sophie erklärte ihr neurophysiologische Grundlagen, die bei Traumatisierung zum Tragen kommen.

Die von dem amerikanischen Psychiater und Neurowissenschaftler Stephen W. Porges 1994 erstmals formulierte Polyvagel-Theorie (Porges, 2010b) hat sich aus vier Jahrzehnten Forschung entwickelt. Porges beschreibt, dass unser Autonomes Nervensystem (AN) kontinuierlich mit Hilfe von den aus der Umgebung eintreffenden Signalen einschätzt, ob wir in Gefahr sind. Es besteht aus zwei Hauptzweigen, dem Sympathischen und dem Parasympathischen Zweig, welche auf Signale und Empfindungen in Form von drei Arten reagieren: Immobilisation (Erstarren), Mobilisation und soziale Kommunikation.

Der *Sympathische Zweig*, der im mittleren Teil des Rückenmarks lokalisiert ist, bereitet uns darauf vor, zu handeln. Er reagiert auf Gefahrensignale und initiiert die Ausschüttung von Adrenalin, wodurch Energie für Kampf- oder Fluchtreaktion mobilisiert wird. Das Herz schlägt schneller, die Atmung ist kurz und flach, der Mensch hält Ausschau nach Gefahren und bereitet sich auf Gegenwehr vor. Im Alltag treten Angst, Panikattacken, Wut, Unfähigkeit, sich zu konzentrieren oder etwas zu Ende zu bringen, sowie Schwierigkeiten in Beziehung zu sein auf. Traumatisierte

Menschen weisen oft eine höhere Sympathikusaktivität auf. Sie können in alltäglichen Konfliktsituationen Beziehung nicht mehr halten. Der gegebenenfalls banale Alltagskonflikt wird als »Gefahr« gedeutet und es wird so zur Gegenwehr übergegangen, welche unpassend und für das Gegenüber überraschend sein kann. Eine angemessene Deutung von Stimmlage und Gesichtsausdruck des Gegenübers ist nicht möglich. Es geht ums »Überleben«.

Im *Parasympathischen Zweig* des Autonomen Nervensystems sind im Vagusnerv zwei weitere Reaktionsweisen lokalisiert. Der ventrale und der dorsale Vagus. Der *ventrale Vagus* reagiert auf Signale für Sicherheit und unterstützt Gefühle, die mit auf Sicherheit basierender Aktivität und sozialer Verbundenheit assoziiert sind. Wenn wir uns in diesem Zustand befinden, schlägt unser Herz regelmäßig, wir atmen tief und voll, nehmen Gesichter von Freunden offen auf, können uns auf Gespräche konzentrieren und ablenkende Geräusche ausblenden. Wir befinden uns in einem regulierten, strukturierten und geordneten Zustand.

Ein Empfinden (Neurozeption) von Gefahr reißt uns aber aus diesem Zustand heraus und der sympathische Teil des ANS wird aktiviert. Wir sind dann mobilisiert und können reagieren und handeln, was uns helfen kann, in den sicheren Zustand sozialer Verbundenheit zurückzukehren.

Der *dorsale Vagus* hingegen reagiert auf Signale, die extreme Gefahr ankündigen. Er unterbricht jedes Gefühl der Verbundenheit und jedes Gewahrsein (also das sich Vergegenwärtigen-Können des eigenen Körpers und der eigenen Gefühle) und versetzt uns in einen kollabierten Zustand der Empfindungslosigkeit, der Leere, der Hoffnungslosigkeit, des Nicht-Wissens, Nicht-Fühlens, Nichts-Empfindens, der uns schützen soll. Die Herzfrequenz sinkt stark ab, wir können nicht atmen, und unser Verdauungstrakt stellt seine Tätigkeit ein oder entleert sich. An diesem Punkt schalten wir ab – wir kollabieren und erstarren. Im Alltag kommt es zu Dissoziationen, Gedächtnisstörungen, Depression, Isolation und Mangel an Energie für die Erledigung der kleinsten alltäglichen Dinge. Traumatisierte Menschen, bei denen der dorsale Vagus dominiert, verschließen sich völlig, um zu überleben. Dieser wird in der Regel aktiv, wenn wir nicht in der Lage sind, der Situation zu entkommen, physisch bewegungsunfähig sind, beispielsweise weil uns ein Angreifer festhält. Das Gewahrsein wird abgeschaltet und möglicherweise registrieren wir nicht einmal mehr körperlichen Schmerz. Wenn Alexander in seinem Haus Mia im *Raum* in die Schließen gelegt hatte, empfand sie nichts mehr. Schmerz wurde relativ und Leere breitete sich in ihr aus.

Die amerikanische Sozialarbeiterin und Traumatherapeutin Ruby Jo Walker entwickelte auf der Basis der Erkenntnisse ihrer amerikanischen Kollegen Cheryl Sanders, Anthony T. Wheeler und Stephen W. Porges die sog. Vagus-Kurve. Diese beschreibt: Wenn der ventrale Vagus vorwiegend aktiviert ist, kann man Freude empfinden, fühlt sich geerdet, ist im Kontakt mit anderen, ist offen für neue Erfahrungen, empathisch und achtsam. Das ist üblicherweise der Normalzustand. Wenn bei drohender Gefahr jedoch der Sympathikus aktiviert wird, sieht es ganz anders aus. Dieser ist verantwortlich für die »Flucht oder Kampf«-Reaktion. Betroffene reagieren entweder angstvoll und panisch oder irritiert, wütend und gereizt.

> Die Polyvagal-Theorie beschreibt drei Stadien des Autonomen Nervensystems (ANS): Immobilisation (Erstarren), Mobilisation und soziale Kommunikation. Alle drei spielen für die Reaktionen von Betroffenen in der Konfrontation mit traumatischen Situationen eine Rolle. Sie sind im Sympathikus und Parasympathikus lokalisiert.
>
> Der *Sympathische Zweig* bereitet uns darauf vor, zu handeln. Er reagiert auf Gefahrensignale und initiiert die Ausschüttung von Adrenalin, wodurch Energie für Kampf- oder Flucht-Reaktion mobilisiert wird. Traumatisierte Menschen weisen durch die Stressaktivierung der Amygdala oft eine höhere Sympathikusaktivität auf.
>
> Der *Parasympathische Zweig* des Autonomen Nervensystems besteht aus dem ventralen Vagus und dem dorsalen Vagus.
>
> - Der *ventrale Vagus* reagiert auf Signale für Sicherheit und unterstützt Gefühle, die mit auf Sicherheit basierender Aktivität und sozialer Verbundenheit verbunden sind.
> - Der *dorsale Vagus* reagiert auf Signale, die extreme Gefahr ankündigen. Er unterbricht jedes Gefühl der Verbundenheit mit uns selbst und versetzt uns in einen Zustand der Empfindungslosigkeit, der uns schützen soll. Traumatisierte Menschen, bei denen der dorsale Vagus dominiert, verschließen sich völlig, um zu überleben.

> Die Polyvagal-Theorie unterscheidet dabei zwischen der Perzeption
> (Wahrnehmung), die einen bewussten Anteil beinhaltet und der *Neurozeption*, die auf gewisse Hinweisreize sofort reagiert, ohne dass das
> Bewusstsein aktiviert wird.

Mia hatte in Alexanders Raum alle diese Phasen durchlaufen. Als sie sich ihrer Situation des Eingeschlossenseins bewusst wurde, hatte sie zuerst eine wütende Gegenreaktion gezeigt, danach hatte sie lange nur noch Angst gehabt, bis sich schließlich das Gefühl von Hilflosigkeit, Resignation, Leere und Dissoziation einstellte. Sie hatte sich geschämt, in dieser Situation gelandet zu sein, hatte die Hoffnung aufgegeben, den Raum jemals wieder zu verlassen, hatte die Kraft, den Mut und die Zuversicht verloren aufzustehen, als die Tür offen stand. Innerlich hatte sie sich auf den Tod vorbereitet, sich aufgegeben und sich später im Nachhinein dafür immer wieder selbst verurteilt.

Der Polyvagal-Theorie zufolge war es letztlich ihr dorsaler Vagus, der sie in dieser schlimmen Lage schützte, das Trauma zu überleben, aber auch heute sich noch aktivierte, wenn Mia Gefahr spürte. Damit verbunden war in dessen Folge eine problematische Kehrseite: Mia wehrte sich nicht bei Überfällen, sie verharrte passiv bei akuter Bedrohung und wurde immer wieder neu Opfer.

Die Polyvagal-Theorie verweist dabei auf den wichtigen Unterschied zwischen der *Perzeption* (Wahrnehmung), die einen bewussten Anteil beinhaltet, und der *Neurozeption*, die auf Hinweisreize sofort reagiert, ohne dass das Bewusstsein aktiviert wird.

Der Begriff der Neurozeption benennt einen nonverbalen Zustand. Durch Neurozeption reagiert das Autonome Nervensystem (ANS) sofort. Bevor das Gehirn versteht und einem Erlebnis einen Sinn zuschreibt, hat das ANS die Situation schon erkannt und mit Hilfe der Neurozeption eine Reaktion eingeleitet. Porges beschreibt, dass eine Abstimmung auf die Gefahrenlage sofort möglich ist, sobald die Neurozeption ihre Aufgabe erfüllt. Erreichen uns Hinweise auf Gefahr, reagieren wir, erreichen uns Hinweise auf Sicherheit, entspannen wir.

Doch viele traumatisierte Menschen sind nicht in der Lage, ihr Defensivsystem in einer sicheren Situation zu hemmen oder in einer unsicheren

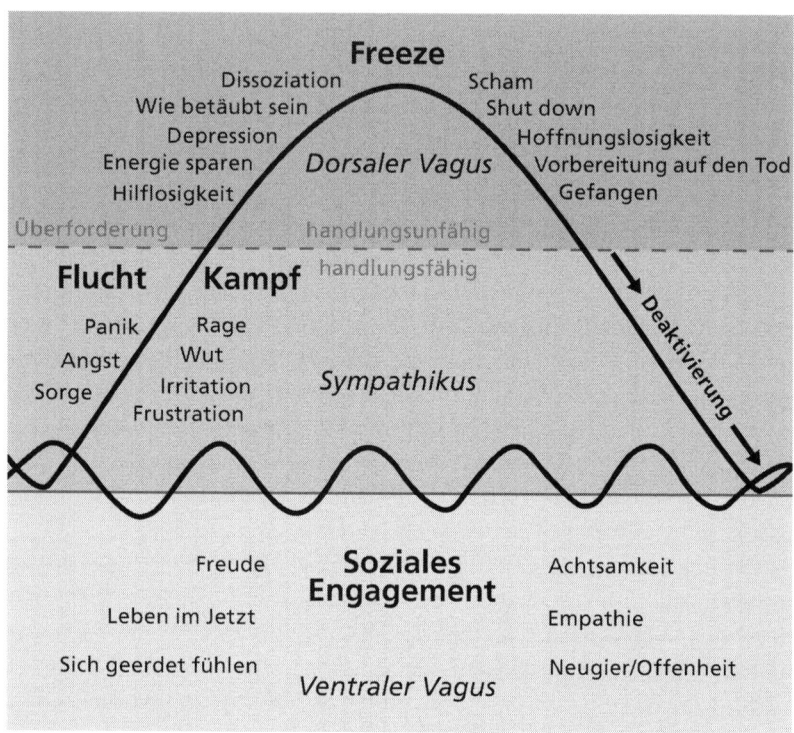

Abb. 1: Vagus-Kurve nach der Polyvagal-Theorie
(in Anlehnung an Ruby Jo Walker (2018) nach Cheryl Sanders, Anthony T. Wheeler und Stephen W. Porges, übersetzt von I. Böge)

Situation zu aktivieren. Mia folgte Alexander bzw. den von ihm entsandten »Boten« und reagierte bei Überfällen auch nicht nur nicht mit Gegenwehr, weil sie sofort dissoziierte, sondern auch, weil ihre Neurozeption zuvor gelernt hatte, dass genau darin die sicherste Art zu überleben bestand. Wenn man die Funktionalität der Neurozeption nicht kennt, mag einem eine solche Reaktion der Klient*innen im Gefahrenfalle als unsinnig erscheinen und man ist versucht, die Klient*innen im Gespräch davon zu überzeugen, dass sie besser hätte anders handeln müssen oder zukünftig handeln sollte. Betroffene Klient*innen wiederum können solche Hinweise jedoch nicht verstehen, da sie in einer spezifischen Situation aufgrund ihrer Neurozeption gar nicht bewusst handeln. So hatte auch Sophie zu Anfang der Therapie versucht, Mia davon zu überzeugen, im Falle des Falles wegzulaufen, die Polizei hinzuzuziehen, sich zu wehren. Mia aber verstand nicht. Ihr ganzes System signalisierte ihr Gefahr, wenn sie diesen Gedanken überhaupt nur begann, zuzulassen.

Lernen Therapeut*innen, die Nuancen der Neurozeption zu verfolgen und anzuerkennen, wie das ANS im Dienste von Überleben und Sicherheit das Verhalten steuert, können sie dem, was ihre Klient*innen erleben, mit deutlich tieferem Verständnis begegnen. Dieses ist auch deswegen so wichtig, da die Neurozeption von Klient*innen unablässig die therapeutische Beziehung und Entwicklung verfolgt und auf diese reagiert. Dabei hat das zuvor erlittene Trauma autonome Erwartungen geprägt. Mia war sich z. B. sicher, dass ihr eine Therapeutin sowieso nicht wirklich zuhören, glauben und sie stattdessen letztlich allein lassen würde. Dies hatte sie in der Zeit im Raum bei Alexander gelernt. Alexanders Behauptung, man werde sie, Mia, nicht aushalten können und ihr nicht glauben, hatte sich verbunden mit Schmerz und Angst tief in ihr eingegraben. Ihre Neurozeption wartete so nur darauf, dass dies passieren würde. Mia »testete« Sophie auf alle erdenklichen Arten. Aber Sophie blieb. Sie war da, wenn ein Überfall stattgefunden hatte und Mia sich nicht gewehrt hatte. Sie war da, wenn Mia Angst hatte. Sie blieb da, wenn Mia nicht mit Sophie redete, Sophies Ratschläge nicht befolgte. Sie war da. Damit trug Sophie dazu bei, die autonome Erwartung zu »enttäuschen«, die habituelle neurozeptive Reaktion (Mias Dissoziation) wurde unterbrochen und Mia war es möglich, »neue Pfade« zu gehen, ihr eigenes Erleben in Frage zu stellen und sehr, sehr langsam und zögerlich neue Verhaltensweisen auszuprobieren. Das verinnerlichte Erwartungsmuster, »allein gelassen zu werden«, funktionierte nicht mehr, zögerliches Vertrauen entstand.

Therapie 2005–2020

Es hatte lange gedauert, bis mich Sophie in den Therapiestunden berühren durfte. Eigentlich macht es wenig Sinn, zu einer Körpertherapeutin zu gehen und ihr dann zu verweigern, den Körper zu berühren. Ich jedoch konnte nicht anders. Keiner durfte mich berühren. Sophie tastete sich heran. Zuerst hatte sie nur meine Hand genommen, dann durfte sie den Rücken berühren, die Schultern, meine Seite. Ich begann zu spüren, meinen eigenen Atem, den sich wiederholenden Atemstillstand, Sophies Hand, den Schmerz. Füße und Beine blieben lange Zeit tabu.

Unter Sophies Schutz erlebte ich die Tage und Nächte in dem *Raum* wieder. Mein Körper erinnerte sich. Ich integrierte die Angst, den Schmerz, die Verzweiflung, den Ekel, die Scham. Wenn ich in die Bilder von damals eintauchte, verschwand ich aus dem Jetzt. Es fiel mir schwer, in Worten zu beschreiben, was passierte. Ich erstarrte, hörte auf zu atmen, wurde leblos und still. Dann wieder erfasste Unruhe meine Beine, als versuchte ich, die Fesseln von damals abzustreifen. Manchmal waren die Übergänge so kurz und unscheinbar wie ein Seufzer oder ein Satz. Sophie wusste nur selten, was in mir passierte, »wo« ich war – ich redete in den Stunden bei Sophie kaum. Wenn Worte kamen, hörte Sophie diesen zu, ließ sie stehen, kommentierte sie nicht. Sophie vertraute ihrer Intuition, legte ihre Hand an meinen Rücken, rahmte mich mit Druck ihrer Hände an den Schultern. Strich die Angst weg, erzeugte Gegendruck entlang der Wirbelsäule, wärmte die immer wieder angstkalten Hände. Hielt die Verbindung von damals zu heute. Mein Körper ging jede Erinnerung durch, mühsam, langsam, Stück für Stück. Manchmal war ich in mir so weit weg, dass es Sophie schwerfiel, mich ins Jetzt zurückzuholen, die Vergangenheit wollte mich nicht loslassen. Ich reagierte nicht auf Sophies Worte, Sophies Hände, folgte stattdessen den Bildern, Worten in mir. Szenen überfluteten mich.

Nach den Sitzungen ging es mir oft nicht gut. Ich fühlte mich desorientiert, spürte zu viel oder zu wenig. Es gab den realen Boden unter den Füßen nicht mehr, ich schwankte auf dem Weg zum Auto, jeder Schritt mühsam, langsam, wie verzögert. Ich verstand meinen Körper nicht. Irgendwann ging Sophie dazu über, mich nach Therapiestunden bei ihr im Therapieraum schlafen zu lassen. Meinte, es sei ihr lieber, sicherer, wenn ich die Nacht noch bliebe. Bereitete mir ein Bett auf zwei Matratzen in ihrem Behandlungsraum. Ein Bettbezug mit freundlichen hellen Farben in der Ecke neben Sophies rotem Schrank. Rosenblüten auf weißem Grund. Das »Rosenbett«. Ich ging nun nicht mehr abends, sondern morgens gegen 5 oder 6 Uhr, leise, bevor Sophie wach war, das war besser. Bis dahin hatte sich mein Körper wieder ein wenig beruhigt.

Wenngleich es ein ungutes Gefühl in mir hinterließ, Sophies Haustür so früh morgens offen lassen zu müssen. Ich mochte Sophie nicht im Schlaf ungeschützt der Welt überlassen. Sophie verstand es nicht, wischte meine Bedenken beiseite, ihr Dorf sei sicher, da kenne man sich. Erst viel später begriff Sophie, warum ich bei offenen Türen Angst, solche Angst um sie hatte. Sie gab mir einen Schlüssel für ihre Haustür. Nun konnte ich abschließen, wenn ich ging.

Nicht selten schrieb ich Sophie in den Tagen nach Sitzungen eine E-Mail, um ihr zu beschreiben, was sich in mir in den Sitzungen abgespielt hatte. Bruchstückhaft und fragmentarisch. Ordnend. Oft bat ich Sophie im Gegenzug mir zu schreiben, was sie von außen gesehen hatte. Ich brauchte eine Bestätigung meiner inneren Wahrnehmung. Manchmal kommentierte Sophie Inhalte, meist beschrieb sie nur. Ich versuchte die Bilder zusammenzusetzen, traute meiner Körpererinnerung nicht. Glaubte mir selbst nicht. Wollte mir nicht glauben. Wenn all das passiert sein sollte, müsste ich dann nicht traumatisiert und eine Dauerpsychiatriepatientin sein? Statt hochfunktional als Psychologin in einer Klinik zu arbeiten, mindestens zwölf oft eher vierzehn Stunden am Tag? Statt psychologische Gutachten fürs Gericht zu schreiben, statt Auswertungen für wissenschaftliche Projekte durchzuführen? Wie konnte das sein?

Ich lernte akzeptieren. Akzeptieren, dass die Teile meiner Körpererinnerung auch zu mir gehören. Dass auch diese Teile wichtig sind. In der Zeit der Verarbeitung konnte es mir im Alltag passieren, dass ich Sätze hörte, zum Beispiel zu einer Patientin in einer Visite, die mich ins Weltall meiner Erinnerung katapultierten. Dann musste ich auf mein »funktionierendes Ich«, die ANP, vertrauen, auch wenn ich Zeit im Jetzt verlor, innerlich woanders war. Darauf vertrauen, dass mein Kopf, egal zu welchem Zeitpunkt, richtige Entscheidungen treffen, mein Alltags-Ich immer funktionieren würde. Ich konnte mir in diesen Wochen niemals sicher sein, durchgängig im Tag anwesend zu sein. Kontrollierte alles, was ich bei der Arbeit tat, doppelt, dreifach. Im Alltag durfte mir kein einziger Fehler passieren. Nie.

Überlebende, die Erinnerungen an rituelle Gewalt schildern, fällt es oft schwer, Worte zu finden. Sie scheuen sich, die inneren Bilder in aller Härte auszusprechen. Das Bizarre und Grausame der Erinnerungen macht diese unwirklich. Immer wieder taucht die Frage auf: »Kann das wirklich passiert sein?« Manche lesen oder recherchieren andere Berichte von ritueller Gewalt, um die eigenen Erinnerungen abzugleichen. Manche lesen nichts und sehen sich auch nichts an, sie wollen nicht wissen. Mia brauchte Jahre, um zu *akzeptieren*, dass ihre Erinnerungen, ihre Körperempfindungen eine reale Basis haben. *Gewusst* hatte sie immer, dass diese Erinnerungen real waren.

Das Verleugnen findet sich unter Klient*innen mit dissoziativen Störungen häufig. Zudem ist es nicht selten, dass Klient*innen sich an einem Tag an Ereignisse erinnern, sie auf dieselben Ereignisse an einem anderen Tag aber keinen Zugriff haben, was zu Verwirrung führt. Dann wieder fühlt sich manches, was sie erlebt haben, so an, als würde es einem anderen passieren. Dadurch, dass Opfer nicht selten Medikamente oder Drogen erhalten, während sie missbraucht werden, sind Erinnerungen oftmals unscharf und wechseln, bzw. die Erinnerung an sich besteht aus einzelnen Bildern und nicht aus einem kongruenten Film. Gemeinsam mit den Klient*innen solche Erinnerungsbruchstücke zu einer erzählbaren Erinnerung zusammenzusetzen, ist mühsame Arbeit. Die Klient*innen sind selbst darüber verwirrt, was sie glauben, erlebt zu haben. Es fällt ihnen unglaublich schwer, sich über ihre Erinnerungen im Klaren zu sein oder sie anderen mitzuteilen.

Bietet man als Therapeut*in dann zu viel verbale Stütze an, läuft man Gefahr, Geschichten zu verfälschen oder den Eindruck zu erwecken, die Glaubhaftigkeit der Klient*innen in Frage zu stellen. Oft denken Therapeut*innen »zu gesund«. Es ist schwer, die Verwirrung der Klient*innen auszuhalten, den Fragezeichen zuzusehen, die die Durcharbeitung mit sich bringt. Auch bei sich selbst als Therapeut*in stellt sich Verwirrung ein, und man möchte »endlich« therapeutische Fortschritte sehen. Doch man muss sich auf das Erzähltempo der Klient*innen einlassen, der Inkongruenz der Bruchstücke Raum geben. Eine Durcharbeitung von rituellem Missbrauch geht nur langsam, Schritt für Schritt.

2010

Während ich darum rang, Worte für Erlebtes zu finden, suchte Sophie Namen, Kategorien für das, was ich beschrieb. Sie fragte Kollegen, las

Bücher zu Trauma. Eine Kollegin meinte, Alexander habe eine Persönlichkeitsstörung, er wolle Macht. Mit jedem Kontakt, den ich zu ihm einginge, würde ich seine Hoffnung schüren, doch wieder zu ihm zurückzukommen. Es sei ein Irrtum zu glauben, ich könne ihn beruhigen, indem ich hin und wieder Briefe beantwortete. Sophie erzählte mir, diese Kollegin habe gemeint, er sei ein 1a-Beispiel für Stalking. Ich solle alles sammeln, was von ihm käme und mich über Stalking informieren. Ich zögerte. Ja, es kamen endlose Briefe Alexanders. Aber es fühlte sich anders an, als gestalkt zu werden. Dennoch las ich in einem Fachbuch zu Stalking nach, das verschiedene Formen von Stalking beschrieb. Entsprach Alexanders Verhalten »Wahnhaftem Stalking« mit einer Fixierung auf ein Opfer, mich? Dafür spräche, dass der Stalker glaube, in einer Art von Beziehung mit dem Opfer zu sein, ebenso, dass er häufig gewalttätig sei und sich auch sexuell übergriffig verhalten könne. Auch die Beschreibung des »Sadistischem Stalking« passte zum Teil. So beschrieb das Fachbuch, dass der sadistische Typus sein Opfer als »Jagdobjekt« betrachte. Er versuche, zunehmend Kontrolle über mehrere Lebensbereiche des Opfers zu gewinnen, woraus er Lust und die Motivation seines Handelns beziehe. Der sadistische Stalker wähle ein Opfer danach aus, ob es wert sei, zerstört und kleingemacht zu werden.

Passte eine der Definitionen? Passte keine? Es trafen, so deutete ich es, immer wieder Teile zu. Aber irgendwie auch nicht. Warum hatte Alexander mich ausgewählt?

Ich rief das Opferkommissariat in Berlin an, um Handlungsmöglichkeiten bei Stalking zu erfragen. Ich meldete mich als Frau Dipl.-Psych. Herzberg und gab an, dass eine Klientin von mir Probleme mit Stalking habe und ich mich gerne für sie erkundigen wolle. Zugleich ärgerte ich mich, dass ich nicht zu mir stehen konnte. Schämte mich. Das war nicht ich, der dies alles passierte. Der Kommissar war sehr freundlich und erklärte mir, dass man alles dokumentieren müsse. Ich lernte, dass man vor Gericht harte Fakten, eindeutige Zeugnisse wie Videos oder Audiodateien benötigte, um eine Anzeige zu erstatten, um nachweisen zu können, dass man gestalkt würde – Briefe allein würden dafür nicht ausreichen. Selbst wenn diese Kisten füllten. Der Kommissar fügte an, dass ihm meine Klientin Leid täte, so etwas sei schwer auszuhalten und selten gut zu beweisen. Das Beste sei, das Handeln des

Stalkers ins Leere laufen zu lassen, auf nichts zu reagieren. Jede Antwort, die man einem Stalker schicken würde, brächte diesen dazu, weiterzumachen, selbst wenn man nur hin und wieder auf diesen reagierte.

Ich hörte auf, Alexander auf seine Briefe zu antworten – zum ersten Mal in 20 Jahren.

Februar 2010

Die Überfälle begannen im Februar 2010. Erst erinnerte Alexander mich in seinen Briefen an die Pflicht, ihm zu antworten. Dann wurde er drängender. Schickte nach mir. Ich wich aus. Ich bin mir bis heute nicht sicher, ob »Überfall« das richtige Wort ist. Laut etymologischem Lexikon ist ein Überfall (a) ein plötzlicher und unerwarteter Angriff, bei dem der Täter unter Verdeckung seiner wahren Absichten (tückisch-verschlagen) vorgeht, (b) Obst, das auf ein Nachbargrundstück fällt und (c) Wasserbau: Messvorrichtung an einem Wehr. Ich hatte lächeln müssen, als ich das damals las. Na, von »Obst, das auf ein Nachbargrundstück fällt«, war ich nicht angegriffen worden. Aber ich fragte mich auch, warum mir das Wort »Überfall« so sehr widerstrebte? Vielleicht weil das Wort einen Täter suggerierte, es Schuld zuwies und mich zum Opfer machte, ich mich dafür schämte, Opfer zu sein. Es entsprach nicht meinem Bild von der mir innewohnenden Stärke. Wenn der Überfall aber kein Überfall war, dann war auch nichts passiert. Es gab keinen Täter und kein Opfer.

Und doch fiel mir kein anderes Wort ein, als an einem feuchten dunklen Februarabend, das begann, wovor ich mich in den Jahren zuvor gefürchtet hatte. Das begann, was ich hatte vermeiden wollen, als ich den einen oder anderen Brief hin und wieder vorsichtig durch eine Antwort erwiderte.

Ich hatte meine letzte Patientin verabschiedet, war zum Parkplatz gegangen und wollte gerade mein Auto aufschließen, als ich eine Bewegung hinter mir wahrnahm. Eine Hand legte sich über meinen Mund. Arme hielten mich fest. Ich erstarrte. Gegenwehr kam mir gar nicht in den Sinn. Ich wurde reglos. Still. Ausgeliefert. Ein zweiter Mann tauchte seitlich von mir auf. Glut einer brennenden Zigarette fraß sich in meine Haut hinter meinem rechten Ohr. Drei Brandmale, Zeichen der Zugehörigkeit zu Alexanders Gruppierung, Dreieck, rituelle Handlung und nur vier Worte: »Du wirst nichts sagen.«

Ich brauchte zwei Wochen, bis ich Sophie stockend von dem Ereignis erzählte. Ich schlief schlecht. Das Schweigegebot zu brechen, selbst Sophie auch nur ein Wort zu erzählen, war Hochverrat. In mir tobte ein Widerstreit von gelerntem Gehorsam und langsam gewachsenem Vertrauen. Sophie wollte, dass ich zur Polizei gehe, und verstand nicht, dass dies in meinen Augen gefährlicher als alles andere war und deswegen für mich überhaupt nicht in Frage kam. Ich wiederum verstand nicht, wie Sophie sagen konnte, dass es eine »normale« Reaktion sei, zur Polizei zu gehen. Ich hatte zum ersten Mal das Gefühl, dass Sophie und ich in zwei unterschiedlichen Welten lebten.

Aber ich begann, Sophie zu erzählen. Langsam einzelne Bruchstücke. Ich wollte, dass Sophie verstand, warum ich nicht zur Polizei gehen konnte. Ich schämte mich ob der Macht, die Alexander über mich hatte. Sophie war es, die irgendwann sehr vorsichtig anmerkte: »Was du beschreibst, Mia, ist ritualisierte Gewalt. Du sollst Schweigen bewahren, gehorchen, gehorchen auf Zeichen und Worte, wie abgerichtet. Er weiß sehr gut, wie das alles bei dir wirkt, sonst hätte er vieles nicht angewandt. Es ist so unglaublich wichtig, keinen – überhaupt keinen – Kontakt mit ihm zu haben!« Leiser fügte sie an: »Und sich zu wehren, Mia, du musst beginnen, dich zu schützen!« Das sollte Sophie noch oft wiederholen müssen, bevor ich erste zögerliche Schritte in diese Richtung unternahm.

Ich spürte die Angst davor, jeglichen Kontakt mit Alexander abzubrechen. Was würde daraufhin passieren? Was, wenn ich seine Gesetze so sehr missachtete? Sich schützen, sich wehren war außerhalb meiner Denkwelt. Ich spürte panische Angst. Den Impuls, aufzuspringen und aus Sophies Behandlungsraum wegzurennen, nie mehr wiederzukommen.

Ich blieb. Wir sprachen über Trauma. Dissoziation. Ritualisierte Gewalt. Von meinem beruflichen Kontext her kannte ich natürlich alle diese Begrifflichkeiten. Bei meinen Patient*innen konnte ich die Symptome erkennen, kannte die Behandlungsformen und Auswirkungen. Wusste, was zu tun war. Auf mich selbst jedoch konnte ich mein Wissen nicht anwenden. Mein beruflicher Alltag schien getrennt von meinem »Ich« zu funktionieren. Ich beschloss, mein inneres »Ich« weiterzubilden und kaufte mir auf dem nächsten Kongress ein Fachbuch, welches ich in einem ruhigen Moment zu Hause lesen wollte, getrennt von meinem Klinikalltag und meinen Patient*innen.

Es war ein Samstag im April 2010, an dem ich zu lesen begann. Paul war an diesem Wochenende im Dienst und Felix und Felicie hatten sich mit Freunden verabredet. Ich hatte mir eines der letzten Feuer im Kamin für diesen Winter gemacht und mich in eine Decke gekuschelt davor gesetzt. Als erstes suchte ich mehr Information zum Begriff Trauma. Warum weigerte sich in mir alles, diesen Begriff in mein Leben zu integrieren? Warum konnte ich alles, was passiert war, nicht einfach hinter mir lassen? Ich las: »Traumatische Erlebnisse hinterlassen Spuren, in unserem Geist, in unseren Emotionen, wirken negativ auf den Bereich des Gehirns, der das physische verkörperte Empfinden des Lebendigseins vermittelt. Sie machen uns sprachlos.« (van der Kolk, 2017) Ich hielt inne. Ich spürte, wie diese Worte etwas in mir antriggerten. Ich kannte diese Gefühle, das Überflutet werden, die Angst. Ich wollte sie nicht kennen. Fast widerwillig las ich weiter.

Das nächste fand ich spannend. »Wenn Worte versagen, erfassen Bilder das Erlebte und kehren in Körpererinnerungen und Flashbacks wieder zurück.« Deswegen also fanden mich Sophies Hände. Deswegen überfluteten mich Bilder, die keine Worte hatten. Ich legte das Buch zur Seite. Nachdenklich sah ich auf den Text. Und wie kann man das nun verändern? Ich brauchte nicht zu überlegen, ob dies etwas mit mir zu tun hatte. Anders als beim Buch zum Stalking, bei dem ich zwar Anteile der dort beschriebenen Stalker-Typen in Alexander wiedererkennen konnte, aber die Erklärungen stets nie vollständig passten, wusste ich nun sofort, dass dieses genau das war, was ich immer wieder neu erlebt hatte und erlebte.

Ich klappte das Buch zu, spürte die bekannte Unruhe in mir, stand auf, schürte das Feuer und ging in die Küche, um mir einen Tee zu machen. Mein ganzer Körper war kalt. Das, was dort stand, passte so gut auf viele Situationen, die ich schon erlebt hatte. Wollte ich, dass es passte? Ja und nein. Ich suchte schon lange nach Erklärungen, aber »traumatisiert sein« wollte ich nicht. Zudem hörten damit die Fragen nicht auf. Innerlich verfluchte ich Sophie, die mit ihren Fragen all dieses losgetreten hatte. Korrigierte mich aber gleich selbst, nicht Sophie war es, ich selbst suchte nach Erklärungen. Sophie bot mir hierfür nur eine Reflexionsfläche an.

Ich fing an, Fortbildungen zu besuchen. Wollte verstehen, was bisher unverständlich in mir war. Borgte mir Sophies Wertesystem aus, da meines nicht existierte, verschoben war. Übergriffe sollte man also anzeigen? Warum? Schmerz durfte man sich nicht zufügen lassen. Warum? Sophie musste viel aushalten, erlebte mich in ihren Stunden selten als anwesend, auch wenn sie wusste, dass ich im Alltag durchaus perfekt funktionierte. Bei Sophie aber war ich nun fast durchgängig dissoziativ, dysfunktional. Immer wieder lähmte mich meine eigene Hilflosigkeit, wenn ich mich in alten Gedanken verfing, Angst bekam. Wieder und wieder und wieder konfrontierte ich mich bei Sophie mit der Vergangenheit. Ich wollte verstehen.

Einzelne Veränderungen meines Verhaltens gegenüber Alexander beruhten einzig auf meinem Pflichtgefühl Sophie gegenüber, es ihr Recht machen zu wollen, nicht, weil ich diese als richtig empfand. Jede einzelne Handlung, bei der ich nicht mehr Alexanders eintrainierten Anweisungen Folge leistete, hinterließ im ersten Moment einen schalen Geschmack in mir. Ich hatte kein Recht, Alexander zu missachten. Angst flackerte auf. Innerlich wartete ich auf die Strafe. Meist konnte ich erst Monate später diese einzelnen kleinen Schritte als richtig erkennen.

Bei der Traumaverarbeitung geht es letztlich darum, sich am Ende des Prozesses als Person in allen Facetten wieder wahrnehmen zu können. Wir Menschen verfügen über zwei Formen von Selbstwahrnehmung, von denen beide für sich wichtig sind: Die eine verfolgt unser Leben im Kontinuum der Zeit insgesamt, die andere erfasst es im gegenwärtigen Augenblick.

Die erste Form der Selbstwahrnehmung, unser autobiographisches Selbst, stellt Beziehungen zwischen Erlebnissen her und verbindet sie zu einer zusammenhängenden Geschichte. Dieses System basiert auf Sprache und ist, wie weiter vorne benannt, im Präfrontalen Kortex, im rationalen Gehirn, lokalisiert.

Die zweite Form unserer Selbstwahrnehmung basiert hauptsächlich auf körperlichen Empfindungen: Erst wenn wir uns sicher fühlen und uns niemand bedrängt, können wir Worte finden, um auch diese Art des Erlebens anderen mitzuteilen. Dieses System ist im emotionalen Gehirn lokalisiert.

Zwischen den verschiedenen Gehirnbereichen besteht so gut wie keine Verbindung. Als Therapeut*in muss man sich entscheiden, mit welcher Form der Selbstwahrnehmung man primär arbeiten möchte und danach die Methodik auswählen. Dafür gibt es drei Möglichkeiten:

Top-down: Hier geht die Verarbeitung über die Sprache. Indem wir während des Traumaerlebens verbal eine Verbindung zu anderen Menschen (wieder) herstellen und so zulassen, dass wir erkennen und verstehen, was mit uns los ist, geschieht eine Verarbeitung des Traumas. Hierunter fallen die Methoden des EMDR, der Kognitiven Verhaltenstherapie und der Narrativen Expositionstherapie. Bei diesen therapeutischen Methoden geht es darum, Worte für ein Trauma – auch für die dazugehörigen Gefühle – zu finden. Leider ist es für viele Klient*innen nicht so einfach, aussprechbare Worte zu finden, da es vielen schwer Traumatisierten so gut wie unmöglich ist, traumatische Ereignisse in Worte zu fassen. Jeder Versuch, Erlebtes in Worte zu fassen, wird fast augenblicklich mit der Begrenztheit der Sprache konfrontiert. Tiefe Gefühle zu empfinden und gleichzeitig einem anderen Menschen davon zu berichten, ist nicht leicht. Während es bei der Kognitiven Verhaltenstherapie und der Narrativen Expositionstherapie vor allem um ein Erzählbar-Werden der persönlichen Geschichte mit Verhaltensmodifikation, Desensibilisierung und Verstehen gegenüber den eigenen ungewollten Gefühlen geht, versucht EMDR, durch Fokussierung auf ein bestimmtes Trauma-Erinnerungs-Netzwerk das Trauma-Netzwerk zu aktivieren. Dies geschieht durch bilaterale Stimulation der beiden Gehirnhälften, um das unterstimulierte Großhirn, das bei der Überflutung durch die Trauma-Einwirkung sehr reduziert aktiviert ist, in dem aber alle Sinneseindrücke durcheinander gespeichert sind, zu aktivieren. Dadurch können erstmals Emotionen und Körpereindrücke, die zum Trauma im Damals abgespeichert wurden, nicht nur reaktiviert werden, sondern mithilfe der heutigen Einsichten der Klient*innen zum Trauma im Jetzt miteinander verbunden, ausgesprochen und somit positiv beeinflusst werden. Zum Beispiel das Wissen, dass die traumatischen Erlebnisse der Vergangenheit angehören und sich nicht wiederholen, kann durch diese Art der Behandlung »endlich« auch benannt und gefühlt werden, was die innere Anspannung deutlich vermindern kann.

Psychopharmakotherapie: Ein gezielter Einsatz von Medikamenten kann dazu beitragen, dass Traumata leichter verarbeitet werden und sich der psychische Gesamtzustand verbessert. Dies beruht darauf, dass Medikamente in der Lage sind, unverhältnismäßige Alarmreaktionen im Gehirn zu verringern.

Bottom-up: Hier erfolgt die Verarbeitung traumatischer Erlebnisse dadurch, dass dem Körper (neue) Erlebnisse ermöglicht werden, die jenen Gefühlen der Hilflosigkeit und Wut oder des Zusammenbruchs, die das Trauma ausgelöst hat, eindeutig entgegengerichtet sind. Durch das Wiedererleben traumatischer Erfahrungen im geschützten Rahmen mit einem spürbaren Bezug zur Gegenwart lernen Klient*innen, wieder handlungsfähig zu werden. Bedrohliche, lähmende Gefühle und ängstigende Erinnerungen verlieren an Macht (van der Kolk, 2015; vgl. auch die Website www.complextrauma.org).

Als Therapeut*in muss man sich bei einer Traumabehandlung entscheiden, mit welcher Form der Selbstwahrnehmung man mit seinen Klient*innen arbeiten möchte. Die einzusetzende Methodik folgt dabei der jeweils ausgewählten Form. Hier gibt es drei Möglichkeiten:

Top-down: Die Selbstwahrnehmung der/des Klient*in wird primär über Sprache hergestellt. Ziel ist es dabei, auf der Beziehungsebene eine Verbindung mit anderen Menschen (wieder)herzustellen und hierüber zu verstehen, was das Trauma in einem bewirkt hat. Methoden, die hierfür erfolgreich angewandt werden, sind z. B. EMDR, NET und TF-CBT.

Bottom-up: Die Selbstwahrnehmung der/des Klient*in erfolgt vorrangig über den Körper. Körpertherapeutische Methoden sind dabei darauf ausgerichtet, Klient*innen durch das körperliche Wiedererleben von traumatischem Erleben im geschützten Rahmen mit spürbarem Bezug zur Gegenwart wieder handlungsfähig werden zu lassen. *Psychopharmakotherapie:* Eine verbesserte Selbstwahrnehmung wird mittels gezielten Einsatzes von Medikamenten angestrebt, die durch ihre spezifischen Wirkprozesse unverhältnismäßige, kontraproduktive Alarmreaktionen des Körpers unterbinden.

2010–2011

Das folgende Jahr gestaltete sich schwierig. Mit jeder Nichtbeantwortung von Briefen entstand Druck. Es folgten zwei weitere Überfälle. Schlimmer. Länger. Eine wellenförmige Bewegung begann. Immer dann, wenn ich gerade dachte, dass es vorbei sei, nicht mehr jeden Moment aufpasste, mich sicherer fühlte, kam der nächste Brief oder der nächste Überfall. Alexander ließ mir kaum Zeit zu atmen. Ich kam mir vor wie ein Schatten meiner selbst, Nächte machten mir Angst. Ich schrieb an Sophie: »Ich mag nicht mehr in zwei Welten leben und dazwischen den Mut verlieren. Ich mag mich so nicht. Gar nicht. Ich komme mir vor wie ein verletzter Schmetterling, dem der Staub auf den Flügeln fehlt, um fliegen zu können. Er ist noch schön, aber eigentlich wartet er nur darauf, gefressen zu werden. Er spürt die Sonne auf den Flügeln, und doch weiß er, er wird im Wind nicht segeln können. Der letzte Überfall wirkt fast irreal. Alexander hat seitdem, seit zehn Tagen, nicht mehr geschrieben, was mir ein wenig Luftholpause gibt. Aber nichts zu hören, entspannt nicht, es macht mehr Angst.«

Ich kam mir immer wieder verwirrt und angstvoll vor. Spürte und spürte doch nicht. Ich haderte mit diesem Zustand. Traute mich nicht, mich zu wehren und wollte doch so gerne etwas gegen die Überfälle tun können. Ich wusste, dass es an mir war, mich zur Wehr zu setzen. Unrecht für Unrecht anzuerkennen und den in Deutschland dann vorgegebenen Weg zu gehen: zur Polizei. Das vor dem ich dennoch am meisten Angst hatte, denn wenn es schief ginge, wenn man mir nicht glaubte, wenn ich nicht geschützt würde, dann würde der Weg zur

Polizei das Potential haben, mich umzubringen. Dennoch schrieb ich an jenem Sonntagmorgen an Sophie weiter:
»Ich habe eine Entscheidung bezüglich der Polizei getroffen, Sophie. Ich will aussteigen. Ich will keine Übergriffe mehr erleben. Ich werde jede Übergriffigkeit ab jetzt anzeigen. Wenn er sich ankündigt, wenn er hier auftaucht und erst recht, wenn mir etwas passiert ... Das, was in den letzten Monaten war, werde ich nicht noch einmal einfach so sein lassen – auch wenn genau dieses, dass ich trotz der neuerlichen Überfälle nicht zur Polizei gegangen bin, mir wahrscheinlich aktuell die Atempause verschafft hat. Alexander testet, ob seine Macht noch hält. Die Organisation testet, ob ich loyal bin.«

Zwei Monate später erfolgte der dritte Übergriff in diesem Jahr. Ich ging zur Polizei und erstattete Anzeige gegen unbekannt. Seinen Namen nannte ich nicht.

März 2011

Am Mittwochabend der Woche darauf, die letzte Klientin war gerade gegangen, verließ ich relativ früh die Klinik. Ich war müde. Ich wollte heute Abend lieber noch ein wenig Klarinette spielen und mich mit einem Tee in eine Decke wickeln, anstatt noch am PC zu arbeiten. Ich hatte sturmfreie Bude. Felix war diese Woche auf Klassenreise, Felicie übernachtete bei einer Freundin. Als ich das Klinikgebäude abschloss, hatte ich einen kurzen Moment lang das Gefühl, dass da jemand hinter mir wäre. Ich drehte mich um, sah aber niemanden. »Manchmal bist du echt schon paranoid, Mia«, murmelte ich zu mir selbst und machte mich auf dem Weg zu meinem Auto. Jemand schloss zu mir auf. »Frau Herzberg?« Ich drehte mich um: »Ja?« »Es tut mir leid, ich habe Ihr Auto beim Ausparken leicht beschädigt, ich warte schon eine Weile auf Sie, würden Sie bitte kurz zu meinem Auto mitkommen, damit ich Ihnen meine Daten für die Versicherung geben kann?« Kurz darauf war ich mit dem mir fremden Mann nun am Parkplatz angekommen. Er wies auf einen weißen Lieferwagen neben meinem Auto. »Natürlich«. Der Mann ging zu seinem Auto und kramte auf dem Vordersitz in seiner Tasche, während ich vor der Tür des Lieferwagens von einem Bein aufs andere trat. Es war kalt. Ein zweiter Mann stellte sich neben mich.

»Mi, warum?« Ich erfror. Seine Stimme. Eine Hand. Seine Hand. Behandschuht. Auf meinem Arm. Panik stieg in mir auf. »Lass uns einsteigen, Mi.« Er wies auf den weißen Lieferwagen, die Schiebetür war nun offen und zwei weitere Männer standen neben mir. Hoffnungslosigkeit stieg in mir auf. Es war sinnlos. Alles, was ich tat, war sinnlos. Sophie hatte gesagt, es würde aufhören, wenn ich zur Polizei ginge. Sophie hatte gesagt, dass die Polizei mich schützen würde. Sophie hatte gesagt, dass ich mich wehren müsse. Ich wehrte mich nicht, ich stieg ein. Alexander setzte sich mir gegenüber. »Du weißt, was du jetzt tun musst?« Der Satz hatte etwas Fragendes. Seine Stimme war ruhig, gefasst, gefährlich. Ich spürte etwas Nasses auf meinen Wangen. Tränen. Meine. Er strich, fast zärtlich, über meine Wange. »Mi, wie konntest du nur zur Polizei gehen? Wie konntest du denken, dass ich es nicht erfahre? Das hat mich enttäuscht, Mi. Du kennst die Regeln. Jetzt wirst du sterben müssen.«

Ja, ich kannte die Regeln: Wenn der Mann, dem die Frau gehörte, wenn die Organisation oder jemand, der über Entscheidungsgewalt verfügte, mich als Gefahr für die Organisation einschätzte, würde ich sterben müssen. Man würde mir die Möglichkeit zum Suizid anbieten und im Gegenzug noch ein wenig Zeit schenken. Würde ich dieses »Angebot« ausschlagen, würde man meinen Suizid simulieren. Mein Kopf konnte nicht denken. Ich hörte nur diese Stimme. Tonlos. Emotional unbeteiligt. Bedrohlich. Panik in mir auslösend. Ich brauchte Zeit, es war so still und leer in mir. Ich spürte seine Berührung. Seine Hand, die wieder und wieder und wieder über mich strich. Zeit, die still stand.

»Was für eine Verschwendung, Mi! Du bist immer noch so schön. Ich hatte dich erwählt.« Ernsthaftes Bedauern schwang in Alexanders Stimme mit. »Aber du wirst dich nun den Regeln gemäß suizidieren. Wer die Regeln bricht, verwirkt sein Recht auf Leben!« Ich spürte, wie etwas in meine Hand gelegt wurde. Ein Röhrchen. »Ich habe dir alles mitgebracht, was du dafür brauchst. Ich gebe dir ein Jahr. Das ist viel, Mi, das weißt du. Wenn du den Suizid bis dahin nicht durchgeführt hast, machen wir es für dich.« Seine Stimme war ganz ruhig und doch spürte ich seine machtvolle Anwesenheit. Schmerz, als er die drei punktförmigen Brandmale hinter dem Ohr setzte. »Du gehört mir.

Vergiss das nicht! Überzeuge mich wenigstens nun davon, dass du es wert warst, dich zu initiieren. Du vergisst zu schnell, Mi.«

Der Weg des »Ausstiegs« aus ritueller Gewalt ist meist lang und anstrengend und erfordert von den Klient*innen und ihren inneren Anteilen (den ANPs und EPs) viel Kraft, Mut und Durchhaltevermögen. Für Therapeut*innen, die Klient*innen bei einem Ausstieg unterstützen möchten, tut sich aber zunächst eine andere Schwierigkeit auf, da sie, sich zwischen den zwei polarisierten Lagern bewegen müssen, die eine grundsätzlich sehr unterschiedliche Haltung zum Phänomen bzw. zur Frage der Existenz von rituellem Missbrauch und demnach auch eines Ausstiegs an den Tag legen.

- Teilt man die Haltung, dass es keinen rituellen Missbrauch gibt, gibt es auch keinen Ausstieg zu begleiten.
- Lässt man stattdessen die mögliche Existenz rituellen Missbrauchs als reales Phänomen zu, sollte das Ziel einer jeden Behandlung von Klient*innen, die einen solchen Missbrauch erfahren haben, der Ausstieg sein.

Als Therapeut*in muss man sich also entscheiden. Entscheidet man sich für die Begleitung einer Klient*in auf dem Weg zum Ausstieg, dann wiederum muss man sich mit noch anderen befremdlich erscheinenden Begriffen auseinandersetzen, wie »Sprengfallen« und Triggern.

Die drei Psychotherapeutinnen Claudia Fliß, Riki Prins und Sylvia Schramm beschreiben in ihrem Buch »Befreiung des Selbst. Therapiekonzepte zum Ausstieg aus organisierter Ritueller Gewalt« (2018) die nötigen Schritte für einen Ausstieg. Möchte eine Klient*in aussteigen, ist von den Therapeut*innen, den Autorinnen zufolge, als Erstes zu klären, ob noch Täterkontakt besteht. Denn dann wäre die Klient*in beim Ausstieg wahrscheinlich hoch gefährdet und es ginge in einem allerersten Schritt darum, den Täterkontakt zu beenden, Sicherheit herzustellen. Dies ist allerdings nicht so einfach, denn Täter*innen werden einen Ausstieg ihres Opfers nicht einfach zulassen. Sie haben viel Zeit und Mühe investiert, Betroffene an sich zu binden, und werden alles daransetzen, diese am Ausstieg zu hindern.

Die Autor*innen beschreiben in ihrem o. g. Buch, dass es seitens der Täter*innen dann zu vermehrten Übergriffen, Drohungen und Gewalt kommen kann. Versuchen Betroffene, sich ernsthaft aus ihrer Beziehung zu ihren Täter*innen zu lösen, können letztere oder auch täterloyale emotionale Persönlichkeitsanteile (EPs) Rückkehr- und Suizidprogramme triggern, wie Betroffene berichten, die erfolgreich ausgestiegen sind. Brächen Betroffene ihre Täterkontakte ab, würden die Täter*innen nicht selten direkt auf Betroffene zugreifen. Hinzu komme, dass Täter*innen Alltagstreffen arrangierten, um gezielt Trigger auszulösen, in deren Folge Betroffene still und gehorsam mitgingen. Oft würden in solchen Situationen Lieferwagen mit getönten Scheiben genutzt, in denen alles vorgehalten werde, um die Opfer zu strafen. Diese würden zumeist zutiefst erschrocken reagieren, jedoch zugleich wehrlos und verstummend: sie würden nicht schreien und sich widersetzen, da sie gelernt hätten, Schmerzen zu ertragen, um nicht noch Schlimmeres zu erleben, gleichzeitig Neurozeption und Dissoziation einsetzten (siehe oben).

Den Autor*innen zufolge beschreiben Betroffene auch, dass es bei sekundärer oder tertiärer Dissoziation z. T. einzelne EPs gebe, die aus der Missbrauchsbeziehung nicht aussteigen möchten und so z. B. dazu führten, nach einem Umzug dem Täter sofort den neuen Wohnort mitzuteilen, ohne dass ihre auf die Organisation ihres Alltags ausgerichteten normalen Persönlichkeitsanteile (ANPs) dies verhindern könnten. Je mehr Bedeutung eine Klient*in für die Tätergruppe habe, umso intensiver seien Druck und Einschüchterung der Täter*innen. Nicht selten würden Klient*innen den Ausstieg dann nicht oder nur so fragmentiert überleben, dass Aussagen gegenüber der Polizei oder Justiz nicht verwendet werden können. Und selbst wenn Täter*innen nicht so weit gingen, fehle ihren Opfern oft der Mut, Erlebtes öffentlich zu machen, sich nochmals der Erinnerung zu stellen und sich aufgrund einer Aussage erneut in Gefahr zu bringen.

Diese Vorgänge können bisher nur durch Betroffenenberichte nachvollzogen werden und stellen damit subjektive Fakten dar, deren Glaubwürdigkeit häufig schnell in Frage gestellt wird. In dieser Phase der Behandlung sollte jedoch nicht die Frage im Mittelpunkt stehen, ob das von den Klient*innen Berichtete im Detail wahr oder unwahr ist. Zu fragen ist stattdessen an erster Stelle, was es braucht, um diese in ihrem Prozess gut zu begleiten.

Erklären Klient*innen aussteigen zu wollen, ist das wichtigste Element für einen gelingenden Ausstieg die verlässliche therapeutische Begleitung, in welcher den Klient*innen eine Haltung in Richtung Normalität vermittelt und immer wieder neuer Mut und Hoffnung geschenkt wird, damit sie den Zustand der psychischen Fragmentierung verlassen und sich selbst und ihr Handeln wieder als kohärent wahrnehmen dürfen. Bleibt man in der Terminologie der dissoziativen Identitätsstörung, muss dabei nicht nur mit der ANP (welche am wenigsten mutig ist), sondern mit allen EPs von Klient*innen gearbeitet werden, damit täterloyale Anteile (wenn, dann meist bei den EPs vorhanden) überzeugt werden können mitzuarbeiten und damit andere, starke innere Persönlichkeitsanteile genutzt werden können, um in den nächsten Situationen von Übergriffigkeit sich zur Wehr setzen zu können.

Betroffene berichten, dass Täter*innen dabei nicht zögern, Ausstiegswillige direkt wieder neu zu traumatisieren.

In gewisser Weise erlebte dies auch Mia, nachdem sie entschieden hatte, sich nicht mehr den Übergriffen zu beugen: die Übergriffe nahmen an Frequenz und Schwere deutlich zu. Sie reagierte verwirrt und fragend. Immer wieder tauchte die Frage auf: »Sophie, darf er das? Er darf das, oder?« Die Übergriffe ertrug sie fast lautlos, zeigte auf der Handlungsebene lange noch keine Gegenwehr. Sophie hingegen versuchte alles, um Mia dazu zu bringen, Recht von Unrecht zu unterscheiden und sich endlich zur Wehr zu setzen. Alleine wäre Mia schnell eingebrochen, der Gegendruck war zu massiv.

Wenn sich Klient*innen zum Abbruch der Beziehung zur Täterperson entschieden haben, aber diese noch nicht in einer gefestigten therapeutischen Begleitung und Behandlung befinden, ist es deswegen für sie extrem wichtig, Informationen über Möglichkeiten qualifizierter Hilfsangebote zu erhalten.

Im Jahr 2019 wurde deswegen von der Unabhängigen Beauftragten für Fragen des sexuellen Kindesmissbrauch das »Hilfe-Telefon berta« als Anlaufstelle für Betroffene organisierter ritueller Gewalt in Deutschland eingerichtet. Innerhalb der ersten zwei Jahren gab es über 8.000 Anrufversuche, aus denen gut 5.500 dokumentierte Gespräche hervorgingen (vgl. Factsheet 2. Jahr Hilfe-Telefon berta der Universität Ulm). Ein Vergleich der Daten des »Hilfe-Telefons berta« mit denen des »Hilfe-Telefons Sexueller Missbrauch« zeigt, dass jene, die das »Hilfe-Telefon berta« anriefen, jünger waren, als jene, die das »Hilfe-Telefon Sexueller Missbrauch« kontaktierten. Etwa 70 % der Anrufenden waren selbst Betroffene, über 80 % waren weiblich, der Großteil Betroffener war zum Zeitpunkt des Anrufs zwischen 22 und 60 Jahre alt. Unter den dokumentierten Gesprächen des Hilfe-Telefons berta bestanden die Hauptanliegen der Anrufenden in der Suche nach Entlastung, Information, der Möglichkeit, den eigenen Fall zu schildern sowie in dem Wunsch nach einer Ausstiegsberatung/-begleitung. Es ging um den Umgang mit Bedrohungen, Nachstellungen durch Täter*innen oder auch finanzielle Fragen, wie Finanzierung einer Therapie. Die Auswertung der Hindernisse, die die Anrufenden für einen Ausstieg deutlich machten, ergab, dass die Hindernisse sowohl in der Person der Täter*in als auch des betroffenen Missbrauchsopfers selbst begründet lagen: Häufig befanden sich diese in emotionaler und finanzieller Abhängigkeit von den Täter*innen, die i. d. R. über eine hohe gesellschaftliche Stellung verfügten und sozial zumeist gut vernetzt waren. Dieser Umstand trug offenkundig zur Angst der Betroffenen bei, dass Dritte die Glaubwürdigkeit ihrer Erlebnisse und damit auch ihrer Personen in Zweifel ziehen könnten.

Haben Betroffene rituellen Missbrauchs Informationen erhalten und sich dann auch in Folge entschieden auszusteigen, besteht für diese allerdings sehr häufig das nächste Problem, nämlich nun auch tatsächlich dauerhafte, beständige professionelle Hilfe zu erhalten. Es gibt zumeist nur wenige psychosoziale Fachkräfte und Psychotherapeut*innen vor Ort, die sich mit der spezifischen Thematik auseinandersetzen können oder möchten. Auch berichten Betroffene nicht selten, dass sie sich bei Behörden nicht ernst genommen fühlen, da diese ihren Berichten nicht glaubten (vgl. z. B. www.wildwasserwuerzburg.de).

Ein Ausstieg aus einer durch rituellen Missbrauch geprägten Beziehung ist aber ohne ein Netzwerk professioneller Helfer in aller Regel kaum möglich. Labile EPs müssen regelmäßig stabilisiert werden, Informationen zu Möglichkeiten rechtlicher Gegenwehr sollten regelmäßig wiederholend gegeben werden, irrationale Ängste müssen gehalten werden. Letztlich ist es von zentraler Bedeutung für Missbrauchsopfer, dass sich ihre Therapeut*innen fest und unmissverständlich an ihre Seite stellen.

Der *Ausstieg* aus Netzwerken ritueller Gewalt ist schwierig. Es bedarf zunächst einmal der Entscheidung der Betroffenen, *wirklich* aussteigen zu wollen und den Kontakt und die Beziehung zu Täter*innen abzubrechen. Hierfür fehlt nicht selten der Mut.

Ist diese Entscheidung getroffen, braucht es ein Netzwerk an Helfern, die die Ängste der Betroffenen stabilisieren, Informationen zur (rechtlichen) Gegenwehr geben und die Betroffenen ermutigen, sich bei nächsten Übergriffen zur Wehr zu setzen. Erforderlich sind Therapeut*innen, die – unter Wahrung ihrer eigenen Grenzen – die Betroffenen begleiten und ihnen Schutz und Verlässlichkeit anbieten.

Ich erzählte Sophie erst nichts, dann Bruchstücke des Geschehenen und konnte dennoch nicht in Worte fassen, was wirklich passiert war. Es war mir nicht möglich, das Ausmaß der Angst zu beschreiben, das Alexander in mir ausgelöst hatte. Wieder und wieder hörte ich seine tonlose Drohung.

Ich wollte aufgeben. Jetzt. Nicht ein Jahr warten. Suizidale Gedanken jagten mich bis in den Schlaf. Wie gelang Alexander das? Wie schaffte er es, diese Gedanken und Ängste gezielt in mir auszulösen? Das konnte nicht einmal ich selbst. Er hatte mir ein Jahr gegeben. Ein Jahr Zeit mit Felicie, Felix und Paul, ein Jahr Zeit, um eine Lösung zu finden. Ein Jahr Zeit, um mich zu suizidieren.

In den Tagen danach zitterte ich fast dauerhaft. Trotz Decke, Fleecejacke und Tee war ich eiskalt. Mein Kopf wollte nicht aufhören zu schwindeln. Ich bekam meine Gedanken nicht sortiert. Ein Jahr. Dann wäre Felicie erst 17, Felix 15 Jahre alt. Alexander würde anschließend versuchen, sich Felicie zu nehmen. Das Sorgerecht als leiblicher Vater zu beantragen. Er würde sie freundlich bei Tag behandeln. Nachts gäbe es eine andere Welt. Er würde sie brechen. Ich musste bis zu Felicies 18. Geburtstag überleben. Ich musste rechtlich regeln, wer für Felicie sorgen würde, wenn ich sterben sollte. Felix war sicher bei Paul.

Paul betrachtete mich mit Sorge. Er spürte, dass etwas nicht stimmte, aber ich hatte ihm nichts erzählt. In den letzten zwei Jahren hatte ich immer mal wieder versucht, Paul einzubeziehen, ihm zu erzählen, wenn ich mit einer Erinnerung kämpfte oder etwas akut passierte, aber Paul schwieg dann lediglich. Er war da, hörte zu, machte aber nie Lösungsvorschläge oder wurde gar aktiv. Wenn es um Alexander ging, spürte ich ihn nicht. Er schien nicht wissen zu wollen. Erklärte Alexander einfach für inexistent in unserer Beziehung. Paul liebte mich, da war ich mir sicher, aber er liebte mein lachendes, wirbelndes Ich, voller Lebendigkeit und Kreativität, mein funktionales Ich. Nicht den zerstörten, verzweifelten, angstvollen Teil in mir. Die für mich wichtige Sicherheit, die ich brauchte, wenn es um Alexander ging, konnte er mir nicht geben. Es war nicht so, dass er dies nicht wollte, es schien vielmehr eine Unfähigkeit von ihm zu sein. Früher hatte ich immer mal wieder versucht, Paul dennoch einzubeziehen, nach Überfällen, wenn mir Briefe besonders viel Angst machten – es endete immer in Schweigen, oder gar Ablehnung. Ich war allein. Dennoch war mir klar, dass ich mit ihm nun wenigstens eine Verfügung bezüglich Felicies Sorgerecht besprechen musste. Ich schob es noch eine Weile hinaus. Verbrachte viel Zeit bei Sophie. Nur bei ihr fühlte ich mich sicher.

Die Fähigkeit, sich in der Gegenwart anderer Menschen sicher zu fühlen, ist der wohl wichtigste Aspekt psychischer Gesundheit. Soziale Unterstützung ist somit ein wichtiger Schutz gegen die schädlichen Auswirkungen von Traumata. Wir brauchen das Gefühl, dass ein anderer Mensch zu uns steht, denn wenn wir erreichen wollen, dass sich unser Körper beruhigt, dass er heilt und sich weiterentwickelt, müssen wir viszeral, in uns drinnen, ein Gefühl der Sicherheit erleben.

Immer wieder bestätigen Studien, dass ein gutes Unterstützungsnetzwerk der wirksamste Schutz gegen Traumatisierungen bzw. traumatische Erinnerungen ist. Gefühle der Sicherheit und des Entsetzens lassen sich nicht miteinander vereinbaren. Wenn wir entsetzt sind, beruhigt uns nichts so gut wie die Stimme oder die Umarmung eines Menschen, dem wir vertrauen. Verängstigte Erwachsene reagieren auf die gleichen Arten tröstender Zuwendung wie verängstigte Kinder: auf sanftes Gehaltenwerden, auf wiegende Bewegungen und auf das beruhigende Gefühl, dass jemand, der größer und stärker als man selbst ist, sich um uns kümmert. Mia erlebte diese Sicherheit nicht bei Paul, sondern bei Sophie. So gelang es ihr, selbst bei schnell aufeinander folgenden Übergriffen, stabil zu bleiben. Ihr wichtigster Fluchtort wurde Sophies Haus.

Bessel van der Kolk schreibt: »Berührung ist das elementarste Werkzeug, das uns zur Verfügung steht, um andere Menschen zu beruhigen.« (van der Kolk, 2017, S. 258) Achtsame Berührung erdet Menschen und ermöglicht ihnen Anspannungen zu entdecken, denen sie sich noch nicht einmal bewusst sind. Wird die physische Anspannung gelöst, können Gefühle frei werden. Die Atmung wird ruhiger, tiefer. Der Sympathikus wird aktiver. Von einem Trauma können Menschen genesen, wenn es gelingt, Geist, Körper und Gehirn davon zu überzeugen, dass keine Gefahr (mehr) droht. Wenn Missbrauchsopfer sich auf viszeraler Ebene sicher fühlen und sich gestatten, dieses Gefühl der Sicherheit mit Erinnerungen an früher erlebte Zustände der Hilflosigkeit zu verbinden, können sie heilen.

Bei ritueller Gewalt sind die Täter*innen in der Regel Menschen, die aus ihrer sozialen Position und Rolle heraus dem Opfer eigentlich Schutz bieten sollten, die, von außen betrachtet, eine nahe Beziehung zu dem Opfer haben. So auch Alexander, der drei Jahre lang eine Liebesbeziehung zu Mia gehabt hatte. In einer solchen Beziehungskonstellation entfällt für das Opfer der wichtigste Schutz vor Traumatisierung: das Vertrauen in den Schutz von Menschen, die wir lieben. Der Missbrauch zerstört stattdessen in aller Regel dieses Vertrauen so fundamental, dass das Opfer nicht mehr in der Lage ist, zu irgendeinem anderen Menschen Vertrauen aufzubauen. Die Angst dominiert, sich nochmals so grundlegend in einer Person täuschen zu können und von jener erneut massiv getäuscht zu werden. Es kommt so nicht selten zu einer Isolation Betroffener, in der Absicht, der Gefahr, erneut verletzt zu werden, vorzubeugen. In Folge dessen bleiben Betroffene aber auch häufig allein.

Sophie brauchte Jahre, um bei Mia Vertrauen aufzubauen und ihre Angst vor neuerlicher Verletzung zu beruhigen. Sie brauchte unendlich viel Geduld, um Mia Sicherheit zu vermitteln. Ihre größte Chance dafür lag in der Berührung. Sophie hielt Mia, wenn diese erinnerte, ihr Körper bebte, sie Schmerzen spürte, sie einschlief. Sophie holte Mia nach Übergriffen ab, beruhigte ihren Körper, sprach wenig, war einfach still da. Ging es Mia gut, arbeitete Sophie an Gegenwehr und Schutz. Mia nutzte die

Nähe des Beziehungsangebots von Sophies nie aus, ging es ihr gut, wahrte sie die klare Beziehungsebene von Therapeutin-Klientin, ging es ihr schlecht, ließ sie sich halten – in dem Maße, wie Sophie es ihr anbot.

Herbst 2011

Ich hatte Sophie die Tabletten gegeben, die Alexander mir überreicht hatte. Wollte diese nicht bei mir haben, traute mir nicht. Alexanders Worte hatten mich auf die zentrale Frage »Leben oder Tod« reduziert. Ich konnte nicht entscheiden, was richtig war. Spürte die lähmende Auswirkung der Nacht. Es war kein »Überfall« gewesen, das Wort passte nicht, meinem Körper war nichts passiert, Alexander hatte mich nur erinnert. An die Regeln. Wenn ich seine Regeln, seine Macht nicht achtete, die Polizei mit einbezog, anderen Menschen etwas von ihm erzählte, hatte ich kein Recht zu leben. So einfach war das. Das hatte er mir nicht nur einmal gesagt. Dass ich vor dieser Wahl stand, hatte ich mir selbst zuzuschreiben. Ich wusste, dass Sophie dies anders sah. Aber würde das reichen, damit ich überleben durfte? Eine andere Meinung? Die von Sophie? Was würde passieren, wenn ich mich trauen würde, ihn noch einmal zu missachten. Alexander war nicht im Alltag gefährlich. Er reagierte nicht impulsiv, er bedrohte nicht willkürlich Menschen in seinem Umfeld. Er war in seiner eigenen Definition und sicher auch in der Definition seines Arbeitsumfelds ein netter älterer Herr. Es ging ihm auch nicht darum, mir an sich zu schaden. Er mochte mich. Liebte mich vielleicht wirklich. Und doch war er für mich gefährlich. Ich war zufällig die Projektionsfläche seines Wahns geworden. Eines gefährlichen Wahns. Alexander hatte seine Stabilität in dem Erleben von Macht und Kontrolle gefunden. Das Erleben von Macht zur Selbstwertstabilisation. Das Erleben von Macht, um sich selbst zu beweisen. Das Erleben von Macht, um sich einen Wert zu geben. Alexander drehte sich in diesem Zusammenhang wahnhaft um mich. Um Macht über mich. Seine Macht über meine Angst. Jetzt hatte er noch etwas Besseres gefunden: es ging um das Vorhandensein oder Nichtvorhandensein meines Lebens.

Auch wenn ich täglich in mir fiel, täglich mich aufgab, arbeitete ich mit Sophie dennoch weiter. Ein Jahr hatte ich noch. Ich suchte nach einer

Lösung, hatte die Vorstellung, wenn ich nur meine Erinnerungen, meinen Körper, meine Gefühle verstehen würde, dann könnte ich mich aus Alexanders Macht lösen. Ich begann langsam, vorsichtig Fachliteratur zu lesen, versuchte, verschiedene Seiten des Phänomens ritueller Gewalt zu verstehen. Ich fand mich in einigen Aspekten wieder, lehnte andere vollkommen ab. Zögerte. Zögerte so sehr, mich aus meiner Erstarrung zu lösen.

Es gab weitere Überfälle. Hinter jedem Angriff stand die Aufforderung zum Suizid. Brandwunden und Schnitte formten ein Muster auf meinem Körper. Keine von den Wunden hatte ich mir selbst beigebracht. Sophie verzweifelte an dem Versuch, mich zu schützen. Sie hielt das Zusehen kaum aus. Ich weigerte mich immer noch, die Polizei einzuschalten. Die Angst blieb so viel mächtiger als der Wunsch, mich zu befreien. Die Zeit lief mir davon. Ich spürte mich nicht mehr. Blieb funktional im Alltag. Mit Paul ging ich ins Theater, diskutierte mit ihm Ausstellungen in der Kunsthalle, berichtete von meinen Berufsalltag. Meine Angst erzählte ich ihm nicht. Ich arbeitete mit traumatisierten Patienten aus Kriegsgebieten, leitete ein Projekt zu Missbrauch bei Kindern. Lief weg in die Dissoziation. Nachts hallte in mir Alexanders Stimme: »Ein Jahr, Mi. Dezember. Nicht mehr!« Körperlicher Schmerz stand innerem Schmerz gegenüber. Ich ließ niemanden an mich ran. Mühsam gelang es Sophie, in mir eine Rettungsleine zu etablieren: Ich rief sie an, wenn etwas passierte, blieb nach Überfällen nicht mehr alleine in der Dissoziation. Es war neu, fühlte sich gut an, warf aber das nächste Problem auf: Es ging nicht mehr ohne Sophie.

In den Sitzungen bei Sophie suchte ich nach einer Lösung unter der Oberfläche. Ich tauchte ein in die Erinnerung, in ein lang vergessenes Leben. Es gelang mir, die Angst und die Verzweiflung zu spüren, die in mir begraben waren, zum Teil in einer Heftigkeit, die mich fast umwarf. Mein Körper lebte in ständiger Anspannung, ich war aus der Gefühllosigkeit aufgetaucht und kämpfte nun mit Flashbacks, Zittern, Erstarren. In den Flashbacks schien nichts vorbei. Ich fühlte mich unter Belagerung von mir selbst. Glaubte nichts, auch nicht den Traumaspuren auf meinem Körper. Es gab Tage, an denen ich ernsthaft über Suizid nachdachte. Ich fand die Lösung nicht, ich fand sie einfach nicht, so sehr ich mich auch konfrontierte. Ich hangelte mich von Sitzung zu Sitzung bei Sophie, deren Hände mich hielten, zuverlässig und ruhig. Ich kam mir unfähig vor, irgendetwas zu verändern, fand nichts, was ich wirklich tun konnte. Außer zu warten.

Ich spürte, dass ich Sophie an die Grenze des Erträglichen brachte, ertrug mich selbst schon lange nicht mehr. Eine neue Angst tauchte auf, dass Sophie mich allein mit mir lassen könnte. Wenn Sophie jetzt ginge, würde ich hart fallen.

Sophie blieb. Sie hielt mich aus. Aber es gab einen Unterschied zwischen ihr und mir. Sie hörte nicht auf, nach Hilfe zu suchen, sie wollte, dass es endete. Ich dagegen wusste nicht, was ich wollte. Die Angst davor, mich aktiv zu widersetzen, so einen Ausstieg zu wagen, mich nicht zu suizidieren und mich auch nicht suizidieren zu lassen, war abgrundtief. Was hieß überhaupt »Ausstieg«? Durfte ich entscheiden zu gehen? Nicht mehr zu kommen, wenn ich kommen sollte? Würde das die Suiziddrohung auflösen? Man durfte den Ausstieg bei einer Organisation beantragen. Es gab Ausstiegsrituale. Gab es ein Leben ohne Bedrohung? Würde mein Alltag einen Ausstieg überstehen? Auch in vielen schlaflosen Nächten fand ich keine Antwort auf diese Fragen. Ich blieb in meiner Widersprüchlichkeit der Gefühle gefangen, mobilisierte alle meine Widerstände gegen Sophies Vorschläge. Und doch gelang es Sophie, mich mühsam und langsam in Richtung Ausstieg zu schieben.

Die therapeutische Beziehung ist nachweislich das wichtigste Element in der Psychotherapie bei rituellem Missbrauch (Allison et al., 2020). Täter*innen wissen, dass Betroffene die erfahrene Gewalt am ehesten innerhalb einer sicheren Bindung gegenüber einer Therapeut*in oder Menschen, die ihnen nahe stehen, berichten. Um dies zu verhindern, werden zumeist Kleinkinder (0–2 Jahre) als Opfer rituellen Missbrauchs gewählt. In vielen Studien der Bindungsforschung wurde nachgewiesen, dass Bindungsrepräsentanzen in den ersten Lebensjahren entstehen (Bowlby, 2006). Werden Kinder schon zu diesem Zeitpunkt »initiiert«, so können sie auch im späteren Leben keine tragfähigen Bindungsrepräsentanzen ausbilden, und sind als Erwachsene kaum bindungsfähig. Mia hatte Glück. Die Bindungsstrukturen ihrer Kindheit waren tief in ihr verankert. Sie konnte wieder lernen – wenn auch mit vielen Ängsten versehen – zu vertrauen. Sie konnte bei Sophie andocken. Auch wenn sie mehrere Jahre brauchte, um in den Blickkontakt zu gehen, um erste Worte zu finden, um Sophie so weit zu vertrauen, dass sie ihr in Teile ihrer Geschichte Einblick geben konnte.

Es wäre ein Leichtes für Sophie gewesen, ungeduldig zu werden, weil sie in der Therapie schneller hätte vorankommen wollen, oder auch, weil ihre Arbeit von Mias Krankenkasse nicht mehr finanziert wurde. Das, was Mia aber brauchte, war Zeit. Sie war in den wenigen Wochen im *Raum* darauf trainiert worden, jedem zu misstrauen. Der Missbrauch hatte in ihr die Furcht, ja Erwartung fest verankert, verraten, verlassen und gestraft zu werden. Es brauchte Sophies »Da-bleiben«, Woche um Woche, Jahr um Jahr. Ihre Beständigkeit. Mia nahm jeden Termin wahr. Oft kam sie später, musste erst ihre eigene Hemmung überwinden, um zu kommen. Manchmal kam sie, aber stand Stunden vor der Tür, bevor sie sich traute zu klingeln. Manchmal redete sie kein Wort und ging wieder, ohne gesprochen zu haben. Manchmal schickte sie vorher eine WhatsApp mit der Frage, ob sie kommen durfte, obwohl der Termin klar vereinbart war. Manchmal schlief Mia, wenn sie es endlich geschafft hatte, die Türschwelle zu überschreiten und im Therapieraum Platz zu nehmen, sofort ein, weil allein das Kommen sie vollkommen erschöpft hatte. Es brauchte viel Geduld von Sophie. Sophie wusste nie, was passieren würde, wenn Mia kam. Sophie blieb da, ohne sichtbare Grenzen. Mia verwirrte dies. Sie kannte aus ihrer eigenen Arbeit das Wort therapeutische Distanz. Sie hatte Angst, ungewollt Grenzen zu überschreiten. Sie wusste, sie durfte keine Grenzen überschreiten. Das durfte man bei Therapeut*innen nie. Es zuzulassen war unprofessionell. Und doch tat ihr genau die Unsichtbarkeit der Grenzen gut: Es tat ihr gut, gehalten zu werden, er tat ihr gut, bei Sophie zu schlafen, es tat ihr gut, Sophie, wenn sie Angst bekam, eine, zwei, zehn WhatsApp schreiben zu dürfen. Mia spürte, dass sie dies heilen ließ.

Sophie arbeitete nicht unprofessionell, sie hatte verstanden, dass sie Mia verlieren würde, wenn sie im klassischen Setting arbeiten würde. Sie setzte Mia Grenzen unmerklich und diese hielt diese genauso unmerklich ein. Sophie hatte verstanden, dass Mia die Nähe brauchte, um in die Weite gehen zu können. Sie brauchte das »Da-Sein« von Sophie, um sich zu spüren.

Die hohe Kunst von Therapeut*innen besteht darin, jede(n) Klient*in in seiner/ihrer Individualität zu erkennen. Manche Klient*innen benötigen, so wie Mia, wenig spürbare Grenzen, so dass sie Nähe und Vertrauen nach und nach neu erlernen können. Andere brauchen die Klarheit und Berechenbarkeit eindeutiger Grenzen, um Halt zu finden. Nur wenn wir als Therapeut*innen für unsere Klient*innen und uns eine gute Balance zwischen Nähe und Distanz finden, die den Persönlichkeitsanteilen der Klient*in (ANP und EPs) keine Angst macht, können wir unsere Klient*innen zu sich selbst führen und dazu beitragen, die fragmentierten Teile ihrer Persönlichkeit zusammenzuführen.

Dabei bildet die Selbstfürsorge der Therapeut*innen für die therapeutische Beziehung ein zentrales, unverzichtbares Element. Nur wenn es auch uns Therapeut*innen in der therapeutischen Beziehung »gut geht« (und wir uns nicht über unsere eigenen Grenzen hinwegsetzen), können wir unsere Klient*innen in einem sicheren und stabilen therapeutischen Rahmen begleiten und halten. In den ersten Jahren der Behandlung eines Opfers rituellen Missbrauchs und organisierter Gewalt geht es nur um Begleitung, nicht um Aktivität, um Verlässlichkeit als Zuhörer*in und nicht um Überprüfung von Wahrheitsgehalten, um den Abgleich von Gedanken und nicht um Aufklärung von Wahrnehmungsverzerrungen, um Aufzeigen von Möglichkeiten, ohne den Anspruch auf sofortige Umsetzung. Es geht in der therapeutischen Beziehung um Nähe und um Distanz.

Die Fähigkeit, sich in der Gegenwart anderer Menschen sicher zu fühlen, ist der wohl wichtigste Aspekt psychischer Gesundheit.
Von einem Trauma können Menschen genesen, wenn es gelingt, Geist, Körper und Gehirn davon zu überzeugen, dass keine Gefahr (mehr) droht. Wenn Betroffene sich auf viszeraler Ebene sicher fühlen und sich gestatten, dieses Gefühl der Sicherheit mit Erinnerungen an früher erlebte Zustände der Hilflosigkeit zu verbinden, können sie heilen.
Gefühle der Sicherheit und des Entsetzens lassen sich nicht miteinander vereinbaren. Um die schwerwiegende, allumfassende Erschütterung, die die Erfahrungen rituellen Missbrauchs auslösen, überwinden

und die Gefühle von Vertrauen und Sicherheit wieder neu erlernen zu können, benötigen Betroffene das Angebot einer tragenden, haltenden Beziehung.

Therapeut*innen werden ihre Klient*innen nur dann verlässlich und erfolgreich begleiten und behandeln können, wenn es ihnen gelingt, diesen gegenüber eine gute Balance zwischen Nähe und Distanz zu schaffen. Dies schließt auch das Setzen von therapeutischen Grenzen mit ein.

Die Qualität der *therapeutischen Beziehung*, eines der wichtigsten Elemente einer jeden Psychotherapie, spielt gerade in der Behandlung von Betroffenen rituellen Missbrauchs eine entscheidende Rolle.

November 2012

Ich spürte meinen Rücken an Sophies warmer Ofenwand lehnen. Das Erinnern erschöpfte mich. Sophie sah mich aufmerksam an. Stand auf, um mir eine zweite Tasse Tee zu kochen. Mir war so kalt, obwohl der Ofen eine angenehme Wärme abgab. Dennoch spürte ich kaum meine Hände und Füße. Ich kannte diese Zentralisierung meines Körpers, wenn ich angespannt war. Sophie kannte sie auch, sie hatte mir deswegen vor einiger Zeit eine Wärmflasche geschenkt.

»Sophie?«

»Mmh.«

»Glaubst du, die Richterin hat es verstanden?« In meinen Gedanken hörte ich Alexander sagen: Du wirst nie Recht erhalten!

»Ich weiß es nicht, Mia.«

»Ich glaube nicht. Sie hat vielleicht begreifen können, dass es mehr gibt, als ich sage, aber sie hat nicht die Ungerechtigkeit ihres Urteils verstanden.«

Februar 2012

Meine Gedanken gingen zurück in die Nacht vor einem halben Jahr. Was war wirklich geschehen? Was hätte ich der Richterin erzählen müssen? Was hätte sie mir glauben sollen? Es war ein Mittwochabend gewesen. Sophie hatte an dem Abend, bevor Laura zur Polizei ging, vor der Tür von meinem Büro gewartet. Sie hatte Sorge gehabt, dass an dem Abend ein Überfall passieren könnte. Die Überfälle waren bisher nach einem bestimmten Muster erfolgt, bestimmte Tage waren häufiger betroffen als andere, es gab eine Systematik dahinter. Sophie hatte sich deswegen entschieden, mich von der Arbeit abzuholen. Nicht an jedem Tag, der unsicher war, passierte etwas, aber an sicheren Tagen passierte fast nie etwas.

An jenem Mittwoch, an dem Sophie mich von meinem Büro abholen wollte, hatte Alexander mich tatsächlich aufgesucht. Aber nicht abends, sondern schon mittags. Er hatte in meiner Mittagspause an die Tür geklopft. Wie immer hatte ich mit einem auffordernden »Ja?!« reagiert, ohne vom Schreibtisch hochzusehen. Die Tür hatte sich geräuschlos geöffnet und wieder geschlossen. Als ich hochsah, verschwand ich in mir. Alexander stand an der Tür. »Mi, schön dich zu sehen.« Reglos, wortlos hatte ich dagesessen, während er näher kam. »Es sind noch acht Monate Mi. Ich habe dir eine Kostprobe mitgebracht.« Er legte fünf Tabletten auf den Tisch, umrundete den Schreibtisch, stand nun hinter mir, strich mir über das Haar, über den Rücken. »Nimm sie!« sagte er mit leiser Stimme. »Du brauchst kein Wasser, sie lösen sich von selbst auf.« Ich zögerte. Seine Hand legte sich an meinen Hals. »Mi, mache es uns nicht schwer.« Fünf Tabletten. Sie würden mich nur müde machen. Fünf Tabletten. Ich hatte noch Termine nachmittags. Fünf Tabletten. Sollte ich die Gewalt riskieren, die folgte, wenn ich sie nicht nähme? Fünf Tabletten. Kein Aufsehen in der Klinik erregen. Fünf Tabletten. Würden mir Kollegen glauben? Fünf Tabletten, die auch in unseren Medikamentenschränken vorhanden waren. Fünf Tabletten. – Ich nahm die Tabletten. »Gut so, Mi. Du weißt, was du tun musst«. Seine Hand löste sich von meinem Hals. »Du solltest dich jetzt um deine Patienten kümmern, Mi, du bist spät dran.« Alexander ging Richtung Tür. Ich blieb aufrecht auf meinem Stuhl sitzen, bis er den Raum verlassen hatte, erst dann spürte ich, wie alles in mir explodierte. Ich nahm meinen Kopf in die Hände, mein Kopf dröhnte. »Er will dir nur Angst machen Mia, hör nicht auf ihn«, murmelte ich, während ich spürte, dass mir die Tränen kamen. Ärgerlich wischte ich diese weg und stand auf. Ich würde mich nicht kleinkriegen lassen. Nicht mehr.

Glücklicherweise fiel ein Termin an dem Nachmittag aus, den anderen übergab ich einer Kollegin. Ich spürte meine Verlangsamung durch die Wirkung der Tabletten, die Müdigkeit, gegen die ich kaum ankam, zog mich in mein Büro zurück. Mein Inneres wartete den ganzen Nachmittag auf Sophie, still, reglos. Eingefroren in der Angst. Erst als Sophie da war, fühlte ich ein wenig Sicherheit.

Sophie hatte sofort gemerkt, dass etwas nicht stimmte, als sie mich abholte. Sie fuhr mich wortlos zu sich nach Hause. Da endlich konnte ich loslassen. Lange lautlos weinen. Einschlafen mit Sophies Hand beruhigend auf meinem Rücken. Am nächsten Morgen verschlief ich, ich war abends nicht klar genug gewesen, den Wecker zu stellen.

Warum ich an dem folgenden Morgen, auf den Anruf der Polizistin hin zur Polizei fuhr, konnte ich im Nachhinein nicht mehr nachvollziehen. Später ärgerte ich mich maßlos darüber. Es war dumm gewesen, denn ich hatte zu dem Zeitpunkt immer noch nicht klar denken können. Vielleicht war ich hingefahren, weil die Polizistin meinte, dass meine Freundin, Laura, da sei und sich Sorgen um mich machte. Ich wollte nicht, dass sich Laura sorgte. Vielleicht, weil ich ein winziges Stückchen Hoffnung hatte, dass nun alles aufhören würde. Nun, da die Polizei davon wisse. Und dass eine Anzeige wirklich die Angriffe stoppen könne. Vielleicht, weil ich in mir wusste, dass eine Anzeige lebensgefährlich werden würde – und auch das eine Lösung sein könnte.

Es war eine alte Polizeiwache, mit dunklen Räumen. Die Polizistin, die mich angerufen hatte, saß an einem Schreibtisch, dokumentierte im Computer, ein junger Polizist lief durch den Raum. Laura saß an einem zweiten Schreibtisch, der quer vor dem Schreibtisch der Polizistin stand. Ihre Hündin lag vor Laura auf einer Decke. Laura sprang auf, als sie mich sah, und begrüßte mich mit einem leichten Nasenstüber »Bin ich erleichtert, dass dir nichts passiert ist, Mia. Ich war echt in Sorge.« Sie sah mich scharf an, und meinte dann: »Setz dich erstmal, Mia.« Der Polizist, der bisher nichts gesagt hatte, stellte sich nun neben mich und fragte, was passiert sei. Er stellte sich nicht vor.

Ich antwortete nicht, die Situation stimmte so nicht. Etwas stimmte nicht. Auch wenn ich es nicht greifen konnte. Der Polizist teilte mit, dass Laura befürchtet hatte, mir sei in den letzten Tagen etwas passiert.

»Stimmt das, Frau Herzberg?« Ich schwieg. Der Polizist runzelte die Stirn und meinte daraufhin: »Sie haben doch etwas genommen, eben, als Sie sich gesetzt haben, haben Sie einen Ausfallschritt gemacht.« Er lief raus, kam wieder und meinte zu seiner Kollegin: »Wir machen nur eine informatorische Befragung, Frau Herzberg ist nicht vernehmungsfähig, die Infos holen wir uns woanders.« Er wandte sich an mich: »Frau Herzberg, ihre Bekannte hier hat berichtet, dass es in den letzten Wochen einen Überfall durch den leiblichen Vater ihrer Tochter auf Sie gegeben hat. Könnten Sie mir bitte den Namen des Vaters ihrer Tochter sagen?« Ich schwieg. Immer noch signalisierte alles in mir Gefahr. Abschätzig meinte der Polizist: »Es ist eh egal, ob Sie etwas sagen oder nicht, wir können über das Geburtsregister problemlos herausfinden, wer der Vater ihrer Tochter ist.« Ich schwieg. Nun wurde er ärgerlich: »Sie müssen schon kooperativ sein, sagen Sie uns endlich, was passiert ist.« Ich bekam Angst, was sollte ich nur sagen? Laura unterbrach meine Gedanken: »Sie sehen doch selbst, dass es Frau Herzberg nicht gut geht.« Der Polizist fuhr zu Laura herum: »Ich habe Sie nicht gefragt, Frau Janning«. Nun mischte sich die Polizistin hinter dem Schreibtisch ein, die bisher die Szene nur beobachtet hatte: »Gibt es denn jemanden, der ihre Aussagen bestätigen könnte, Frau Herzberg? Ihre Freundin hat uns gesagt, dass Sie eine Therapeutin haben, würden Sie diese uns gegenüber von der Schweigepflicht entbinden?« Ich fragte mich, welche Aussagen die Polizistin meinen könnte, ich hatte doch bisher gar nichts gesagt. In meinem Kopf hallte Alexanders Stimme: »Du wirst nichts sagen.«, Sophies Stimme: »Wir müssen zur Polizei gehen.« und eine kleine Stimme, meine Stimme: »Ich habe Angst!« Die Polizistin legte mir eine Schweigepflichtentbindung vor: »Sie können gehen, wenn wir ihre Brandwunden fotografiert haben und Sie hier unterschrieben haben.« Ich wollte nur noch raus hier. Ich unterschrieb.

Sowohl Laura als auch Sophie wurden vernommen und ihre Aussagen aufgenommen. Zuletzt wurden beide gefragt, ob sie mich für glaubwürdig halten würden. Am nächsten Tag erzählte mir Laura: »Mir wurde meine Aussage nochmals vorgelesen, um zu überprüfen, ob diese so stimmt. Ich habe dann der Polizistin gesagt, dass alles so korrekt sei, aber sie solle doch bitte hinter mein ›Ja‹ bei der Frage nach der Glaubwürdigkeit ein Ausrufezeichen setzen.« Monate später sah ich beim Lesen der Ermittlungsakte zwei Ausrufezeichen hinter dem ›Ja‹. Ich musste fast laut lachen. Ich konnte mir gut vorstellen, in welcher Vehemenz Laura dieses Ausrufezeichen eingefordert hatte. Auch Sophie wurde die Frage nach der Glaubwürdigkeit gestellt. Sie gab an: »Also, ich kenne Frau Herzberg ja schon ziemlich lange und ich glaube ihr alles.« Es tat mir gut zu wissen, dass es Menschen gab, die hinter mir standen, denn das größte Problem, das ich hatte, war: Ich glaubte mir selbst nicht.

Alison Miller schreibt zu der Frage der Glaubwürdigkeit: »Wenn eine Klientin, die von Ritueller Gewalt (…) berichtet, fragt: ›Glauben Sie mir?‹ fühlen sich Therapeuten häufig zwischen zwei Optionen gefangen, die beide nicht akzeptabel sind. Es ist, als wären wir verdammt, wenn wir sagen, dass wir ihnen glauben (und dadurch Klienten ermutigen, Dinge zu erfinden, und somit einer Klage Tür und Tor öffnen), und als wären wir verdammt, wenn wir sagen, dass wir ihnen nicht glauben (und sie damit nicht ernst nehmen).« (Miller, 2015, S. 296).

Kownatzki et al. (2012), die eine »Umfragestudie zur satanistischen rituellen Gewalt als therapeutisches Problem« durchgeführt haben, führen in ihrem Buch einleitend an, dass Journalisten, Psychotherapeuten und Beratungsstellen zwar seit vielen Jahren auf die Existenz ritueller Gewalt in destruktiven, insbesondere satanistischen Kulten in Deutschland hinweisen, diese aufgrund ihrer fehlenden Nachweisbarkeit jedoch auch immer wieder infrage gestellt wird. In der Studie von Kownatzki maßen die befragten Therapeut*innen den Berichten der Klient*innen eine sehr hohe Glaubwürdigkeit bei. Andererseits ist zu beachten, dass diese Klient*innen einer hohen Suggestibilität unterliegen. So war und bleibt der wissenschaftliche Diskurs zum Thema »ritueller Missbrauch« durch eine hochemotional geführte Debatte über Glaubhaftigkeit der geschilderten Traumatisierungen gekennzeichnet (Fraser, 1997; Stellungnahme Betroffenenrat, 2023).

Alison Miller führt weiterhin aus: »Uns [Therapeuten] wird von vielen Fachleuten empfohlen, eine streng neutrale Position zum Wahrheitsgehalt der Behauptungen und zu den angeblichen Erinnerungen unserer Klienten einzunehmen. Manche sagen, alles andere sei unethisch. Wir wissen jedoch aus unseren klinischen Erfahrungen, dass Klienten Neutralität so deuten können, dass man ihnen nicht glaubt, was die therapeutische Beziehung stören kann.« (Miller, 2017, S. 296).

Ein nicht sicher begründeter Unglauben gegenüber den Berichten der Klient*innen ist schließlich auch deshalb fehl am Platz, da die meisten Betroffenen rituellen Missbrauchs oder organisierter Gewalt selbst ihre schärfsten Kritiker sind, wenn es darum geht, ihre Erinnerung anzuzweifeln. Sie hassen und fürchten die Erinnerungen und wollen nicht, dass sie wahr sind.

Manche Fachleute konstatieren, dass die Wahrheit oder Unwahrheit einer Erinnerung im Hinblick auf die psychotherapeutische Behandlung letztlich nicht von Bedeutung sei, da die Klient*innen unabhängig hiervon Ängste, Gefühlschaos und Hilflosigkeit erleben. Hören wir unseren Klient*innen nicht zu, nehmen wir ihre Erinnerungen nicht wahr und ernst, lassen wir unsere Klient*innen mit diesen alleine. Klient*innen beobachten uns Therapeuten aufmerksam, um herauszufinden, ob wir es ertragen, ihnen zuzuhören, ob sie uns Informationen anvertrauen können. Sie testen uns, geben Informationen nur stückchenweise preis. Möchten manches nicht erzählen. Schämen sich für vieles, was in Worte gefasst werden muss. Dennoch besteht letztlich der Weg der Heilung ganz wesentlich darin, Erlebnisse und Erinnerungen in die verbal erzählbare Welt zu bringen.

Egal wie wir es als Therapeut*innen machen, kann es verkehrt sein, zu den berichteten Missbrauchs- und Gewalterfahrungen Position zu beziehen. Die Frage nach der Relevanz, ob wir das, was uns erzählt wird, als reale Fakten betrachten, stellt sich so nicht, sie ist für die Therapie nicht entscheidend. Ausschlaggebender ist die Tatsache, dass wir mit den Gefühlen unserer Klient*innen arbeiten, und dies auf der Basis der Informationen, die sie uns liefern. Für die therapeutische Begleitung und Behandlung unserer Klient*innen liegt das Wichtigste dabei nicht darin, ob sich die berichteten Erlebnisse tatsächlich genau so zugetragen haben, sondern darin, wie die Betroffenen diese Erlebnisse wahrnehmen und wie sie mit diesen in ihrem Alltag umgehen. Wir lassen unsere Klient*innen im Stich, wenn wir uns ihrer subjektiv empfundenen Geschichte nicht zuwenden. Deswegen müssen wir uns davor hüten, ihre Erzählungen als unwahr abzutun, egal wie unglaubwürdig sie klingen mögen. Für die Klient*in sind sie real. Zu versuchen, sich einer Therapeut*in anzuvertrauen und dabei auf ihr Misstrauen und ihren Unglauben zu stoßen, ist für Klient*innen rituellen Missbrauchs traumatischer als die erlebte Gewalt an sich. Deshalb ist es so entscheidend, im gemeinsamen therapeutischen Prozess zusammen mit den Klient*innen eine narrative Wahrheit zu entwickeln und ihnen damit das Gefühl einer integrierten, persönlichen, erzählbaren Erinnerung und Identität zu ermöglichen. Nicht notwendig ist es dabei, unseren Klient*innen ausdrücklich zu erklären, dass wir ihnen alles, was sie berichten, glauben, wichtig dagegen ist ihnen zu signalisieren, dass wir offen für die Erlebnisse sind, die sie uns mitteilen wollen. Und bereit sind, diese gemeinsam mit ihnen an objektiven Wahrheiten abzugleichen. Mia fragte zum Beispiel Sophie immer wieder: »Darf ein Mann einer Frau Gewalt antun? Hatte Alexander das Recht dazu?«. Sophie bot Mia ihr eigenes Wertesystem zur Überprüfung an und erwiderte: »Nein, Mia, das durfte er nicht!« Wenn Mia zweifelte, suchte Sophie mit ihr Rechtsprechungen raus, in denen eindeutig nachlesbar war, dass das, was Mia erlebt hatte, Unrecht war. Sophie wurde nicht müde, Mia zu versichern, dass in ihrer, Sophies, Welt, Alexander in ihren Wertevorstellungen ein Täter ist, der all dies nie hätte tun dürfen und hierfür im Rechtssystem auch hätte bestraft werden können und müssen. Von Bedeutung ist es, unseren Klient*innen die Möglichkeit zu geben, eine eigene Vorstellung zu entwickeln, wie sie Recht von Unrecht unterscheiden können. Dabei werden kognitive Verzerrungen korrigiert und im besten Fall für die Erinnerungen ein Gefühl der Ich-Dystonie erreicht.

Die zeitliche Dauer dieses therapeutischen Prozesses beiträgt dabei aber nicht Monate oder wenige Jahre, sondern erstreckt sich in der Regel über viele Jahre bis Jahrzehnte. Es ist und bleibt ein mühsamer Prozess mit vielen Rückschritten und Frustrationen. Zeitweilig kann das Gefühl aufkommen, immer wieder von vorne zu beginnen. Dennoch ist jede einzelne in die Person und ihre Vergangenheit wie Gegenwart integrierte erzählbare kleine Erinnerung ein Fortschritt, der im Fortschreiten einer gelingenden therapeutischen Begleitung irgendwann als Ganzes sichtbar wird. Bei Mia brauchte dieser Prozess 15 Jahre.

Immer wieder wird die *Glaubwürdigkeit* von Betroffenen ritueller Gewalt in Frage gestellt. Dabei haben Therapeut*innen eine schwere Position. Signalisieren sie gegenüber den berichteten Erlebnissen offen »Unglauben«, fühlen sich Klient*innen gegebenenfalls nicht ernst genommen und verlieren neuerlich an Vertrauen. Signalisieren Therapeut*innen stattdessen, dass sie die Berichte unreflektiert als wahre Begebenheiten glauben«, eröffnen sie gegebenenfalls den Weg zu falschen Erinnerungen. Beide Verhaltensweisen sollten Therapeut*innen vermeiden.

Ihr therapeutisches Handeln sollte vielmehr ganz auf einen gemeinsamen Prozess mit ihren Klient*innen ausgerichtet sein: Dieser sollte darauf abzielen, die Klient*innen zu befähigen, ein Narrativ der subjektiven Wahrheit zu entwickeln und so ein Gefühl der integrierten, persönlichen, erzählbaren Erinnerung und Identität zu ermöglichen. Dabei werden kognitive Verzerrungen korrigiert und im besten Fall für die Erinnerungen ein Gefühl der Ich-Dystonie erreicht.

Februar 2012

Am nächsten Tag rief Kommissar B. mich an. Er stellte mir eine einzige Frage:

»Stimmt es, dass der Vater ihres Kindes Herr Professor Alexander Möhring ist?« In meinem Kopf begann es zu rauschen. Woher wusste er das? Machte es Sinn, das abzustreiten? Wohl kaum. Ich hörte mich erwidern: »Ja, was wird denn jetzt passieren?«

»Wir werden eine Alibianfrage bei Herrn Professor Möhring machen.«

Mir wurde schwindelig. Das durfte er nicht tun. Ich wäre dann in Lebensgefahr. Wie aus weiter Ferne hörte ich mich sagen »Wozu denn das? Ist das nötig? Er wird eh ein Alibi haben.« Widerstreitende Stimmen meldeten sich in meinem Kopf fast augenblicklich zu Wort, so laut, dass ich Herrn B.s Antwort »es sei nun mal so« kaum mitbekam: »Du musst das verhindern!«, »Nimm den Vorgang nicht zurück, es ist eine Chance!«, »Er wird dich umbringen!«, »Du bist nicht mehr allein!«.

Ein Klicken in der Leitung. Der Kommissar hatte einfach aufgelegt. Verärgert rief ich ihn zurück und begann ohne Begrüßung: »Das Gespräch war noch nicht zu Ende. Was sollte denn das, einfach auflegen?«

Herr B. reagierte in ebenfalls schärferem Ton: »Für mich war das Gespräch beendet.«

Ich machte noch einen Vorstoß: »Ich möchte nicht, dass Sie weiter ermitteln. Ich selbst habe keine Anzeige getätigt. Das wissen Sie genauso gut wie ich. Zudem ist die Schweigepflichtentbindung gegenüber Frau Tati nicht rechtskräftig, da Sie selbst es waren, der mich als nicht vernehmungsfähig eingestuft hat. Insofern haben Sie auch keine rechtskräftige Unterschrift auf der Schweigepflichtentbindung. Sie dürfen die Aussagen von Sophie Tati und Laura Janning nicht werten und diese schon gar nicht als Begründung für ihr Handeln nehmen.«

Herr B. erwiderte: »Das ist ein Kapitaldelikt, Frau Herzberg, das Sie angezeigt haben, wir werden weiter ermitteln müssen. Guten Tag noch.«

»Aber ich habe doch gar nicht ...« Wieder war die Leitung tot.

Mein ganzer Körper reagierte. Eiskalte Hände. Zittern. Herzklopfen. Schwindel. Angst überflutete mich. Sophie hatte alles erzählt, was sie wusste, ich würde keine Chance auf Überleben haben, wenn Alexander damit konfrontiert würde. Ich hatte ungewollt alle Tabus gebrochen.

Ich ging zur Polizeiwache, wollte Herrn B. persönlich sprechen. Herr B., ein kleiner etwas dicklicher Mann, so um die sechzig Jahre, wirkte einigermaßen überrascht ob meines Erscheinens, als er zum Empfangstresen der Polizeiwache kam. Er nahm mich mit in sein Büro. Nachdem er mir einen Stuhl vor seinem Schreibtisch angeboten hatte, nahm er selbst hinter dem Schreibtisch Platz, verschränkte seine Arme vor seinem Oberkörper und musterte mich. Ich holte tief Luft und erklärte ihm nochmals, dass ich eine Strafverfolgung von Alexander keinesfalls wünsche, und hinterfragte, ob er die Alibianfrage schon getätigt hätte. Er schwieg, räusperte sich dann und meinte: »Ich erwarte den Rücklauf zur Alibianfrage heute Vormittag.« Nach einer kurzen Pause: »Ich kann Ihnen aber aus meiner Erfahrung heraus sagen, dass eh nichts von dem, was Sie sagen, so stattgefunden hat. Das Einzige, das mich wundert, ist, dass Sie Ihre Anzeige nicht zurücknehmen.« »Ich habe keine Anzeige getätigt. Sie haben sich lediglich Aussagen von Frau Tati und Frau Janning erschlichen und diese Aussagen sind nicht rechtsgültig. Außerdem gibt es nichts zurückzunehmen«, erwiderte ich kühl. »Ich gebe hiermit nochmals zu Protokoll: Ich wünsche weder eine

Alibibefragung noch eine Strafverfolgung von Herrn Möhring, da mich das in Gefahr brächte. Was, wenn ich das nächste Mal umgebracht werde?« Herr B. zögerte einen kleinen Moment mit seiner Antwort, wirkte für einen Bruchteil von Sekunden verunsichert, lehnte sich dann aber noch weiter in seinem Stuhl zurück und antwortete: »Das wird nicht passieren.« Nach einer kurzen Pause fügte er an: »Und jetzt entschuldigen Sie mich bitte, ich habe noch zu tun. Ich werde Ihnen das Ergebnis der Alibianfrage mitteilen.«

Da ich keinerlei Interesse hatte, mit ihm auch noch weitere zehn Sekunden in einem Raum zu verbringen, stand ich auf und ging, ohne ihn noch eines Blickes zu würdigen. »Was für ein selbstgerechter, eingebildeter Vollidiot, unfähig, Realitäten zu denken, die außerhalb seiner ganz kleinen beschränkten Welt liegen,« dachte ich auf dem Weg nach draußen. Es machte mich nachdenklich, dass solche Menschen die Rechtsinstanz zu ihren Gunsten beugten. Nein, es machte mich nicht nachdenklich, es machte mich wütend. Die Polizei hat den Auftrag zu ermitteln, zu hinterfragen, zu schützen. Nicht anhand von vorgefassten Meinungen zu verurteilen. Herr B. war ein Paradebeispiel für einen Polizisten, welcher sicherlich in Fällen, die offensichtlich waren, wo der Mörder der Mörder war und das Parkverbot das Parkverbot, solide ermittelte. Aber Herr B. war völlig unfähig, ein Bild hinter dem Bild zu erkennen, differenziert Fälle zu betrachten, bei denen das, was offensichtlich schien, nicht der Wahrheit entsprach. Sicherlich machte er am Abend pünktlich Feierabend, stieg dann leise schnaufend die Treppe zu seiner Wohnung hoch und sah bei einem Bier den »Tatort« an, bevor er im Sessel einschlief.

Wie oft schon war ich in meinem beruflichen Leben diesen starren, engen Denkweisen begegnet. Ich hatte den Ausgang der Polizeiwache erreicht und schüttelte noch einmal meinen Kopf. Es hatte keinen Sinn mit jemandem wie Herrn B. zu reden. Man müsste ihm die Welt erklären.

Herr B. meldete sich nie wieder bei mir. Erst sechs Monate später erhielt mein Anwalt Akteneinsicht. Die Dokumentation von Herrn B. erwies sich als haarsträubend falsch. Alexander hatte mit Herrn B. telefoniert.

März 2012

Leider sollte ich mit meiner Angst vor einer Reaktion Alexanders Recht behalten. Genau zwei Wochen später versuchte Alexander mich umbringen zu lassen und mein Leben verschwamm drei Tage lang. Meine Rettungsleine funktionierte nur fragmentarisch. Sophies Wanderurlaub auf Madeira erwies sich als fatal.

Ich hatte mein Büro gegen 21 Uhr verlassen und wollte zu meinem Auto gehen, welches auf dem Klinikparkplatz auf mich wartete, als sich kurz vor dem Parkplatz ein Arm von hinten hart um mich legte und mir etwas auf mein Gesicht gedrückt wurde. Die Welt zerbrach in fragmentarische Erinnerung.

»70 mg, sollen wir dir ausrichten, Püppchen.« ... »Sie bewegt sich, ich denke, wir können« ... »Willst du selbst die Tabletten nehmen oder sollen wir sie dir verabreichen?« ... Meine Gegenwehr. Da war sie erstmals. Meine Gegenwehr. ... Der Schlag, der mein Gesicht traf. ... »Hör auf, Püppchen!« Dann keine Erinnerung mehr für drei Tage.

Es ist merkwürdig, keine eigene, nur eine rekonstruierte Erinnerung zu haben. Die Erinnerung hört einfach auf: mit dem Schlag in mein Gesicht, mit dem Geschmack der sich auflösenden Tabletten im Mund, mit der panischen Angst in mir und dem letzten Gedanken an Paul, Felix und Felicie.

Erst 72 Stunden später setzt meine Erinnerung wieder ein, auf dem Wochenmarkt am Samstag.

Was war passiert? Auch jetzt noch spüre ich Lücken und Fragezeichen in mir. Aber wenn ich heute erzählen müsste, was in der Nacht und in den folgenden Tagen passiert ist, sähe meine Erzählung wohl so aus: Nachdem ich 70 mg Lorazepam verabreicht bekommen habe, war ich zunächst bewusstlos, muss aber an dem Abend noch einmal das Bewusstsein wiedererlangt haben, denn ich scheine Sophie eine WhatsApp geschickt zu haben, mit der Bitte, in ihr Haus zu dürfen. Eine tiefe Unterbewusstseinsebene, in der fest verankert war, bei Gefahr Sophies Haus aufzusuchen, muss da eine Rolle gespielt haben. Sophies Raum war immer mein sicherer Ort gewesen. Sophie, die wie immer verlässlich ihre WhatsApp beantwortet hatte, schrieb zurück: »Natürlich. Mach dir die Heizung an.« Die Autofahrt dorthin hätte mich das Leben kosten müssen. Ich erinnere diese nicht. Ich war unerweckbar für die nächsten 40 Stunden. Nicht anwesend auf dieser Welt. Sophie hatte eine Nachbarin gebeten, welche Ärztin war, nach mir zu schauen. Ich scheine auf Ansprache reagiert zu haben, auch getrunken zu haben, sinnvolle Antworten gegeben zu haben, so dass diese keine Notwendigkeit sah, mich medizinisch vorzustellen. An Tag drei tauchte ich bewusster wieder auf. Sophie organisierte, da ich auf WhatsApp in den letzten Stunden wieder ganz normal reagiert hatte, nochmals ihre Nachbarin, um mich nach Hause zu fahren. Da diese an dem Abend verreisen wollte, konnte sie mich nur nachmittags fahren, auch wenn es nicht weit war. Ich hatte Sophie gesagt, dass Paul an diesem Abend kommen wollte und dass es für mich okay wäre, zwei Stunden alleine auf ihn zu warten. »Ich leg mich noch ein wenig hin, bis Paul da ist«. Sophie ließ mich nach Hause bringen, mit dem Gefühl, dass ich zu Hause in Sicherheit wäre.

Kurz nachdem ich angekommen war, muss ich meine Wohnung jedoch wieder verlassen haben. Meine einzigen zwei sicheren Orte, Sophies Schrankecke und mein Auto, waren nicht da. Ich spürte noch immer die Angst. Die Schrankecke konnte ich nicht mitnehmen, mein Auto schon, ich wollte mein Auto holen. Ich brauchte Sicherheit.

Danach habe ich ein paar erste Blitzlichter als Erinnerung. Ich muss mein Auto nach zwei Stunden Fußmarsch erreicht haben und habe dann scheinbar zurückfahren wollen, zu meiner Wohnung. Auf dem Weg dorthin scheine ich durch Schlangenlinien auf einer Bundesstraße aufgefallen zu sein. Ein Fahrer eines Autos hinter mir rief die Polizei, welche mich ca. 2 km vor meinem Zuhause anhielt.

Blitzlicht 1: Rechts und links stehen Polizeibeamte neben meinem Auto. Der eine öffnet die Tür: »Nun steigen Sie doch aus, Ihr Spiegel ist doch schon ganz kaputt.«

Blitzlicht 2: Ein Arzt in blauer OP-Kleidung nimmt mir Blut ab.

Blitzlicht 3: Ein von Ferne mir bekannter Psychiater der Nachbarklinik lächelt mich an: »Nun erzählen Sie mal, was passiert ist.« Herr R. ist Psychiater in der Alterspsychiatrie. Was macht er hier? Paul steht an ein Sideboard gelehnt und schaut mich ausdruckslos lächelnd an.

Blitzlicht 4: Es ist Samstagmorgen. Ich bin mit Paul auf dem Markt, wie bin ich hierhergekommen?
Erinnerungslücken sind scheiße.

Sommer 2012

Ich überlebte. Das Leben normalisierte sich. Von der Polizei und Rechtsinstanzen hörte ich nichts mehr. Ich wartete darauf, dass mich die Polizei aufgrund meiner intoxikierten Autofahrt vernehmen wollte. Ich dachte, dass sie sofort den Führerschein einzögen. Es kam niemand. Ich beauftagte einen strafrechtlichen Anwalt, Herrn K., der Akteneinsicht beantragte. Er erhielt keine Akte, nur einen Hinweis, dass »in dem Fall noch ermittelt werde.« Ich arbeitete viel, sah zu, dass ich Zeit für meine Familie fand. Die Überfälle hatten aufgehört. Ich beruhigte mich langsam. Neun Monate später erhielt ich ein Schreiben vom Gericht, das mich darüber aufklärte, dass schon wenige Tage nach dieser Autofahrt Strafantrag gegen mich gestellt worden sei. Man hatte es nicht für nötig befunden, mir das mitzuteilen. Mein Anwalt wurde gebeten, Stellung zu nehmen.

Herr K. schrieb eine Stellungnahme. Drei Wochen lang schien alles in Ordnung. Dann kam ein Strafbefehl: Urteil: Zehn Monate Führerscheinentzug und 8.000 € Strafe. Sofortig wirksam.

September 2012

Herr K. war sauer. Ich war zum ersten Mal mutlos. Sah ganz banale Alltagsschwierigkeiten auf mich zukommen: Wie sollte ich die 30 Minuten dauernde morgendliche Autofahrt zur Arbeit *ohne* Auto bzw. Fahrerlaubnis überwinden? Wie sollte ich die bisher immer funktionierende Fassade, meinen höchsten Schutz, aufrechterhalten? Nur die funktionierende Psychologin war für Alexander unerreichbar. Wenn es ihm gelingen sollte, mich nach außen zu diskreditieren, würde ich schneller nicht mehr am Leben sein, als ich fliehen könnte.

Es blieben laut Anwalt drei Möglichkeiten: (1) Den Strafbefehl zu akzeptieren. (2) Den Strafbefehl zu akzeptieren, aber die Geldstrafe zu verringern, durch Nachweis unbilliger Härte. (3) In eine Hauptverhandlung vor Gericht zu gehen.

Der Mutlosigkeit folgte der Mut. Ein kleiner Mut. Ich spürte meine innere Aufrichtigkeit. Ich wollte nicht für etwas verurteilt werden, was ich in der Form nicht getan hatte. Ich hatte nicht den Straßenverkehr vorsätzlich gefährdet. Fahrlässig vielleicht, ungewollt, aber nicht vorsätzlich. Ich beschloss in die Hauptverhandlung zu gehen.

Dass Mia inzwischen Unrecht spüren und dies auch benennen konnte, dass sie bei der Wahrheit bleiben wollte, war ein wichtiger Schritt Richtung Heilung und zeigte, wie viel Sophie schon mit ihr erarbeitet hatte. Mia akzeptierte weder das Handeln Alexanders noch die unrechte Verurteilung durch die Justiz. Dabei scheuen Opfer rituellen Missbrauchs Justiz, Polizei und Öffentlichkeit meist sehr lange. Eine Anzeige, ein Gerichtsverfahren wird den Opfern schier unmöglich gemacht, weil Schweigegebote, Bedrohung und Angst dies im Inneren der Betroffenen verhindern und Polizei, Staatsanwaltschaft und Gericht ihnen zumeist nicht zuhören wollen.

Hat die Klient*in entschieden auszusteigen, hat sie den Prozess der inneren Distanzierung von den Täter*innen durchlaufen und eine äußere reale Distanz zu diesen aufgebaut. Es geht dann darum, zu keinem Zeitpunkt zu den Tätern zurückzukehren, keinen einzigen Brief zu beantworten, keinen Aufforderungen zu folgen, keinen Kontakt einzugehen, auch wenn die Täter*innen vor der Tür stehen, ... und jeden Übergriff anzuzeigen.

Schwierig wird es, wenn dann die Polizei und Justiz nicht reagieren, da die fragmentierte Erinnerung der Klientin an ihre Erlebnisse nicht in die Struktur der vorgegebenen juristischen Paragraphen oder Abläufe passt. In einem solchen Fall erleben eben diese Klient*innen dort wieder Unrecht, wo sie Recht und die Herstellung von Gerechtigkeit zu erfahren hoffen.

November 2012

Der Tag der Gerichtsverhandlung fühlte sich merkwürdig an, fast ein wenig surreal. Oft schon war ich als Sachverständige vor Gericht gewesen, hatte neben der Staatsanwaltschaft Platz genommen und mein Gutachten dann auf Aufforderung vorgetragen. Es war merkwürdig, nun auf der gegenüberliegenden Seite als Angeklagte zu sitzen. Mir gegenüber saß der Toxikologe, als Sachverständiger, dort, wo ich normalerweise saß. Daneben hatte ein Staatsanwalt Platz genommen, jung, unerfahren wirkend, nicht wirklich sympathisch. Als die Richterin den Gerichtssaal betrat, erhoben sich alle. Ein Mann, der mir vage bekannt vorkam, betrat eilig den Gerichtssaal, schloss leise die Tür und setzte sich hinter Paul auf die Zuschauerbänke. Hatte Alexander ihn geschickt?, fragte ich mich. Vermutlich. Immerhin war niemand von der Presse da. Ich wusste nicht, ob ich erleichtert sein sollte oder Angst hatte. Ich spürte gar nichts.

Die Richterin wirkte neutral, freundlich. Fragte mich erst zur Person, dann zur Sache. Ich blieb bei der vorgeformten Geschichte des Anwalts. Ich befände mich in einer schwierigen Situation mit dem Vater meiner Tochter, und hätte mich in dem Moment in einer psychischen Ausnahmesituation befunden.

Die Stellungnahme des Anwalts erklärte weder, wie die Tabletten in meinen Körper gelangt waren, noch benannte diese eine selbstherbeigeführte Intoxikation. Sie ließ diesen Punkt einfach offen. Eine Geschichte vor Gericht zu ändern wäre nie klug, hatte Richter M., der Nachbar von Laura, gesagt.

Der Zeuge, welcher vor fast einem Jahr die Polizei angerufen hatte, sagte aus, dass ich Schlangenlinien gefahren sei, weswegen er die Polizei gerufen habe.

Der Polizist, der mich angehalten hatte, berichtete, dass ich nach dem Stoppen des Fahrzeugs benommen gewirkt hätte. Ich hätte gesagt, dass zwei Männer mich überfallen und mir Lorazepam 70 mg verabreicht hätten. Ich hätte vollkommen merkwürdig gewirkt, so jemanden habe er noch nicht erlebt, obwohl er eigentlich ein sehr erfahrener Streifenpolizist sei. Deswegen hätte er mich dann auch blasen lassen. Aber der Alkoholwert wäre 0/00 gewesen. Da ich aber mich nicht kongruent verhalten hätte, habe er mich mit seinem Kollegen in die Psychiatrie gebracht. »Da war sie, die Wahrheit«, dachte ich, aber ich schwieg.

Der Toxikologe führte aus, dass die von mir berichtete Erinnerungslücke für Lorazepam typisch und deswegen glaubhaft sei. Allerdings könne er sich die behauptete Menge der Tabletten nicht vorstellen, da es ab Plasmaspiegeln von 500–800 ng/ml – so die Fachliteratur –

zu Todesfällen komme. Hingegen müsste ich, wenn meine Angaben stimmten, nach Abzug der Halbwertszeiten zum Zeitpunkt der Einnahme einen Spiegel von über 1.000 ng/ml gehabt haben. Er wandte sich an mich und fragte: »Sind Sie sicher, dass die Anfangsmenge stimmt?« Ja, war ich.

Die Richterin las eine Stellungnahme meiner Chefin vor, welche mir bestätigt hatte, dass ich noch nie wegen Drogen-, Medikamenten- oder Alkoholkonsums bei der Arbeit aufgefallen sei.

Dann gebührte mir das letzte Wort. Vor diesem hatte Richter M. mich gewarnt. Das letzte Wort des Angeklagten sei Brauch, ja fast ein Heiligtum des Gerichts. Hier aber würden sich Angeklagte gerne noch einmal verheddern, indem sie plötzlich zusätzliche Informationen einführen, um etwas von dem, was zuvor gesagt worden sei, richtigstellen zu wollen. »Sagen Sie lieber nichts oder wenig.«, hatte Richter M. gesagt. Als die Richterin mich zu dem »letzten Wort« aufforderte, gingen mir viele Gedanken durch den Kopf. Und doch formulierte ich nur einen: »Ich habe nicht vorsätzlich den Verkehr gefährdet.«

Als ich später an Sophies Ofen alles nochmal für mich durchging, fühlte ich mich auf einmal sehr müde. Die Geschichte war erzählt, das Urteil gesprochen. Ich legte meine Hand in die von Sophie und sah sie lange an. »Recht ist etwas anderes«, sagte ich leise und erhob mich. Ich wäre gerne noch geblieben, aber ich wusste, ich musste, sollte gehen. »Ich muss jetzt nach Hause zu Paul, er wartet sicher schon. Fährst du mich zum Bahnhof?« Meine Hüfte tat nun doch weh, aber der eigentliche Schmerz, der Schmerz der Ungerechtigkeit, zerriss mich woanders.

Das schriftliche Urteil kam einige Wochen später. Ich wusste, es würde nichts anderes drinstehen als das, was die Richterin an dem Montagnachmittag schon verkündet hatte, und ich hatte die Geldstrafe, zu der ich verurteilt worden war, auch schon lange überwiesen. Dennoch betrachtete ich den Umschlag kritisch, öffnete diesen erst etwas später. Legte ihn auf den Küchentresen und las, während ich begann, Kartoffeln fürs Mittagessen zu schälen.

Es wurde für Recht anerkannt …

Die Angeklagte ist schuldig der vorsätzlichen Gefährdung des Straßenverkehrs ... Die Angeklagte wird deswegen zu der Geldstrafe von 40 Tagessätzen zu je 100 € verurteilt ... Der Angeklagten wird die Fahrerlaubnis entzogen. ... Die Angeklagte trägt die Kosten des Verfahrens.

Das hatte ich alles gewusst. Die Begründung des Urteils jedoch ließ mich mehrfach den Kopf schütteln. Sie war lang und ausführlich, mit Paragraphen versehen. *Demnach hatte ich klar die Gesamtumstände erkannt und daraufhin billigend in Kauf genommen, dass ich den Straßenverkehr mit dieser Fahrt gefährden würde. Meine Fähigkeit, das Unrecht meines Tuns einzusehen, sei weder beschränkt noch aufgehoben gewesen. Und auch wenn man nicht hätte ausschließen könne, dass ich während des gesamten Tatzeitraums zeitweilig nicht entsprechend dieser Einsicht hätte handeln können, so sei doch meine Steuerungsfähigkeit erhalten gewesen.*

Ich schüttelte den Kopf. Widersinnig. Scheinbar konnte man laut der Richterin ohne Bewusstseinsebene den Straßenverkehr bewusst gefährden. Ebenso konnte man ohne rationale Handlungsebene »Gesamtumstände erkennen und vorhersehen«. Ich wandte mich an Paul, der mir gegenüber lesend am Tisch saß. »Sag mal Paul, wenn ich nicht entsprechend meiner Einsichtsfähigkeit handeln konnte, wie habe ich dann bewusst den Straßenverkehr gefährden können? Und wie war eine Steuerungsfähigkeit vorhanden, wenn man keinerlei Erinnerung hat.« Paul sah von seinem Buch hoch, das er gerade wie so oft auf dem Sofa liegend las, schüttelte nur den Kopf und antwortete: »Du bist keine Juristin, mein Schatz, das verstehst du nicht, für so einen Unsinn muss man sehr lange und sehr hart studieren.« Ich musste lachen.

Ich las weiter. Anscheinend hatte ich vorsätzlich einen Suizidversuch begangen und so auch vorsätzlich den Straßenverkehr gefährdet. »Klar, wenn ich Suizid begehen wollen würde, ist auch wirklich mein erster Gedanke als verantwortungsbewusste deutsche Bürgerin, dass ich hinterher, nach dem Suizid, plane, Auto zu fahren.« Ich hatte bewusst nie von Suizidalität gesprochen. Richterin S. hatte nicht die Sätze hinter den Sätzen gehört. Wieder gingen mir die Fragen durch den Kopf, die mir wohl nie beantwortet werden würden: »Hätte ich nicht doch den Überfall vor Gericht angeben sollen? Hätte ich den Mut zur Wahrheit haben sollen?« Oder hätte ich so die Problematik nur vergrößert, da ich damit ein Verfahren angestoßen hätte, in dem ich ggf. als unglaubwürdig dargestellt worden wäre?

Vielleicht war es auch so wie Richter M. gesagt hatte: Richterin S. hatte nicht gerecht richten können, weil ich ihr ein kleines Detail, den Überfall mit Verabreichung der Tabletten, verschwiegen hatte, um vor allem Felicie, aber auch Felix, Paul und mich zu schützen. Ich war dem Schweigegebot gefolgt. Ich realisierte, während ich las, dass ich dennoch sehr gehofft hatte, dass die Richterin genau zuhören würde, dass jemand mich gefragt hätte, was wirklich passiert sei. Ich hätte geantwortet. Ich war bereit gewesen, das Schweigegebot zu brechen, wäre ich dazu aufgefordert worden. Hätte ich den Eindruck gehabt, dass irgendjemand hätte zuhören wollen. Nur deswegen hatte ich mich bei Gericht bemüht, so nah wie möglich an der Wahrheit zu bleiben. Dennoch war meine Aussage vor Gericht nicht korrekt gewesen. Ich hatte nicht von dem Überfall berichtet. Ich hatte die ungestellte Frage, wie die Tabletten in meinen Körper gekommen waren, im Raum stehen lassen.

Im letzten Absatz des Urteils wurde begründet, warum man mir noch für weitere sechs Monate den Führerschein entziehen müsse. Richterin S. schrieb, dass ich, *da die Ursache für den psychischen Ausnahmezustand – das Bedrängtwerden von Alexander im Rahmen eines heftigen Sorgerechtsstreits – noch weiter andauern würden, erst charakterlich nachreifen müsse, bevor man mir den Führerschein wieder erteilen könne.*

Ich schüttelte nochmal den Kopf. Fast, als wollte ich die Absurdität dessen, was ich dort gelesen hatte, abschütteln. Übersetzt schrieb Richterin S., dass ich nicht mehr Auto fahren dürfe, weil die Bedrohung durch Alexander weiter anhalte. Was war denn das für eine Argumentation? Wie sollte man in sechs Monaten charakterlich nachreifen, bei einer vom Gericht anerkannten anhaltenden langjährigen Bedrohung? Was bedeutete charakterliche Nachreifung überhaupt? Wenn das Gericht das Bestehen einer Bedrohung anerkannte, warum tat es nichts dagegen? Das hatte schon etwas von Loriot. Gut, dass Richter M. mir vorhergesagt hatte, was dabei rauskommen würde, sonst hätte mich dieser Satz verletzt. Die Täter*innen hingegen schienen nicht charakterlich nachreifen zu müssen. Interessant.

Ich seufze, stand auf und legte das Urteil in die Schublade der abzuheftenden Sachen. Irgendwann würde ich es wegsortieren. Alexander hatte Recht, es wird mir niemand glauben, wenn ich beginne zu erzählen. Ich hatte keine Chance.

Mit einem hatte Richterin S. allerdings Recht. *Es ist nicht erkennbar, wieso die Ursache für den Ausnahmezustand durch die Tat nun ein Ende finden sollte,* hatte sie geschrieben. Und das war so. Der nicht gelungene Versuch, einen Suizid zu simulieren, hatte zwar bedingt, dass Alexander mich nicht mehr töten durfte, denn man erhält laut den Gesetzmäßigkeiten der Organisation, der Alexander angehörte, nur eine Chance, das Leben einer Ausstiegswilligen zu beenden. Gelingt dieser Versuch nicht, gilt der Ausstieg als gelungen und die Frau ist tabu. Die Überfälle hörten dennoch nicht ganz auf, verloren jedoch stark an Häufigkeit und Intensität. Sie dienen heute nur noch einer Erinnerung an das Schweigegebot, stellen keine wirkliche Bedrohung mehr dar. Manchmal werden die drei punktförmigen Brandwunden aufgefrischt, manchmal ist es nur ein Satz. Ich werde erinnert, dass ich nie vergessen darf zu schweigen. Vielleicht werden sie irgendwann ganz aufhören. Vielleicht. Vielleicht auch nicht. Es gibt Regeln.

Die Frauen, denen der Ausstieg gelingt, die sich nicht suizidieren und nicht suizidiert werden, die nicht vorher einbrechen und nicht aus Angst zurückkehren, dürfen aussteigen. Ich gehöre dazu, ich darf überleben. Ich habe Glück gehabt. Das Glück, Sophies Hand zu finden. Sicherheit. Ich arbeite immer noch mit Sophie, mein Körper ist noch nicht zur Ruhe gekommen. Es gibt Tage, an denen stürze ich bodenlos in die Tiefe, kämpfe mit Angst und Verzweiflung. Beginne ohne Grund zu zittern, finde mich in der Dissoziation wieder. Bin frustriert. Mit jedem Tal jedoch, das ich durchschreite, mit jeder Körpererinnerung mehr, die ich verarbeite, kann ich mich besser spüren, werde ich ein klitzekleines Stückchen mehr eins.

Ich bin aufs Rad umgestiegen, und der Richterin für das Radfahren tatsächlich dankbar. Es bringt mir Spaß, täglich zur Arbeit zu radeln. Ich liebe es, morgens den Tag in der Stille der Morgendämmerung zu begrüßen und abends meinen Tag auf dem Rad ausklingen zu lassen. Ich fühle mich mit dem Rad wendiger, schneller, unberechenbarer, kann besser ausweichen, bin nicht nachverfolgbar, nehme Feld- und Waldwiesenwege oder biege einfach mal ab. Ich habe mir inzwischen ein Cyclocrossrad gekauft. Knallrot. Unheimlich schnell, leicht, geländegängig. Ganze 8,2 kg schwer. Und wenn ich von 30 km/h auf 35 oder 40 km/h in einer 30er-Zone beschleunige, muss ich innerlich lächeln. Eine Rechtsübertretung, die ich in vollem Bewusstsein begehe, denn mein Widerspruch zu dem, was in diesem einen Jahr passiert ist, klingt in mir ungebrochen. Aber ein Fahrrad hat kein Nummernschild, und ein Blitzlicht erfasst es nicht. Abends ist es lautlos. Also, warum nicht?

Recht ist es immer noch nicht, was dort in dem Gerichtssaal gesprochen wurde, aber ich wäre dumm, ließe ich von Unrecht mein Leben beeinflussen. Ich habe überlebt. Ich bin eine Katze mit sieben Leben. Ich liebe das Leben. Ein paar Leben habe ich noch.

Mia hat überlebt. Sie hat den Ausstieg geschafft. Sie war nicht früh traumatisiert, aber hat als junge Frau vier Wochen Gewalt, Angst, Ausgeliefertsein, Hoffnungslosigkeit und Todesnähe erlebt. Sie ist Opfer ritueller Gewalt. Sie mag das Wort Opfer nicht. Sie hat gut 20 Jahre in Dissoziation verbracht, und es war ein Zufall, dass sie auf Sophie traf und Sophie die Narben an ihrem Körper erkannte und in ihre Hände nahm. Mia hat Glück gehabt. Als ich Mia kennenlernte, war der therapeutische Prozess schon weit fortgeschritten. Sophie hatte sie gefunden und hielt sie weich in ihren Händen. Ich durfte erleben, wie sie um Worte rang, wie sie nach und nach zu sich selbst fand.

Psychotherapeutisch mit Frauen wie Mia zu arbeiten, bedeutet für eine jede Therapeut*in eine Herausforderung. Herausgefordert werden ihr Können, ihre Beziehungsfähigkeit, ihre Fähigkeit, Unglaubliches als subjektive Realität anzuerkennen, ihre Gestaltung einer gesunden Distanz in Nähe, ihre Ausdauer und ihre Bereitschaft, in Grenzen über Grenzen »dazu-sein« und »da-zu-bleiben«. Es ist eine Herausforderung an Glauben und Unglauben, Wissen und Unkenntnis, Recht und Unrecht, an eigene Werte und die soziale Gesellschaft. Letztlich geht es darum, aus Überleben Leben werden zu lassen. Es lohnt sich!

Epilog

XII.

- Wer ist das.
- Das ist Mia.
- Sie hatte Schwierigkeiten. Mit einem Mann.
- Wem sonst.
- Sie hat sie überlebt. Sie überlebt immer.
- Sie ist mutig.
- Ja. Es ist Mia.

Zeitverlauf Mia

1967 bis 1985	Kindheit, Jugend
1986	Beginn Studium der Psychologie
Mai 1988	Erste Begegnung mit Alexander
1990	Mia beginnt eine Beziehung mit Alexander
Februar 1991	Raum
März 1991	Initiation Mia
Sommer 1991	Abschluss des Studiums
Januar 1992	Mia erlebt, was es bedeutet, nicht zu kommen
Sommer 1992	Mia beginnt eine Beziehung mit Paul, die überdauert
1992 bis 1994	Aufenthalt in Finnland
Spätsommer 1995	Mia stellt Schwangerschaft fest
1996	Geburt Felicie
1999	Geburt Felix
Dezember 2005 bis August 2020	Körpertherapie bei Sophie
April 2006	1. Brief Felicie
Dezember 2006	2. Brief Felicie
September 2007	1. Wiedertreffen Mia und Alexander
Dezember 2007 bis August 2009	Sorgerechtsstreit
Februar 2010	Beginn neuerlicher Übergriffe
März 2011	1. Anzeige gegen Unbekannt
Februar 2012	2. Anzeige von Laura
Februar 2012	Intoxikation und Autofahrt
November 2012	Gerichtsverhandlung
März 2014 bis August 2020	Traumatherapie

Literatur

Baier, A.L., Kline Norah, A.C., Feeny, C. (2020) Therapeutic alliance as a mediator of change: A systematic review and evaluation of research. Clinical Psychology Review, Vol. 82, 101921.
Becker, T. (1996) Ritueller Missbrauch von Kindern in Deutschland – Frage oder Feststellung? KJug – Kind Jugend Gesellschaft – Zeitschrift für Jugendschutz. 41. Jahrgang, Heft 4, 121 f.
Behrendt, P., Nick, S., Briken, P. Schröder, J. (2020) Was ist sexualisierte Gewalt in organisierten und rituellen Strukturen? Eine qualitative Inhaltsanalyse der Erfahrungsberichte von Betroffenen. Zeitschrift für Sexualforschung, 33, 76–87.
Breitenbach, G. (2011) Innenansichten dissoziierter Welten extremer Gewalt. Asanger.
Boon, S. (2014) The treatment of clients reporting (ritual) abuse by organised perpetrator networks: a reflection on nearly 30 years of experience. ESTD Newsletter, Vol. 3, No. 6.
Bowlby, J. (2006) Bindung. Reinhardt.
Brom, D., Stokar, Y., Lawi, C., Nuriel-Porat, V.; Ziv, Y., Lerner, K., Ross, G. (2017) Somatic Experiencing for Posttraumatic Stress Disorder: A Randomized Controlled Outcome Study. Journal of Traumatic Stress, 30, 304–312.
Cockbain, E., Brayley, H., Sullivan, J. (2014) Towards a common framework for assessing the activity and associations of groups who sexually abuse children. Journal of sexual aggression, 20(2), 156–171.
Cohen, J.A., Mannarino, A.P. (2015) Trauma-focused Cognitive Behaviour Therapy for Traumatized Children and Families. Child and Adolescent Psychiatric Clinics of North America, 24 (3), 557–570.
Dallam, S.J. (2001) Crisis or Creation: A Systematic Examination of »False Memory Syndrome«. Journal of Child Sexual Abuse, Vol. 9; No. 3/4, 9–36.
Damasio, A.R. (2002) Ich fühle, also bin ich: Die Entschlüsselung des Bewusstseins. List.
Dammeyer, M.D., Nightingale, N.N., McCoy M.L. (1997) Repressed memory and other controversial origins of sexual abuse allegations: Beliefs among psychologists and clinical social workers. *Child Maltreatment*, 2, 252–263.

de Arellano, M.A. Ramirez, Lyman, D.R., Jobe-Shields, L., George, P., Dougherty, R.H., Daniels, A.S., Ghose, S.S., Huang, L., Delphin-Rittmon, M.E. (2014) Trauma-Focused Cognitive-behavioural Therapy for Children and Adolescents: Assessing the Evidence. Psychiatric Services. 65 (5), 591–602.
Dessecker, A. (2020) Rituelle Gewalt: Forschung und ihre Grenzen. Recht und Psychiatrie, 38 (3).
Ehling, T., Nijenhuis, E.R.S., Krikke, A.P. (2008) Volume of discrete brain structures in complex dissociative disorders: preliminary findings. Progress in Brain Research,167, 307–310.
Fiedler, P. (Hrsg.) (2019) Trauma, Dissoziation, Persönlichkeit. Pabst.
Fliß, C., Prins, R., Schramm, S., (2018) Befreiung des Selbst: Therapiekonzepte zum Ausstieg aus organisierter Ritueller Gewalt. Asanger.
Fraser, G.A. (Hrsg.) (1997) The dilemma of ritual abuse: cautions and guides for therapists. American Psychiatric Press.
Fromm, E. (1956) Kunst des Liebens. Ausgabe 1990. dtv.
Gysi, J. (2020) Diagnostikfolgestörungen. Multiaxiales Trauma-Dissoziations-Modell nach ICD-11. Hogrefe.
Hahn, A. (2019) Rituelle Gewalt in satanischen Gruppen – ein populärer Mythos? Materialdienst der EZW, 07/2019.
Hoffmann, J. (2005) Stalking: Obsessive Belästigung und Verfolgung. Prominente und Normalbürger als Stalking-Opfer, Täter-Typologien, Psychologische Hintergründe. Springer.
Huber, M., Frei, P.C. (2009) Von der Dunkelheit zum Licht. Jungfermann.
Igney, C., Kreyerhoff, A.M. (2018) Sexualisierte Gewalt in organisierten und rituellen Gewaltstrukturen: Prävention, Intervention und Hilfe für Betroffene stärken. Empfehlungen an Politik und Gesellschaft des Fachkreises Sexualisierte Gewalt in organisierten und rituellen Gewaltstrukturen beim Bundesministerium für Familie, Senioren, Frauen und Jugend. https://www.bundeskoordinierung.de/kontext/controllers/document.php/155.b/a/be8025.pdf
Igney, C., Fliß, C. (2010) Was ist Rituelle Gewalt? In: Fliß, C., Igney, C. (Hrsg.) Handbuch Rituelle Gewalt: Erkennen – Hilfe für Betroffene – Interdisziplinäre Kooperation. Pabst, S. 11–14.
Kirlic, N., Cohen, Z.P., Singh, M.K. (2020) Is There an Ace Up Our Sleeve? A Review of Interventions and Strategies for Addressing Behavioural and Neurobiological Effects of Adverse childhood Experiences in Youth. Adverse and Resilience Science, 1(1), 5–28.
Kownatzki, R., Eilhardt, S., Hahn, B., Kownatzki, A., Fröhling, A., Huber, M., Rodewald, F., Gast, U. (2012) Rituelle Gewalt. Umfragestudie zur satanistischen rituellen Gewalt als therapeutisches Problem. Psychotherapeut, 57, 70–76.
Krause-Utz, A. (2022) Dissociation, trauma, and borderline personality disorder. Borderline Personality Disorder and Emotional Dysregulation, 9:14.
LeDoux, J.E. (2000) Emotion Circuits in the brain. Annual Review of Neuroscience, 23, No. 1, 155–184.

Lely, J.C., Smid, G.E., Jongedijk, R.A., Knipscheer, J., Kleber, R.J. (2019) The effectiveness of narrative exposure therapy: a review, meta-analysis and meta-regression analysis. European Journal of Psychotraumatology, 10 (1), 1550344.
Levine, P.A. (2015) Trauma und Gedächtnis. Kösel.
Levine, P.A. (2021) Sprache ohne Worte. 10. Auflage. Kösel.
Loftus, E.F., Pickrell, J.E. (1995) The formation of false memories. *Psychiatric Annals*, 25(12), 720–725.
Loftus, E.F. (1996) Memory distortion and false memory creation (1996) The Bulletin of the American Academy of Psychiatry and Law, 24(3), 281–295.
Loftus, E.F. (1999) Lost in the mall. Misrepresentations and Misunderstandings. Ethics and Behaviour, 9(1), 51–60.
Loftus, E.F., Lancey, C. (2005) Traumatic memories are not necessarily accurate memories. Canadian Journal of Psychiatry, Vol. 50, No. 13.
Magnussen, S., Melinder, A. (2012) What psychologists know and believe about memory: A survey of practitioners. *Applied Cognitive Psychology*, 26, 54–60.
Maier, S.F., Seligman, M.E. (1976) Learned Helplessness: Theory and Evidence. Journal of Experimental Psychology: General 105, No. 1.
Miller, A. (2015) Jenseits des Vorstellbaren. Asanger.
Nick, S., Schröder, J., Briken, P., Richter-Appelt, H. (2018) Organisierte und rituelle Gewalt in Deutschland: Kontexte der Gewalterfahrungen, psychische Folgen und Versorgungssituation. Trauma & Gewalt, 12(3), 244–261.
Nobakht, H.N., Dale, K.Y. (2018) The Importance of Religious/Ritual Abuse as a Traumatic Predictor of Dissociation. Journal of Interpersonal Violence, 33 (23), 3575–3588.
Ost, J., Easton, S., Hope, L., French, C.C., Wright, D.B. (2017) Latent variables underlying the memory beliefs of Chartered Clinical Psychologists, Hypnotherapists and undergraduate students. *Memory*, 25, 57–68.
Patihis, L., Ho, L.Y., Tingen, I.W., Lilienfeld, S.O., Loftus, E.F. (2014) Are the »memory wars« over? A scientist-practitioner gap in beliefs about repressed memory. *Psychological Science*, 25, 519–530.
Porges, S.W. (2010a) Stress and parasympathetic Control. In L.R. Squire (ed.) Encyclopedia of Neuroscience, Vol. 9, Academic Press, S. 463–469.
Porges, S.W. (2010b) Die Polyvagal-Theorie. Neurophysiologische Grundlagen der Therapie. 2. Auflage. Jungfermann.
Richter-Levin, G. (2004) The amygdala, the hippocampus and emotional modulation of memory. Neuroscientist 10(1), 31–39.
Robjant, K., Fazel, M. (2010). The emerging evidence for Narrative Exposure Therapy: a review. Clinical Psychology Review, 30 (8), 1030–1039.
Salter, M. (2012) The role of ritual in the organized abuse of children. Child Abuse Review, 21(6), 440–451.
Salter, M. (2017) Organized abuse in adulthood: Survivor and professional perspectives. Journal of Trauma and Dissociation, Vol. 18, 441–453.

Schröder, J., Behrendt, P., Nick, S., Briken, P. (2020) Was erschwert die Aufdeckung organisierter und ritueller Gewaltstrukturen? Eine qualitative Inhaltsanalyse der Erlebnisberichte von Betroffenen und ZeitzeugInnen. Psychiatrische Praxis, 47, 249–259.

Shapiro, F. (2014) The role of eye movement desensitization and reprocessing (EMDR) therapy in medicine: addressing the psychological and physical symptoms stemming from adverse life experiences. The Permanent Journal, 18(1), 71–77.

Shapiro, F., Brown, L.S. (2019) Eye movement desensitization and reprocessing therapy and related treatments for trauma: an innovative, integrative trauma treatment. Practice Innovations, 4(3), 139–155.

UBSKM (2019) Bilanzbericht der unabhängigen Beauftragten für Sexuellen Kindesmissbrauch. Band 1, S. 126–129.

Van der Hart, O., Nijenhuis, E., Steele, K. (2008) Das verfolgte Selbst. Jungfermann.

Van der Kolk, B.A., Greenberg, M.S., Orr, S.P., Pitman, R.K. (1989a) Pain Perception and Endogenous Opoids in PTBS. Psychopharmacology Bulletin, 25.

Van der Kolk, B.A., Brown, P., Van der Hart, O. (1989b) Pierre Janet on posttraumatic stress. Journal of Traumatic Stress, Vol. 2, 365–378.

Van der Kolk B.A. (2017) Verkörperter Schrecken. Traumaspuren in Gehirn, Geist und Körper und wie man sie heilen kann. GP Probst.

Walker, R.J. (2018) Polyvagal Theory Chart of Trauma Response. www.swtraumatraining.com/polyvagal-theoryWildwasser (2021) Fachtag »Rituelle Gewalt« am 4. November 2021. Wildwasser Würzburg e. V. (www.wildwasserwuerzburg.de)

Hilfreiche Webseiten

Infoportal Rituelle Gewalt:
www.infoportal-rg.de

Website der Unabhängigen Beauftragten für Frauen des sexuellen Kindesmissbrauchs (UBSKM):
www.beauftragte-missbrauch.de

Hilfe-Portal Sexueller Missbrauch:
www.hilfe-portal-missbrauch.de

Wissensportal Sexueller Missbrauch:
www.wissen-schafft-hilfe.org

Complex Trauma Resources:
www.complextrauma.org

Wildwasser Würzburg e. V. – Beratung für Mädchen und Frauen auf ihrem Weg in ein Leben frei von Gewalt:
www.wildwasserwuerzburg.de

Unabhängige Kommission zur Aufarbeitung sexuellen Kindesmissbrauchs:
www.aufarbeitungskommission.de

Hilfreiche Webseiten

Zahlen und Fakten: 2 Jahre Hilfe-Telefon berta:
https://beauftragte-missbrauch.de/fileadmin/Content/pdf/Pressemitteilungen/2021/29_April/Fact_Sheet_2_Jahre_Hilfetelefon_berta_fu__r_Betroffene_oransierter_ritueller_Gewalt.pdf

Stellungnahme des Betroffenenrates bei der UBSKM zum Thema organisierte sexualisierte und rituelle Gewalt (2023):
https://beauftragte-missbrauch.de/fileadmin/Content/pdf/Betroffenenrat/Aus_unserer_Sicht/230417_Stellungnahme_Betroffenenrat_Organisierte_sexualisierte_und_rituelle_Gewalt.pdf

Stichwortverzeichnis

A

Achtsamkeit 124
Adrenalin 34, 40, 142
Agency 117, 118
Akzeptanz von Erinnerungen 150
Alltagsdissoziation 24
Alltagsidentität 106
Amnesie, dissoziative 25
Amygdala 33, 34, 124
Angstschwelle 92
Arousalsystem 124
Aufarbeitungskommission für sexuellen Missbrauch 62
Aufmerksamkeitsprobleme 43
Ausbeutung, kommerzielle sexuelle 59, 63
Aussagefähigkeit 62, 66
Ausstieg 61, 99, 109, 161, 165
Autonomes Nervensystem 40, 138, 144
– parasympathischer Zweig 143, 144
– sympathischer Zweig 142, 144

B

Behandlung, therapeutisch 108, 109
Behandlungsdauer 179
Berührung 167
Bilanzbericht der UBSKM 62

Bindungsrepräsentanzen 170
Bottom-up 140, 141, 157
Broca-Areal 41, 44
Brodmann-Areal 19 41, 44

C

Cingulum anterior 34

D

Deaffektualisation 25
Depersonalisation 25, 74, 75
Derealisation 25
Desensibilisierung 156
Desomatisation 25
Detemporalisation 25
Dissoziation 24, 26, 50, 60, 106
– primär strukturell 26
– sekundär strukturell 26, 27
– strukturell 26, 61
– tertiär strukturell 26, 27
Dissoziative Identitätsstörung (DIS) 73, 75
Double-Bind 97
Drogen 60, 97

E

Empfindungslosigkeit 143
Erinnerungen
- deklarativ explizit 139
- emotional implizit 139
- episodisch explizit 139
- explizit 139
- implizit 139
- prozedural implizit 139
- statisch 138
- traumatisch 139
Erschöpfung
- innere 81
Erstarrung 131, 142, 144
Erwartung, autonome 147
Erzählung
- kohärent 43
Exposition 93
Eye Movement Desensitization and Reprocessing (EMDR) 116, 156

F

False Memory Deutschland e. V. 64, 66
False-Memory-Syndrom 64, 66
False Memory Syndrome Foundation 64, 66
Familienstrukturen 100
Feind im Inneren 50
Flashback 41, 42, 44, 50, 74, 92
Folter 60, 61, 97
Fragmentierung 27, 85, 115
Freeze 25, 140
Frontalhirn 32–34

G

Gedächtnis 138
Gedächtnisprobleme 43
Gehirn
- emotional 32, 33, 116, 125, 131, 156
- rational 32, 33, 75, 116, 125, 156
Gehirnhälften 42
Gehorsam 106
Gerichtsurteile zu ritueller Gewalt 85
Gewahrsein 37
Gewalt
- organisiert 93, 178
- organisiert rituell 99, 100
- physisch 58, 60, 99
- psychisch 58, 99
- rituell 87
- satanistisch rituell 177
- seelisch 60
- sexuell 58–61
Gewaltstruktur
- organisiert 59
- rituell 59
Glaubenssystem 60–62, 66
Glaubwürdigkeit 66, 74, 150, 162, 177, 179

H

Handlungsfähigkeit 117
Häufigkeit von rituellem Missbrauch 86
Herzfrequenz 143
Hilfe-Telefon berta 163
Hippocampus 34
Hypervigilanz 43
Hypothalamus 34

I

Ich-Dystonie 179
Ideologie 59, 61, 99
Ideologischer Hintergrund 58
Immobilisation 142, 144
Indoktrination 60, 99
Initiation 92

Stichwortverzeichnis

Innenpersonen 28
Integration 124
Interozeption 117, 118
Intrusion 11, 92

J

Justiz 65, 86, 98, 99, 162

K

Kognitive Verhaltenstherapie 156
Kognitive Verzerrung 179
Konditionierung 60, 73, 92, 106
Körpererinnerung 92
Körpergewahrsein 124
Körperreaktionen 125
Kortisol 34, 40
Kult 61, 63

L

Limbisches System 32, 33
Logische Sequenzen 42, 44
Lost-in-the-Mall-Experiment 63

M

Mind-Control 62, 87
Missbrauch
 - kultisch rituell 58
 - pseudo-rituell 59
 - psychopathologisch rituell 59

N

Nachhall-Erinnerungen 81
Narrative Expositionstherapie (NET) 116, 156

Neuroanatomische Veränderung 35
Neurozeption 145

O

Organisierte Gruppe 92
Organisierte Kriminalität 61, 63

P

Partielle dissoziative Identitätsstörung
 (pDIS) 74, 75
Pendulation 141
Persönlichkeitsanteil
 - anscheinend normal (ANP) 26, 28
 - emotional (EP) 26, 28
Perzeption 145
Polizei 65, 86, 98, 99, 162
Polyvagal-Theorie 142, 144
Posttraumatische Belastungsstörung
 - (PTBS) 50
Präfrontalkortex 32–34
Pseudo-Ideologie 99
Psychopharmakotherapie 157, 158

R

Re-Traumatisierung 93
Realitätskontrolle 65
Rechtsgrundlage 84
Reizbarkeit 43
Reptiliengehirn 32, 33
Ressourcen, innere 140
Rituale 58
Rituelle Gewalt 58, 59, 61, 62, 65, 66, 85
Ritueller Gewalt 58
Ritueller Missbrauch 59, 60, 62, 66, 84

S

Satanismus 60, 177
Schlafstörungen 43
Schreckhaftigkeit 35, 43
Schuldfrage 42, 44
Schwangerschaft bei rituellem Missbrauch 114
Schweigegebot 59, 61, 94, 100, 106
Sekte 61, 63
Selbstempfinden 36
Selbstgewahrsein 117, 118
Selbstwahrnehmung 155
Somatic Experiencing (SE) 138, 141
Soziale Kommunikation 142, 144
Spaltung, strukturelle 73, 75
Sprache, expressive 41, 44
Sprachlosigkeit 41, 44
Strafverfolgung 66, 73, 99
Stresshormone 34, 40, 43, 80
Stupor, dissoziativer 25
Subjektivität von Berichten 178
Suggestion 62, 63, 85, 109
Symbolik 58, 60, 61

T

Täterkontakt 99, 161
Täterloyale EP 115
Teildissoziiertes Handeln 74
Thalamus 33, 34
Therapeutische Begleitung 108, 109, 163
Therapeutische Beziehung 170, 173
Therapeutische Distanz 171
Toleranzfenster 141
Tonische Immobilität *siehe* Freeze
Top-down 140, 156, 157
Tötungen 60
Tracking 140, 141
Trauma 40
- sequentiell 43

Trauma Focused – Cognitive Behavioural Therapy (TF-CBT) 116
Traumabehandlung 75, 118
Traumaerleben 81
Traumafolgestörung 81
Traumatisierung 32, 40, 61, 73
- wiederholt 82
Traumaverarbeitung 155
Trigger 35, 42, 81, 107

U

Übererregung 34, 35, 43, 50
Überzeugungen, falsche 97
Unabhängige Beauftragte für Fragen des sexuellen Kindesmissbrauchs (UBSKM) 86, 163
Unabhängige Kommission zur Aufarbeitung sexuellen Kindesmissbrauchs (UBSKM) 99
Unausweichliche Gewalterfahrung 79
Unglauben 62, 98, 178, 180
Unrecht 93
Unterstützungsnetzwerk 166

V

Vagus
- dorsal 143, 144
- ventral 143, 144
Vagus-Kurve 144
Vagusnerv 124, 143
Verdrängung 81
Verfolgung 99
Verhaltensmodifikation 156
Verleugnen von Erinnerungen 150
Versorgungssituation 99
Verurteilungen bei ritueller Gewalt 85

W

Wahrnehmungsfilter 50
Wiedererinnern 64, 66

Z

Zeremonien 58, 66